Gertrud Lehnert

Geschichte der Mode

DES 20. JAHRHUNDERTS

KÖNEMANN

Inhalts-verzeichnis

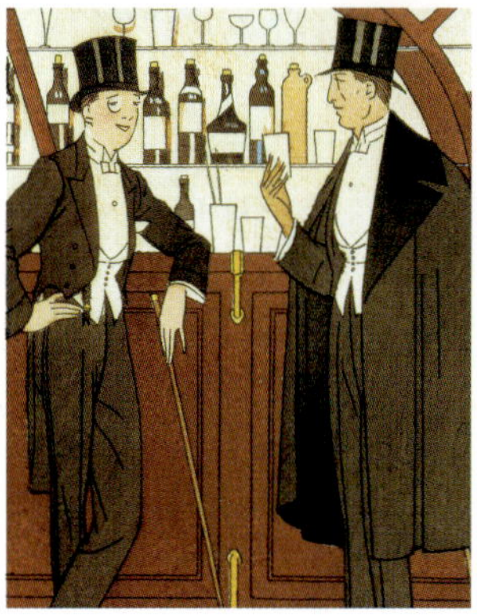

1900–1918

BEGINN DER HAUTE COUTURE

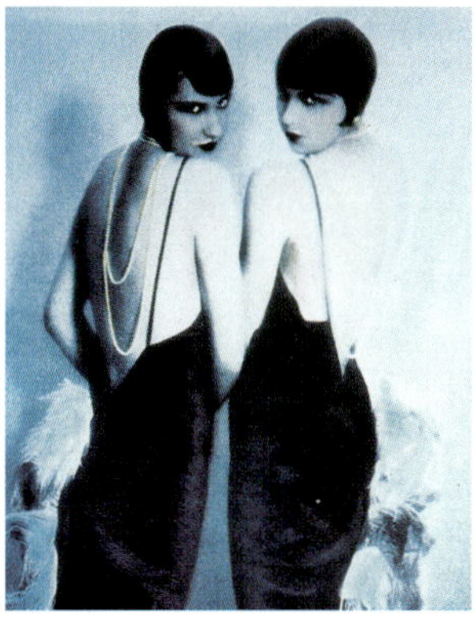

1920–1929

DIE GOLDENEN 20ER

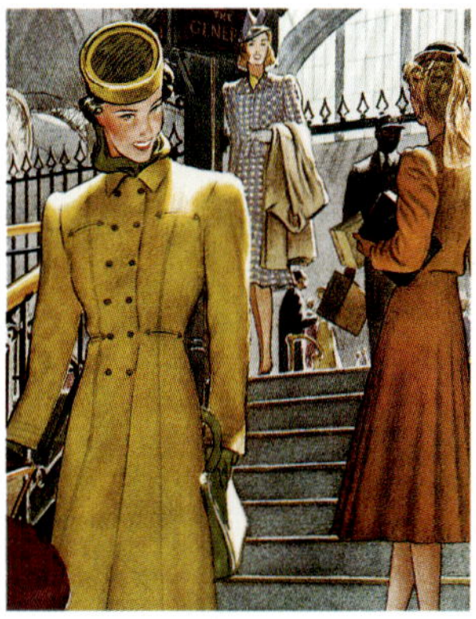

1930–1945

MODE IN KRISENZEITEN

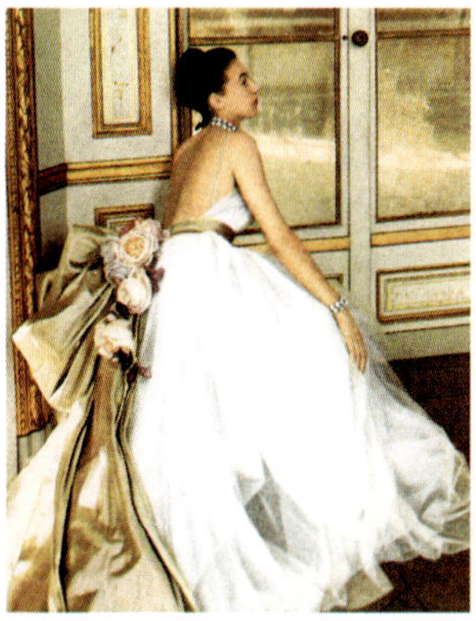

1946–1959

NEW LOOK UND JEANS

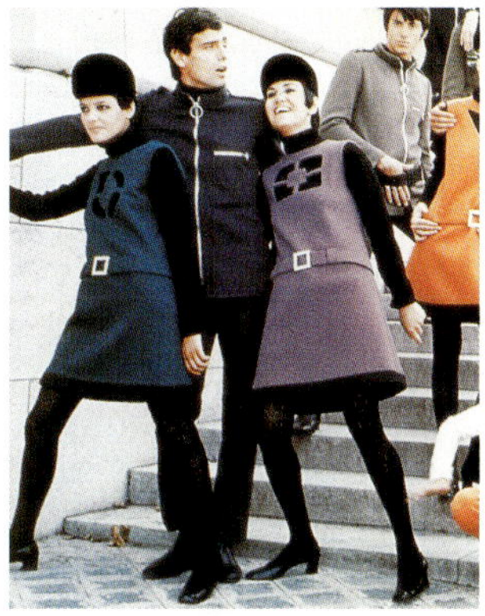

1960–1969

MODISCHE REVOLUTIONEN

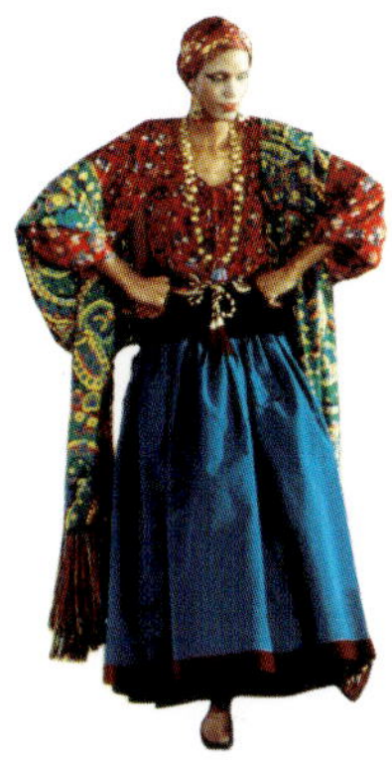

1970–1979

FLOWER-POWER

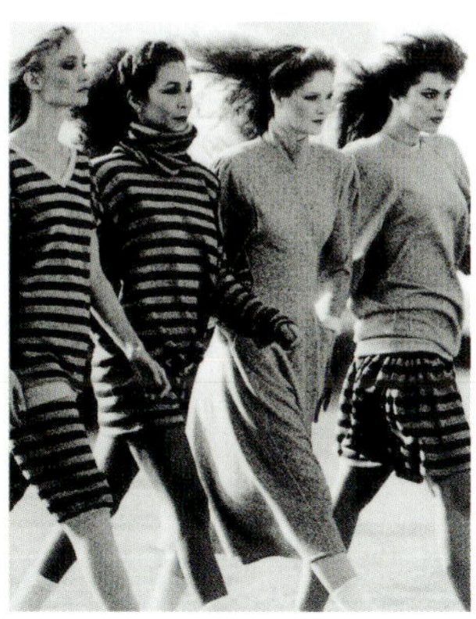

1980–1989

DRESS FOR SUCCESS

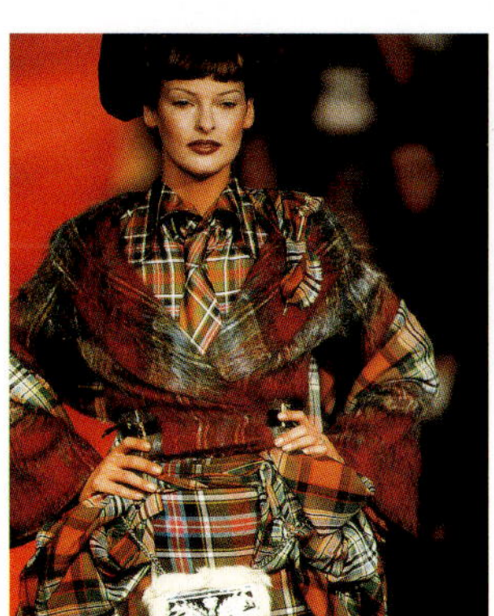

1990–2000

FIN DE SIECLE

Wegbereiter der Mode

Beginn der Haute Couture

1900–1918

Kleidung und Mode

Mode ist mehr als Kleidung. Der Mensch als „nackt geborenes Tier", wie es der englische Schriftsteller Carlyle formulierte, braucht Kleider, um sich vor Hitze und Kälte, Regen, Schnee und Sonneneinstrahlung zu schützen. Ginge es aber nur um den Schutz vor Umwelteinflüssen, würden uns einige wenige Kleidungsstücke für ein ganzes Leben genügen. Tatsächlich hat Kleidung von Anfang an immer auch die Funktion gehabt, den Menschen zu schmücken und ihn von anderen unterscheidbar zu machen. Dabei ist bei den frühen „Kostümen" oder „Trachten" die Zugehörigkeit zu einer Gruppe ausschlaggebend. Die Tracht ist im Gegensatz zur Mode durch Beständigkeit gekennzeichnet. Sie läßt dem Individuellen wenig Spielraum, sondern kennzeichnet ihre Träger als Mitglieder einer bestimmten Gruppe. Sie bringt den Glauben an das Unveränderliche, an das Archetypische zum Ausdruck. Bis ins 19. Jahrhundert hinein schrieben Kleiderordnungen vor, wer welche Art von Bekleidung tragen durfte und sorgten auf diese Weise dafür, soziale Unterschiede äußerlich erkennbar zu machen und zu befestigen. Verstöße gegen diese Vorschriften waren strafbar, und Ahndungen wurden nicht selten fällig: Der Eitelkeit der Menschen war nur schwer durch Regeln und Verbote beizukommen.

Mode beginnt in dem Moment, in dem das Vergnügen daran, sich herauszuputzen und zu schmücken, in dem die Lust am Neuen gegenüber funktionalen Erwägungen in den Vordergrund rückt. Die Mode erlaubt die Verwirklichung eines Paradoxons: ganz man selbst und unverwechselbar zu sein und zugleich die Zugehörigkeit zu einer – wie auch immer gearteten – Gruppe zu demonstrieren. Mode bedeutet im Gegensatz zur Tracht oder zur bloßen Kleidung den steten Wechsel. Sie hebt das Individuelle und das Vergängliche hervor und bezieht gerade daraus ihren Reiz.

Mode als Kunst?

Man kann die Existenz der Mode sowie modische Entwicklungen mit sozialen, politischen und ökonomischen Zeitläuften erklären, doch ist es zweifelhaft, ob diese Erklärungen genügen, um das Phänomen Mode zu beschreiben. Zwar spielen solche Aspekte eine große Rolle, von nicht geringerer Bedeutung ist jedoch die davon unabhängige Lust am Schönen, an Farben, Linien und Formen. Die Mode folgt – ebenso wie die Kunst und darin ist sie ihr an die Seite zu stellen – ihren eigenen Formgesetzen, und sie hat schon immer, nicht anders als die Malerei oder die Literatur, die Lebenswelt der Menschen in ganz eigener Weise interpretiert. Mode ist mithin mehr als ein Produkt unter vielen, sie hat vielmehr eine weit über die bloße Konsumierbarkeit hinausreichende Bedeutung. Mode bewegt sich auf dem schmalen Grat zwischen Konsum und Kunst. Viele Modemacher arbeiten mit Künstlern zusammen oder verstehen sich selbst als Künstler. Gerade die heutigen Modeinszenierungen – Modenschauen, Modefotografie – haben mit tragbarer Mode oft nur noch wenig zu tun und gleichen theatralischen Spekta-

1900 Boxeraufstand in China. Weltausstellung und Olympiade in Paris. Erster Zeppelinflug.

1901 Der erste Friedensnobelpreis wird dem Gründer des Roten Kreuzes, Henri Dunant, verliehen.

1902 Uraufführung von August Strindbergs *Ein Traumspiel*.

1903 Erster Motorflug der Brüder Wright. Die Physikerin Marie Curie erhält als erste Frau den Nobelpreis.

1904 Die drahtlose Übertragung von Musik gelingt in Graz.

1905 Die irisch-nationalistische Partei Sinn Féin wird gegründet.

1906 Großbrand in San Francisco zerstört weite Teile der Stadt.

1907 Gründung der Boy Scouts. Georges Braque und Pablo Picasso treffen aufeinander und begründen den Kubismus.

1908 Der letzte chinesische Kaiser (Pu Yi) kommt dreijährig an die Macht. In Paris wird der weltweit erste Zeichentrickfilm vorgestellt.

1909 Das Modell T von Ford wird als erstes Auto in serienmäßiger Produktion hergestellt. In New York wird der erste Farbfilm gezeigt.

1910 Annektion Koreas durch Japan. Veröffentlichung von Sigmund Freuds *Über Psychoanalyse*.

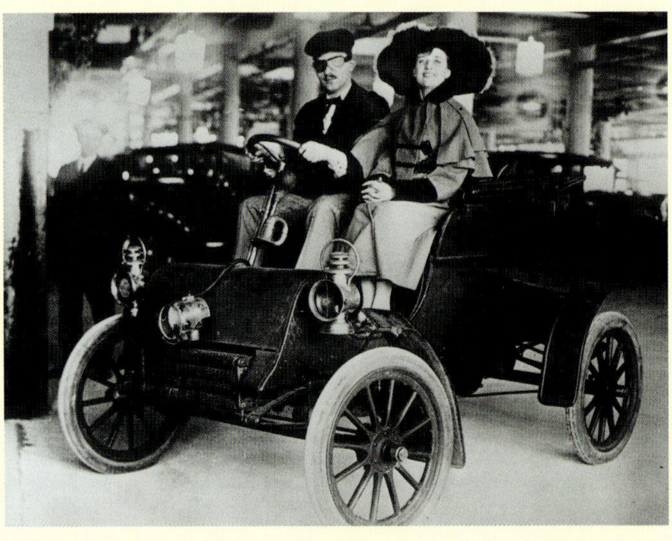

Die stolzen Besitzer eines Ford-Automobils aus dem Jahre 1900

1911 Revolution in China und in Mexiko. Erster internationaler Frauentag. Arnold Schönbergs *Harmonielehre* erscheint im Druck.

1912 Untergang der Titanic.

1913 Woodrow Wilson wird Präsident der USA.

1914 Ermordung des österreichischen Thronfolgers durch serbische Nationalisten: Beginn des Ersten Weltkriegs. Eröffnung des Panama-Kanals.

1915 Albert Einstein veröffentlicht die Relativitätstheorie.

1916 Schlacht von Verdun. Erstes Manifest des Dadaismus.

1917 Oktoberrevolution in Rußland, der Zar dankt ab. Kriegseintritt der USA.

1918 Waffenstillstand auf der Basis von US-Präsident Wilsons 14 Punkte-Programm. Wahlrecht für Frauen in Deutschland und England.

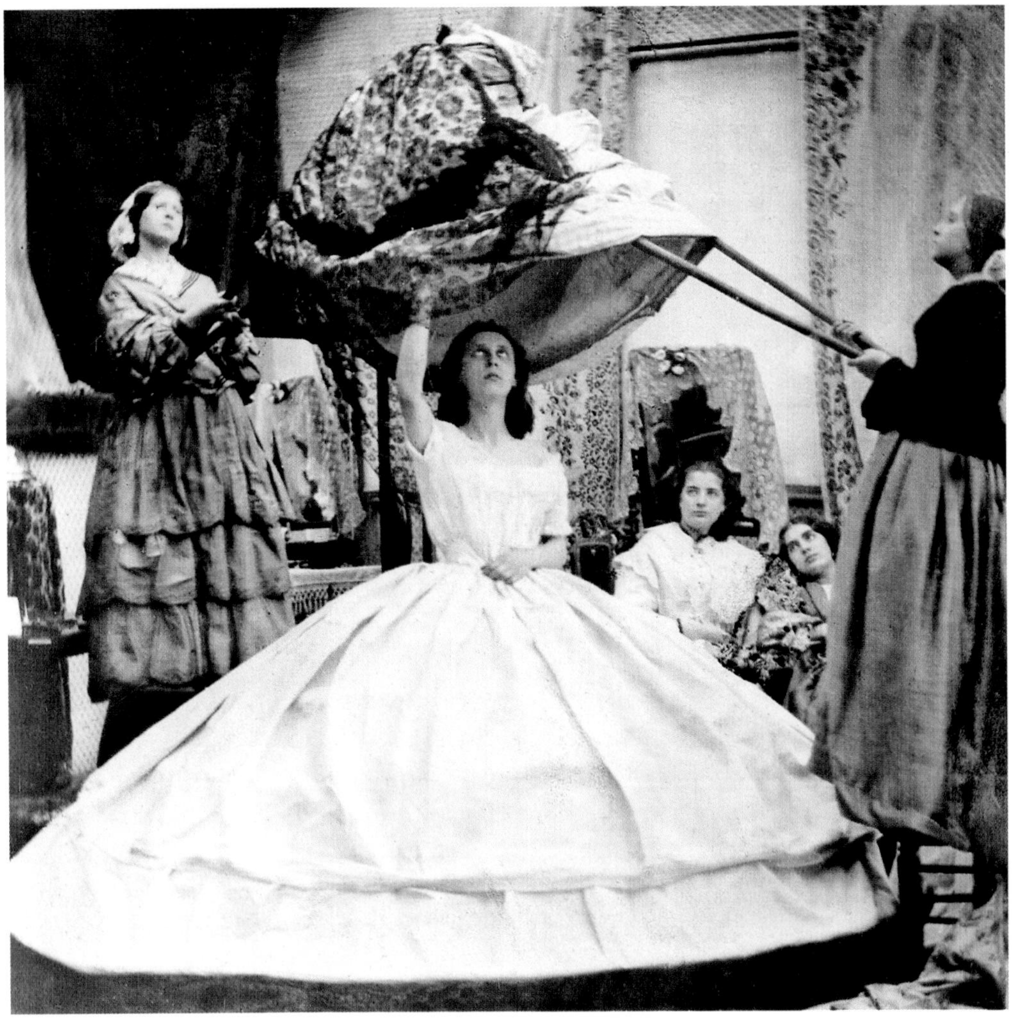

Bekleidung einer englischen Dame, um 1880

Ursprünglich als Beitrag zur Prachtentfaltung an den europäischen Fürstenhöfen erdacht, trat die Krinoline im 19. Jahrhundert einen wahren Siegeszug an: Kein anderes Kleidungsstück beherrschte die Damenmode der zweiten Hälfte des 19. Jahrhunderts wie die Krinoline. Ursprünglich bezeichnete man als Krinoline mehrere Lagen von Unterröcken, die dem Oberrock die gewünschte Weite gaben. Nach der Erfindung des biegsamen Stahls wurden diese durch ein käfigähnliches Metallgestell ersetzt, das das Kleid glockenfömig aufbauschte, die Taille der Frauen extrem zart erscheinen und den Rock in beschwingten Bewegungen anmutig wippen ließ. Für eine Krinoline wurden bis zu 60 Meter Stahlreifen verarbeitet; für den darüber drapierten Rock mußten die Schneider etwa acht Meter veranschlagen.
Eine Krinoline zu tragen war nicht nur elegant, sondern auch lästig und sogar gefährlich: Einer Dame konnte man sich nur auf einen bestimmten Abstand nähern, der vom ausladenden Umfang ihres Rockes bestimmt war. Durch Türen konnten die Frauen nur seitlich gehen, und manch ein Brand wurde durch die riesigen Reifröcke entfacht. Abgelöst wurde die Krinolinen-Mode um 1875 durch die Turnüre, eine schmalere, nach hinten ausladende Konstruktion, die aus einem Roßhaarkissen bestand, das auf dem Gesäß getragen wurde.

keln, während derer letztlich untragbare Kleider-Kunstwerke gezeigt werden. Die Mode der Haute Couture und die modischen Inszenierungen scheinen eine eigene Kunstform geworden zu sein, in der es darum geht, immer wieder neue Ideen vom menschlichen Körper zu entwerfen.

Haute Couture, Prêt-à-porter und Konfektion

Haute Couture, die „hohe Schneiderkunst", ist im 19. Jahrhundert entstanden und war lange fast gleichbedeutend mit Mode. Heute ist die Haute Couture kein wichtiger Wirtschaftsfaktor in der Mode mehr, aber ein bedeutender Werbeträger, von dem das Renommée eines großen Modehauses abhängt. Nur noch etwa 6 % des Umsatzes, so berichtete die französische *Vogue* 1997, werden heute mit Haute Couture gemacht, der Rest wird mit Lizenzen oder Prêt-à-porter erwirtschaftet. Um als Haute Couturier zu gelten, muß ein Modeschöpfer mindestens 20 Schneiderinnen beschäftigen sowie pro Jahr zwei Kollektionen mit mindestens 75 Modellen in Paris zeigen, die in Handarbeit und nach Maß gearbeitet sein müssen. In den 1960er Jahren war diese elitäre Mode kaum mehr gefragt und das Prêt-à-porter kam auf. Idee und Wort wurden entlehnt aus dem amerikanischen Vorbild des „ready to wear", das dort bereits in den 40er Jahren verbreitet war. Es stellt heute den wichtigsten Wirtschaftszweig der großen Modehäuser dar: Prêt-à-porter ist modische Kleidung, die zwar von Modeschöpfern entworfen, aber industriell und in großen Mengen hergestellt und vertrieben wird und daher – im Vergleich zu Modellen der Haute Couture – für einen wesentlich größeren Teil der Käufer noch erschwinglich ist. Viele Modeschöpfer arbeiten heute von vornherein nur auf dem Gebiet des Prêt-à-porter, so etwa die Amerikaner Calvin Klein und Donna Karan oder die Engländerin Vivienne Westwood.

Prêt-à-porter ist der gehobene Luxus-Bereich der Konfektion. Diese wiederum umfaßt ein breites qualitatives und preisliches Spektrum, zu dem auch die Kaufhausmode von der Stange gehört. Mit der Massenkonfektion werden erhebliche Umsätze erzielt, da sie in großen Mengen kostengünstig produziert werden kann, von vielen konsumiert und rasch ausrangiert wird, um neuen Stücken Platz zu schaffen. Die Kunst des Entwurfs spielt hier kaum mehr eine Rolle; dieser muß vielmehr tragbar, in jedem Falle an modischen Linien orientiert und sehr gut verkäuflich sein.

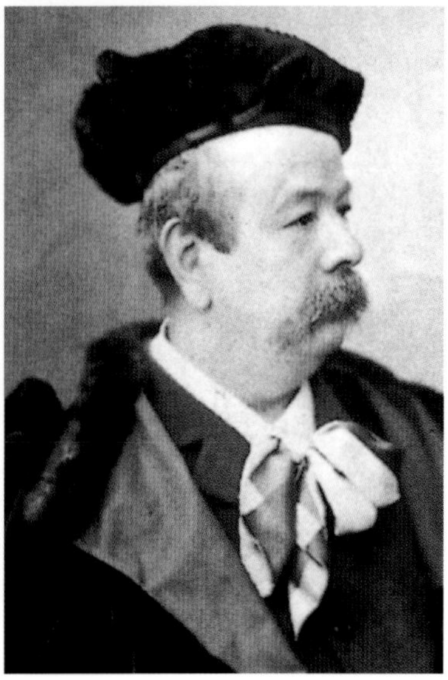

Charles Frederick Worth, 1892

Die Allgegenwart der Mode

Anders als die Menschen vergangener Jahrhunderte können wir heute unsere Kleidung frei wählen, eingeschränkt nur von unseren finanziellen Möglichkeiten. Nur noch bei wenigen Gelegenheiten und in ganz bestimmten Kreisen sind Kleiderordnungen gültig, so daß sich feststellen läßt, daß die Mode mit der Verbreitung der Konfektion von der Stange „demokratischer" geworden ist. Modische Kleidung gibt es in der westlichen Welt in allen Preisklassen fertig zu kaufen. Ja, wir können der Mode sogar kaum mehr entgehen, denn wenn beispielsweise eine bestimmte Farbe modern ist, ist es so gut wie unmöglich, Kleidung in einer anderen Farbe zu finden. Allerdings können wir ein Stück aus der vorletzten Saison noch tragen und damit demonstrieren, daß wir nicht vorbehaltlos mit der Mode gehen. Und doch ist jede Stellungnahme gegen die Mode letzten Endes auch ein modisches Statement. Es gibt in der westlichen Welt so gut wie keinen Bereich mehr, der ganz isoliert, gewissermaßen außerhalb der Mode existiert.

Körperbilder

Das 20. Jahrhundert ist gekennzeichnet durch eine rasante Entwicklung in allen Bereichen: Naturwissenschaft und Technik, internationale Beziehungen, Politik und Handel sowie die gesellschaftlichen Strukturen haben sich ebenso verändert wie die Kunst in ihren unterschiedlichsten Formen und Strömungen. Die Mode macht hier keine Ausnahme: Das 20. Jahrhundert ist ein Jahrhundert der Mode-Revolution. Linien und Formen der Kleidung sind grundsätzlich von denen früherer Zeiten verschieden. Zwar gehört der Wandel zum Wesen der Mode, und er hat sich im 20. Jahrhundert ganz erheblich beschleunigt. Dennoch hat sich nie zuvor eine Epoche modisch so sehr von den vorhergehenden unterschieden, wie sich das 20. Jahrhundert in seiner Gesamtheit von all den Jahrhunderten davor unterscheidet.

Ein besonders gutes Beispiel für diesen Wechsel sind die Rocklängen. In der Geschichte der abendländischen Mode reichten die Säume der Frauenkleider immer mindestens bis zum Knöchel, wenn sie nicht noch länger waren. Aus dem spanischen Goldenen Zeitalter ist in bezug auf die Königin Isabella ein bezeichnender Satz überliefert: „Eine Königin von Spanien hat keine Beine" – diese Äußerung galt jahrhundertelang für alle Damen, die auf sich hielten: Beine hatten unsichtbar zu sein; sie wurden durch lange, weite, meist sehr steife Kleider mit unzähligen Unterröcken verborgen, und wehe, wenn man den Knöchel einer Dame sah. Im 20. Jahrhundert bewegen sich die Rocksäume in stetem Wechsel nach oben oder nach unten, aber abgesehen von der nostalgischen Maxi-Mode der 70er Jahre reichten sie erst in den 90er Jahren wieder über die Waden hinaus. Seit dem Beginn des 20. Jahrhunderts ist

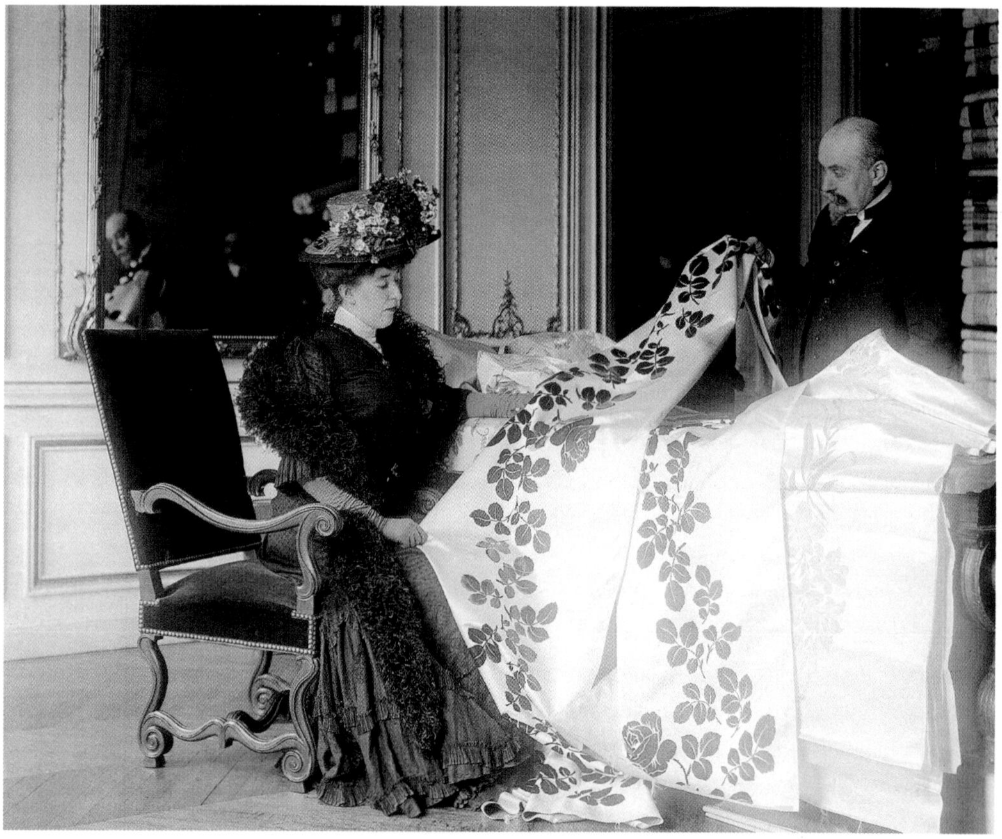

Beratung im Atelier Worth, 1907
Fotografie von Nadar

Nicht etwa ein Franzose, sondern ein Engländer war der führende Modekünstler der zweiten Hälfte des 19. Jahrhunderts: Charles Frederick Worth. Er eröffnete seinen ersten Modesalon „Worth & Bobergh" 1857 in der Rue de la Paix in Paris zusammen mit dem schwedischen Seidenhändler Otto Gustav Bobergh. Worth bot eine Auswahl von edelsten Stoffen und raffinierten Schnitten an, die von den Kundinnen ausgewählt wurden, während Worth selbst, oder später seine Söhne, ihnen beratend zur Seite standen.
Worth begegnete seinen Kundinnen mit einer Mischung von Geschäftstüchtigkeit und Herablassung, die er sich als Künstler, wie er glaubte, leisten konnte. Trotzdem wurde Worth eine Institution, deren Ruhm über die Grenzen Europas hinausreichte. So hatte er viele amerikanische Kundinnen, die in New York von den Kleidern des Engländers gehört hatten, daß diese nicht nur viel eleganter als die amerikanische Mode seien, sondern auch preiswerter. Selbst Firmen aus Übersee kauften Musterstücke bei Worth, um sie dann in eigenen Ateliers nachzuschneidern.

eine Tendenz unverkennbar, den „natürlichen" Körper zu betonen und ihn so zu kleiden, daß seine Konturen sichtbar bleiben und seine Bewegungsfreiheit garantiert ist, während viele Moden der vorhergehenden Jahrhunderte den Körper einschnürten, seine Formen veränderten oder unter Stoffmassen begruben und unsichtbar machten. Sind unsere Moden aber wirklich „natürlicher" als frühere Moden? Ist es nicht vielmehr so, daß das, was als natürlich gilt, immer wieder neu festgelegt wird, und zwar in Abhängigkeit von dem, was jeweils als schön – und als sozial wünschenswert – gilt? „Natürlichkeit" ist ein veränderlicher Begriff, und nichts zeigt das besser als die Mode.

Mode und Geschlecht

Im 20. Jahrhundert tragen Frauen erstmals Männerkleidung. Die Hose ist zur Standardbekleidung für Frauen geworden, während sie in den Jahrhunderten davor als unsittlich verpönt war. Frauen tragen Jacketts mit breiten Schultern, Rollkragenpullover und flache Schuhe und gehen Tätigkeiten nach, die noch vor hundert Jahren als männlich gegolten hätten. Nur die wenigsten Männer hingegen tragen Röcke, und Anregungen durch avantgardistische Modeschöpfer wie Jean Paul Gaultier oder Vivienne Westwood, durch die Männerröcke vorgestellt wurden, werden sich vermutlich nicht im Alltag durchsetzen. Auch haben manche Männer lange Haare, während viele Frauen heutzutage die Haare kurzgeschnitten, ja sogar zur Glatze geschoren tragen. Die Kluft zwischen den Geschlechtern ist aber dennoch keineswegs aufgehoben, im Gegenteil wird sie nicht zuletzt durch die Mode immer wieder neu inszeniert und betont. Die Maßstäbe für das, was – im Verhalten und in der Kleidung – als weiblich oder männlich gilt, sind nicht außer Kraft gesetzt, sie wandeln sich nur mit den verschiedenen Moden. Die Mode lebt vom Geschlechtsunterschied, sie bezieht daraus ihre Spannung und ihr Potential zur Veränderung.

Charles Frederick Worth und der Beginn der Haute Couture

Bis zur Mitte des 19. Jahrhunderts war das Herstellen von Kleidung ein Handwerk, ausgeübt von Schneidern für Herren und für die Damen von Näherinnen und Modistinnen, die jedes Kleidungsstück nach individuellen Maßen und Wünschen anfertigten. Zudem konnte jede bürgerliche Frau nähen und für sich und ihre Familie notfalls die Kleidung selbst herstellen oder sie doch zumindest in Ordnung halten. In den ärmeren Familien waren solche Fertigkeiten lebenswichtig, denn man konnte es sich kaum leisten, Kleidung zu kaufen. Die Konfektion kam Ende des 18. Jahrhunderts auf, als man begann, Capes, Mäntel und andere Kleidungsstücke, die der Trägerin nicht genau angepaßt werden mußten, vorzufertigen. Die etwas wohlhabenderen Damen des Bürgertums konnten nun halbfertige Kleidungsstücke kaufen und sie zu Hause fertignähen und dekorieren. Damit ersparten sie sich die Mühe des Zuschneidens, und der jeweilige Rock oder die Bluse konnten individuell variiert werden.

Mitte des 19. Jahrhunderts rief der gebürtige Engländer Charles Frederick Worth die Pariser Haute Couture ins Leben und veränderte damit die Mode grundlegend. Er nähte keine Kleidung nach den Wünschen der Kundin, sondern er entwarf einzelne Kollektionen, die er den Damen der Gesellschaft vorstellte, denen lediglich die Auswahl des Stoffes aus der von Worth angebotenen Reihe von genau auf den Schnitt abgestimmten Qualitäten und Mustern blieb. Ein ausgeprägter Individualist, verwirklichte Worth seine Visionen von Schönheit und Eleganz und brachte damit das Kunststück fertig, den Schneider zum Modeschöpfer, den Handwerker zum Künstler zu machen. Er nähte keine Kleider mehr, sondern machte Mode; er kleidete Königinnen und Fürstinnen, Schauspielerinnen und reiche Bürgersfrauen. Sein Geschmack wurde zum Maßstab des Geschmacks der guten Gesellschaft, und seine Entwürfe, die stets zeitgemäß waren, blieben bis in die 20er Jahre tonangebend für die Haute

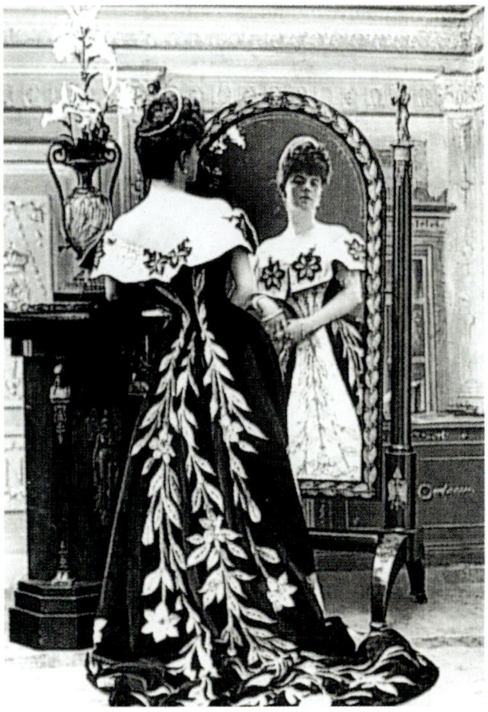

Elisabeth de Caraman-Chimay, Comtesse Greffuhle in einer Abendrobe des Hauses Worth, 1886

Durch die raffinierte Einbeziehung des Spiegels gelang es dem französischen Fotografen Nadar, nicht nur die reich dekorierte Schleppe, sondern auch die Vorderansicht des Kleides im Bild festzuhalten. Aus schwarz-silbernem Samt geschneidert, ist das Abendkleid mit elfenbeinfarbenen Lilienblüten-Applikationen und aufgestickten, vergoldeten Perlen auf der Schleppe ganz im Stil der Zeit dekoriert. Der große, helle Kragen konnte in vielfältigen Variationen drapiert werden, so daß sich das Kleid immer wieder neu gestalten ließ. Die Robe ist ein Entwurf von Jean Philipp Worth, einem Sohn des Begründers der Mode-Dynastie. Die Trägerin, Madame de Caraman-Chimay, inspirierte den Schriftsteller Marcel Proust zu der Figur der Duchesse de Guermantes in seinem Roman *Auf der Suche nach der verlorenen Zeit*, der in den Jahren 1913–1927 entstand.

„La cape noire" (Das schwarze Cape). *Gazette du Bon Ton*, 1913

Lässig beim Aperitif an die Bar gelehnt sind zwei elegante Herren in Abendgarderobe zu sehen. Über dem konventionellen Abendanzug, komplett mit Frackhemd, Schwalbenschwanz, Zylinder, Stock und Lacksschuhen, trägt die Figur rechts ein schwarzes Cape mit breitem Revers.

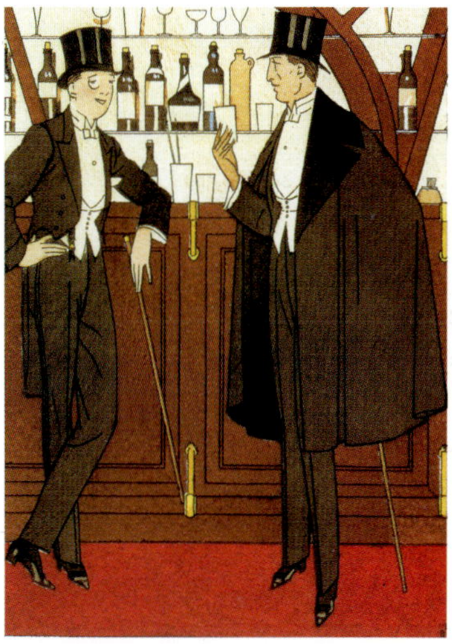

Kopfschmuck und Kälteschutz

DER HUT

Neben seiner schützenden Funktion war der Hut stets Erkennungszeichen für soziale Herkunft, Religion, Nationalität und politische Zugehörigkeit. Nicht erst im 20. Jahrhundert ist er zu einem wichtigen Bestandteil der Mode avanciert, doch ob Wagenrad oder Toque, Zylinder oder Baseballcap: Nie wurde ein Hut mehr ohne modisches Bewußtsein getragen.

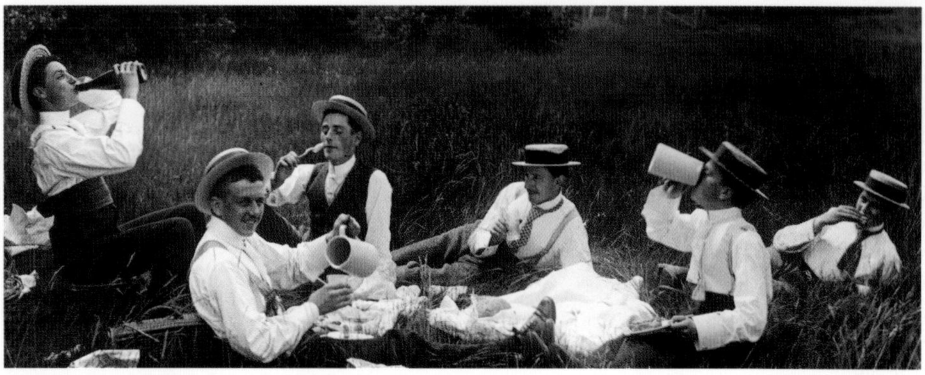

Vatertag um 1900

Zierde und Zeichen

Kopfbedeckungen ermöglichten es von jeher, sich gegenseitig zu erkennen: Die Kopfbedeckungen der Pharaonen hatten mystische Bedeutung; in Italien trug man Hüte in den Farben und mit den Symbolen der Familie; die Jakobinermütze der Französischen Revolution war ein politisches Statement und Gegenstück zur Perücke der Adligen, und der Rang eines katholischen Würdenträgers ist noch heute an seiner Kopfbedeckung abzulesen. Im 20. Jahrhundert ist der Hut vor allem Teil der Mode; bei den Frauen vielfältig in Form, Farbe und Material, bei den Männern überwiegend in klassischen, sich wenig wandelnden Formen.

Gewichtige Behütung

Um 1900 verlangte die Etikette von einer Dame, daß sie nicht ohne Hut das Haus verließ. Die Hüte der Modisten waren handgefertigte Einzelstücke. Einen einzigartigen Hut zu tragen, symbolisierte den Wohlstand der Trägerin. Die Belle Epoque, die Zeit der prunkvollen Roben und des Dekors, bot der Dame die Gelegenheit zum großen Auftritt: Die Hüte waren groß und wurden mit Federn, Kokarden oder Vögeln aufgeputzt. Um 1908 wurden die Hüte zu gigantischen Wagenrädern, geschmückt mit gekräuselten oder geknüpften Straußenfedern, oder üppig dekoriert mit Bändern und Blumen. Der Kinofilm *My fair Lady* (1964) hat Hüte dieser Art stilecht auf Celluloid gebannt: Die Szene beim Pferderennen in Ascot wurde zur Parade extravaganter Hüte, ein Bild der Wirklichkeit, das bis heute Bestand hat, denn nach wie vor ist das Pferderennen neben einer festlichen Hochzeit das Ereignis schlechthin, um prachtvolle Hüte vorzuführen.

Eleganz der Haute Couture

Phantastische Hutgestaltungen brachte Paul Poiret zu Anfang des Jahrhunderts in die Mode ein. Auf den Festen in seinem Haus waren Turbane jeder Form und Qualität zu entdecken, dekoriert mit mehr oder weniger orientalisch wirkenden Ornamenten. Immer wieder, vor allem aber in den Zeiten wirtschaftlicher Not, wurde der Turban im 20. Jahrhundert zu einem beliebten Kopfschmuck, der seiner Trägerin eine besonders individuelle Erscheinung verlieh.

In den 20er Jahren wurden die ausladenden, schweren Hüte abgelöst durch die schmale Toque, von der die Kurzhaarfrisur des Bubikopfes nicht vollständig verdeckt werden konnte. Coco Chanel revolutionierte das Erscheinungsbild der eleganten Dame grundlegend. Die Schöpferin des „kleinen Schwarzen" war der Ansicht, daß die natürliche Figur einer Frau wichtiger sei als ihr Kleid oder ihr Hut. Ihre Entwürfe waren von schlichter Eleganz, abgerundet durch eine bescheidene, schnörkellose Kopfbedeckung, die aber der klaren Linie ihres Stils stets die letzte Vollendung verlieh.

In der Alltagsmode war es der Glockenhut, Cloche genannt, der sich in den 20er Jahren besonderer Beliebtheit erfreute und, enganliegend, ohne oder aber mit nur schmaler Krempe überall zu sehen war. In unendlichen Variationen wurde er aus Filz, Velours oder Stroh hergestellt.

Nachdem die Hutentwürfe der 30er Jahre entsprechend der traditionellen, „weiblichen" Tendenz in der Mode aufwendiger wurden und auch künstlerische Gestaltungen wie diejenigen Elsa Schiaparellis entstanden, waren die Frauen im Krieg auf Behelfslösungen angewiesen, um sich zu hüten.

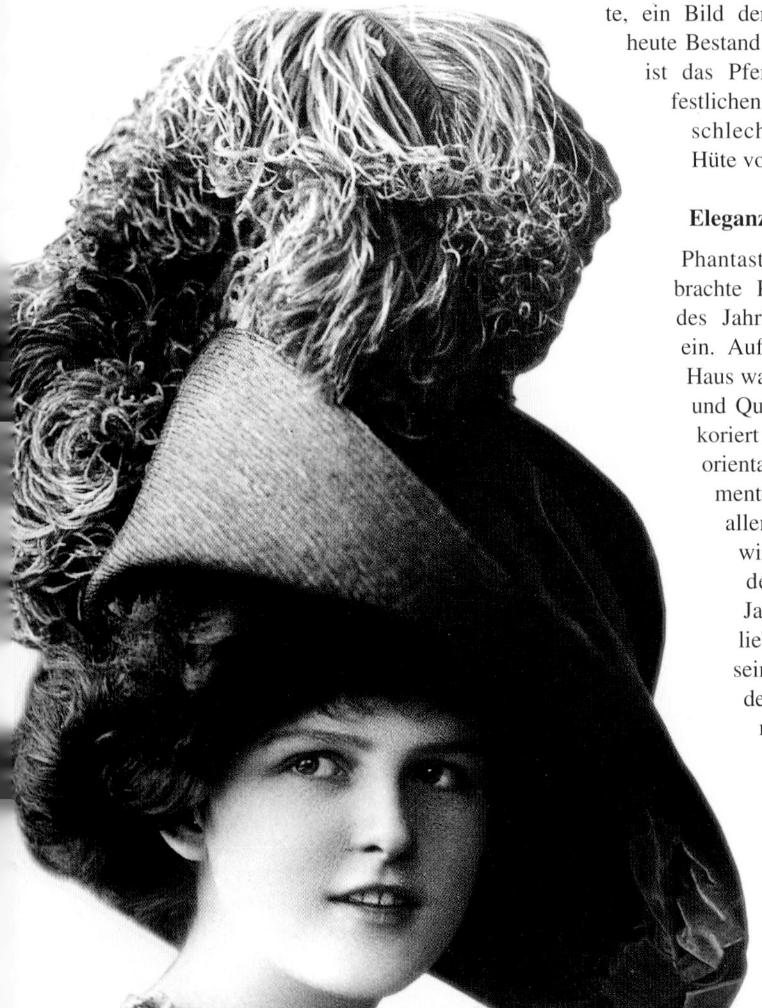

Hutmode 1909

Neue Kreativität nach dem Krieg

Nach dem Zweiten Weltkrieg führte der New Look zum großen Umbruch in der Modewelt. „Was bei einem Hut zählt, ist das Profil" sagte Christian Dior, der mit Hutentwürfen sein erstes Geld verdient hatte. Seine Hüte wirkten wie Skulpturen, so z. B. ein kleiner Toque, nur mit einer Feder geschmückt und auf einer Seite des Kopfes getragen.

Wiederum galt: Keine Frau, die als gut angezogen gelten wollte, wagte sich ohne Kopfbedeckung auf die Straße. Letztmalig im 20. Jahrhundert setzte sich eine strenge Etikette durch: Als unerläßlicher Bestandteil eines Modeensembles mußte der Hut genau auf Kostüm oder Kleid abgestimmt sein, und selbst in Gesellschaft oder im Theater wurden die bisweilen durchaus sichtbehindernden Modelle nicht abgesetzt. Das Spektrum der Gestaltungsmöglichkeiten kannte kaum Grenzen. Eine Sensation waren etwa die Tutti-frutti-Hüte: Künstliche Kirschen, Erdbeeren und Johannisbeeren wurden auf Gitterschleier drapiert und wirkten so naturgetreu, daß man meinte, sie würden duften. In der Modefotografie der Zeit wurden besonders die Entwürfe der Couturiers in Szene gesetzt. So der mit echten Maiglöckchen besteckte Hut, den Dior 1957 vorstellte, oder aber die Modelle aus dem Hause Givenchy in klaren, geometrischen Formen, die zu den wechselnden, strengen Linien der Dekade passen. Eine der prominentesten Anhängerinnen der Entwürfe Givenchys, Audrey Hepburn, machte ihm das Kompliment: „Sie ließen das Gesicht in der Großaufnahme stets wie ein wundervoll gerahmtes Bild erscheinen.“ Bevor Ende der 60er Jahre Kopftücher oder die Leder- und Strohhüte der Hippies der Hutmode im engeren Sinne ein Ende machten, popularisierte Jacky Kennedy die Pillbox, den kleinen, steifen Hut, der auf der toupierten Frisur sitzt und einen Farbtupfer auf das exquisite Ensemble setzt.

Kurzlebige Hutmode

Doch die Hüte wurden mehr und mehr Teil der saisonalen Mode. Mit den Boutiquen entstand in den 60er Jahren ein neuer Typ von Geschäften. Dort kauften nun die jungen Frauen ihre Garderobe, einschließlich eines Hutes oder einer Mütze. Hüte waren nicht mehr Pflicht, sondern persönliches Vergnügen der Trägerin und Blickfang für die Party. Anfang der 70er

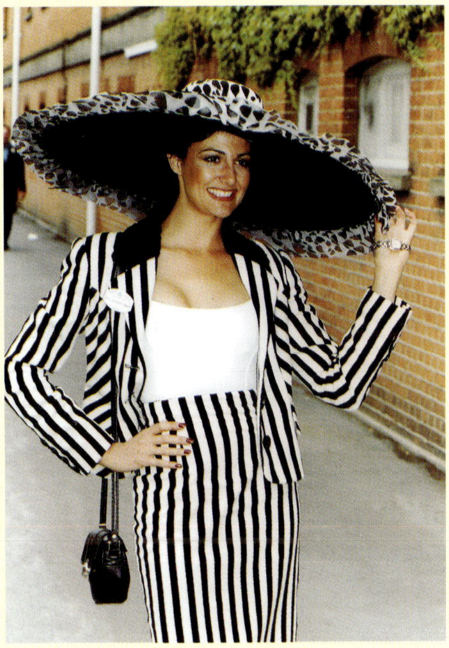

Typische Besucherin der Pferderennen in Ascot, 1998

Jahre kamen im Rückgriff auf die 20er Jahre Männerhüte für Frauen wieder auf; Christian Dior zeigte seine Models mit Bowler oder Stetson, den traditionellen Hüten des eleganten Engländers oder weltmännischen Amerikaners. Das Gegenstück zu den Herrenhüten war der romantische Look in großen, weichen Formen mit Blumenornamenten in allen Variationen.

Die Frisuren wurden die härteste Konkurrenz der Hüte und Kopfbedeckungen. Es floß immer mehr Geld in die Haarpflege, und Farah Dibah, die Frau des persischen Schahs und ein Idol der damaligen Zeit, brachte das Kopftuch in Mode.

Der klassische Borsalino

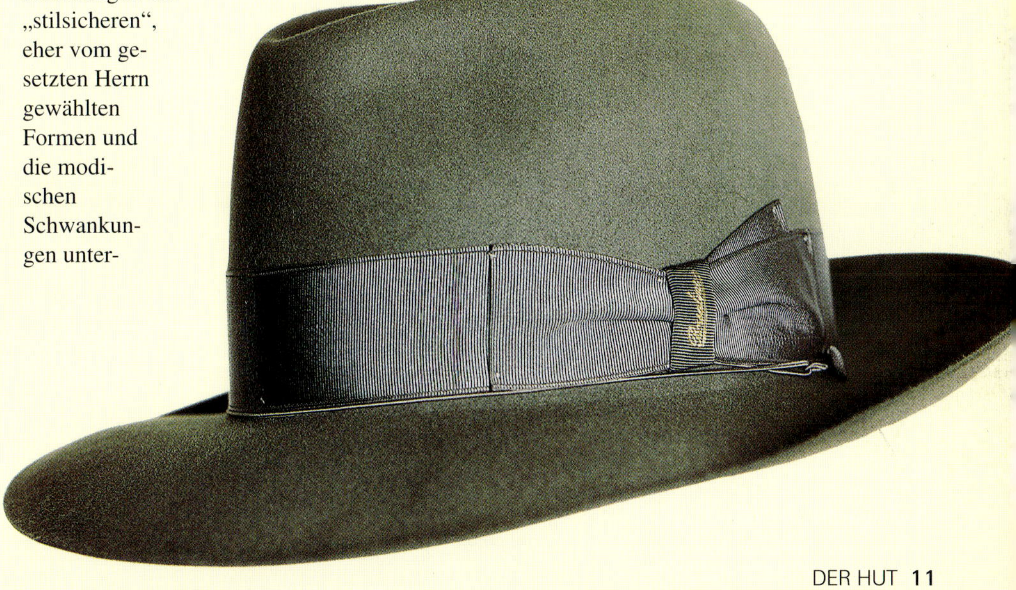

Herrenhüte im 20. Jahrhundert

Weniger noch als in der Anzugmode hat sich in der Kopfbekleidung des Herrn im Laufe des 20. Jahrhunderts getan. Die wichtigste Veränderung war vielleicht, ähnlich wie bei den Damen, der Verzicht auf eine verbindliche Konvention, überhaupt Hut zu tragen, die sich spätestens in den 70er Jahren mit zunehmend individueller Haartracht durchsetzte. Ob das Tragen von einfachen Sonnenhüten aus Baumwolle oder des allgegenwärtigen Baseballcaps als ernstzunehmender Bestandteil der Hutmode zu bezeichnen sind, muß dahingestellt bleiben – durchgesetzt haben sie sich allemal.

In Kombination mit der förmlichen Kleidung jedoch wurden fast alle Hutformen aus dem 19. Jahrhundert beibehalten, allen voran der Zylinder, der heute nur noch bei Hochzeiten zum Cut oder Frack getragen wird. Geradezu als sein Gegenteil wurde die sogenannte Kreissäge zu Anfang des Jahrhunderts modern. Von Männern aller sozialer und Altersklassen wurde der flache, steife Strohhut bis etwa zum Beginn des Ersten Weltkriegs getragen, als Anzug durch Uniform und Hut durch Helm ersetzt wurde. Als Hüte für den gutgekleideten Herrn werden heute noch der Homburg oder der Borsalino, jener legendäre „Gangsterhut“, betrachtet. Der Homburg hat eine fast kreisrunde Form und wirkt durch den harten Filz und die am Rand leicht nach oben geknickte Krempe sehr förmlich. Die weichere, lässige Variante ist der traditionell von der italienischen Firma Borsalino hergestellte Hut. Wie in Hollywoodfilmen der 30er bis 50er Jahre vorgeführt, paßte der edle Schlapphut besonders gut zu formlosen Mänteln wie dem Trenchcoat. Außerdem setzte sich der dunkle, weiche Filzhut mit Triangelbeule und aufgebogener Krempe zum Sakkoanzug durch, der einfach Herrenhut genannt wurde. Er ist bis in die 60er Jahre vorherrschend geblieben, dann verschwand er aus dem öffentlichen Leben.

Sporthüte und Mützen

Mit dem Siegeszug der jugendlich-sportlichen Kleidung ging in der Herrenmode auch derjenige der traditionell dem Sport vorbehaltenen Kopfbedeckung einher. Auch hier gab es die Unterscheidung in die „stilsicheren“, eher vom gesetzten Herrn gewählten Formen und die modischen Schwankungen unter-

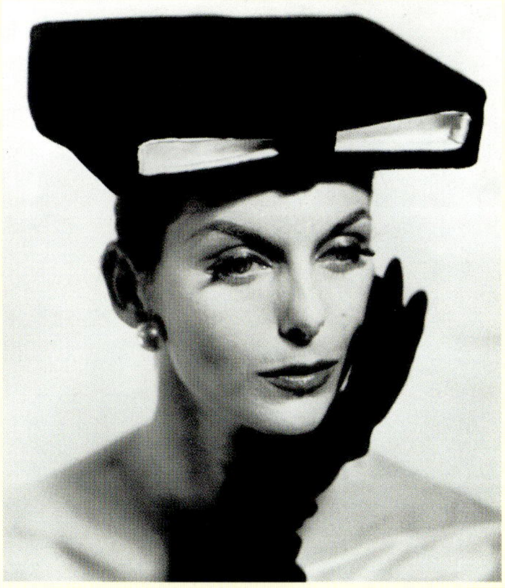

Das Fotomodell Anne Sainte Marie mit einem Hutmodell von Hubert de Givenchy, 1951

worfenen Mützen der Jugendlichen. Die Schirmmütze, Anfang des 20. Jahrhunderts eher von Arbeitern getragen, hat ihr edles Pendant in der flachen Tweedmütze, die etwa beim Jagen, Reiten oder Angeln getragen wird. In Verbindung mit gewählter sportlicher Kleidung kann sie auch in der Stadt getragen werden.

Das Baseballcap aus den USA wurde Mitte der 80er Jahre zur universalen Mütze. Vor allem farbige Jugendliche, die ihren Sportidolen nacheiferten, verhalfen der Kappe zum Erfolg. Sie ist zum Symbol für Sportsgeist, soziale Gleichheit und urbane „Coolness“ geworden.

Zum Outfit der Generation von Hiphop, Rap und Techno gehören Kapuzenshirts oder Beanies, die modische Abwandlung der Zipfelmütze. Ebenso ist der Headsock, die Röhre aus Fleece oder Wolle, die mit einem Band zusammengezogen wird, ein Accessoire der 90er Jahre. Diese Kopfbedeckungen sind „unisex“, was mittlerweile für viele der modischen Kopfbedeckungen gilt. Der Hut ist heutzutage von Kappen und Mützen verdrängt worden, doch unabhängig von Form und Material ist jede Kopfbedeckung ein Signum ihrer Zeit, an dem sich Wertvorstellungen und Moden ablesen lassen.

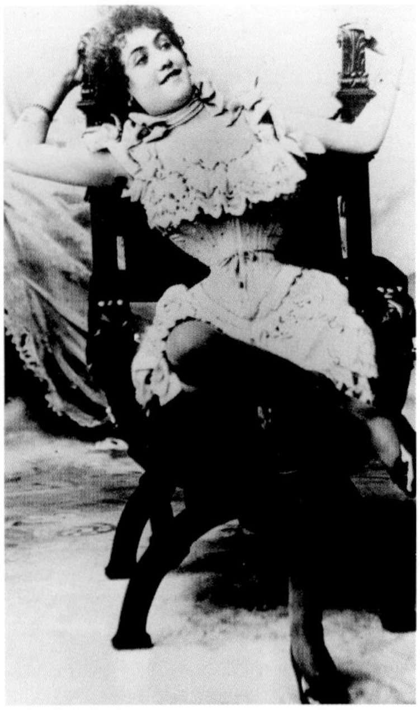

Die französische Sängerin Polaire mit „Wespentaille" von 16 cm Umfang, 1890

Unter dem reich verzierten Mieder ist die Taille von einem ungewöhnlich engen Korsett zusammengeschnürt. Die Siegerpose, die die Sängerin auf dem Foto einnimmt, läßt nichts von den Schäden ahnen, die sie sich vermutlich zugunsten eines sehr verfeinerten Schönheitsideals zugefügt hat. Der Preis für die „Wespentaille" waren nicht selten Ohnmacht wegen der eingeschränkten Atmung, eine verkrümmte Wirbelsäule oder Funktionsstörungen der inneren Organe.

Couture, hatten aber auch später immer wieder nachhaltigen Einfluß auf die Kreationen jüngerer Modeschöpfer.

Mode für Damen und Kleidung für Herren

Das, was wir heute unter Mode verstehen, beginnt also eigentlich erst mit Charles Frederick Worth; in wesentlich stärkerem Maße als dies heute der Fall ist, blieb es jedoch zu jener Zeit noch den Oberschichten vorbehalten, sich nach modischen Gesichtspunkten zu kleiden oder sich gar in die Kreationen des tonangebenden Modeschöpfers zu hüllen.

Auffallend ist, daß seit Worth „Mode" gleichbedeutend ist mit Damenmode. Die Herrenmode war unter dem Einfluß der funktionalen Kleidung der englischen Gentry nach der Französischen Revolution in ganz Europa nach und nach schlichter geworden, bis sie sich zu Beginn des 19. Jahrhunderts in einer weitgehend einheitlichen, bald auch über die Grenzen Europas hinaus gültigen Form konsolidiert hatte. Bis weit ins 18. Jahrhundert hinein aber waren die aristokratischen Herren ebenso prunkvoll und farbig gekleidet gewesen wie die Damen: Sie alle waren gehüllt in gebauschte reiche Stoffe in verschiedenen Farben, in Spitzengeriesel, Rüschen und Stickerei. Die Männer betonten ihr Erwerbsethos durch strenge, sachliche Kleidung, während die Demonstration von Reichtum und Müßiggang den Damen überlassen blieb. Die Mode wurde ihre Domäne, ja ihre Pflicht; der „demonstrative Konsum" der Frauen war fortan untrennbar verbunden mit dem wirtschaftlichen Erfolg ihrer Ehemänner. Im 19. Jahrhundert setzte sich ein bürgerlicher Lebensstil durch, der sich auch in der Herrenkleidung manifestierte, die wir im wesentlichen heute noch kennen: Die Grundgarderobe des korrekt gekleideten Herrn besteht nach wie vor aus einem grauen oder schwarzen Anzug, entweder als Jackett- oder als Sakkoanzug, meistens mit Weste, ergänzt durch Krawatte und über lange Zeit hinweg durch einen Hut. Bis ins 20. Jahrhundert hinein wurde zu offiziellen Anlässen ein sogenannter Gehrock getragen, der länger als ein Sakko geschnitten war, und den man mit einer gestreiften Hose kombinierte; zu Repräsentationszwecken gab es eine Variante des Gehrocks, den Cut, den man heute nur noch bei Hochzeiten sehen kann. Zu wirklich festlichen Anlässen trug der Herr des 19. Jahrhunderts – nicht anders als sein Bruder im 20. Jahrhundert – einen schwarzen Frack.

Künstlerisch-modische Reformbewegungen

Trotz der ästhetischen und auch pragmatischen Neuerungen, die durch Charles F. Worth in die Modewelt eingeführt worden waren, blieb doch das althergebrachte Schönheitsideal der Dame mit „Wespentaille" erhalten. Tatsächlich garantierte nur das Korsett jene S-Linie der weiblichen Körperform. Sieht man sie im Profil, erscheint die elegante Dame noch zu Beginn des 20. Jahrhunderts geradezu zweigeteilt: auf der einen Seite der Busen, auf der anderen das Hinterteil, in der Mitte getrennt durch ein Nichts an Taille, Bauch und Hüften völlig weggeschnürt.

Gegen diese Kleidungskonvention erhob sich im Zusammenhang mit gesellschaftlichen und künstlerischen Reformbestrebungen um 1900 vehementer Protest: Die Reformer – Mediziner, Pädagogen, Künstler oder Soziologen – kritisierten die Damenmode ihrer Zeit nicht nur als ungesund, sondern fanden sie auch unnatürlich: Das

Korsettformen 1903–1904

Zwar dienten alle Korsetts, die noch Anfang des 20. Jahrhunderts angeboten wurden, der Formung des weiblichen Torsos, dennoch gab es eine große Vielfalt an Modellen, die individuellen Körperformen und unterschiedlichen Kleiderschnitten Rechnung tragen sollten. Meist war das Dekolleté mit einem Spitzenbesatz versehen, und das Hauptmaterial war Satin oder Seide. Der sogenannte Pariser Gürtel (oben links) war mit Horn verstärkt, während das Modell „Empire" (Mitte) seine kurvenreiche Form durch hochwertigere Stahlstäbe erhielt, die elastischer und leichter waren und daher gern für besonders stark formende Korsetts verwendet wurden. Das „Gesundheitskorsett" (rechts unten) hingegen mußte nicht allzu eng anliegen, da es durch Träger gehalten wurde.

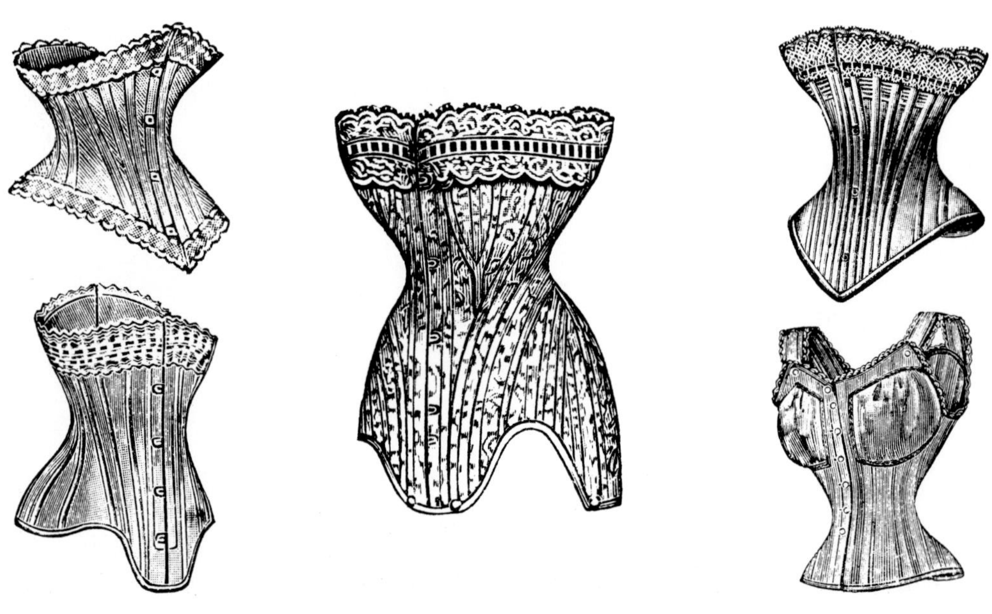

Korsett verbiege den weiblichen Körper, mache jede natürliche Bewegung unmöglich und bringe eine weibliche Körperform hervor, die regelrecht mißgestaltet sei. Tatsächlich trugen viele Frauen gesundheitliche Schäden von den mit Stäben aus Metall oder Horn verstärkten Korsagen davon. Die Atmung wurde eingeschränkt und die Rückenmuskulatur geschwächt.

In verschiedenen kulturellen Zentren Europas bildeten sich in den 90er Jahren des 19. Jahrhunderts Stilrichtungen in Abkehr vom Historismus heraus, der als ornamental überladen und unzeitgemäß empfunden wurde. Die Arts-and-Crafts-Bewegung, Art Nouveau und Jugendstil entstanden, deren Gestaltungsideen bald auf alle Bereiche bildender Kunst übertragen wurden und die Grenze zwischen Kunst und Kunsthandwerk aufzulösen suchten. Die neue, organische, Naturformen entlehnte Ornamentik wurde auch auf die Textilgestaltung übertragen, die jedoch in der Grundform zu strengen, einfachen Schnitten tendierte. Der Architekt und Gestalter Henry van de Velde sprach sich gegen die Mode als „wiederkehrende Aufreizung (...), die Kleider zu erneuern", aus. Er hielt die Mode für wesentlich unmoralisch und plädierte demgegenüber für eine zeitlose, nicht dem ständigen Wechsel unterworfene Kleidung, die Schönheit mit Nutzen verbinden sollte. Er vertrat die Ansicht, ein wirklich schönes Kleid werde jede Frau gut kleiden. Weniger gesundheitliche als ästhetische Gründe veranlaßten ihn bereits 1900 dazu, das Korsett vernichtend zu beurteilen: „Das Korsett hat in der That jetzt ausgelebt, wenigstens in der Form, wie es die Damenschneider verlangen, nicht um die Gestalt der Frau hervorzuheben oder ihr zu helfen, sich unter der Kleidung zu bewegen, sondern lediglich um die Kleider, die sie erfunden hatten, geltend zu machen." Van de Velde wollte also das Korsett nicht abschaffen, sondern ihm eine neue, „logische" und „konstruktive" Form geben.

Kleidung gehörte für die künstlerischen Reformbewegungen vor und nach der Jahrhundertwende in das umfassende ästhetische Konzept für die Gestaltung der gesamten Umgebung des Menschen. Eine neue Architektur und eine neue Art, sich einzurichten, verlangte konsequenterweise auch nach einem neuen Kleiderstil, der sich in diese Interieurs harmonisch einfügte. Henry van de Velde hätte es als Kränkung empfunden, wenn seine Frau in dem von ihm entworfenen Interieur „Couture-Kleidung" getragen hätte. Allerdings konnten sich die sogenannten Reformkleider, sackartige und asketische Kleider, die nun allenthalben entworfen wurden, nicht längerfristig durchsetzen. Dennoch stellten sie eine entscheidende Wende dar, da nun zumindest die öffentliche Diskussion über die Verbindung von Ästhetik und Tragekomfort in der Mode in Gang gekommen war.

Heute fällt uns auf, daß Reformbestrebungen sich in der Regel ausschließlich auf die Damenmode bezogen, denn die Männermode sei angeblich schon immer bequem genug gewesen und habe daher die Reform nicht nötig. Damit blieben die Reformer entgegen ihren insgesamt innovativen Absichten der Vorstellung ihrer Zeit verhaftet, daß Mode ausschließlich die Frauen betreffe. Nur der österreichische Jugendstilmaler Gustav Klimt bildete in dieser Hinsicht eine Ausnahme: Er trug weite, nach eigenen Entwürfen gefertigte Kittel, die in keiner Weise dem Standard der Herrenbekleidung entsprachen.

Die Modeabteilung der Wiener Werkstätte

Mit dem Grundgedanken, durch eine neue Architektur und die Gestaltung von Möbeln, Tapeten, Porzellan und anderen Gegenständen des täglichen Gebrauchs eine Übereinstimmung zwischen allen Lebensbereichen des Menschen zu schaffen, wurde im Jahre 1903 die Wiener Werkstätte als „Productiv-Gemeinschaft von Kunsthandwerkern in Wien" gegründet. Auch die ab 1911 in der Modeabteilung unter der Leitung von Eduard Josef Wimmer-Wisgrill gestalteten Künst-

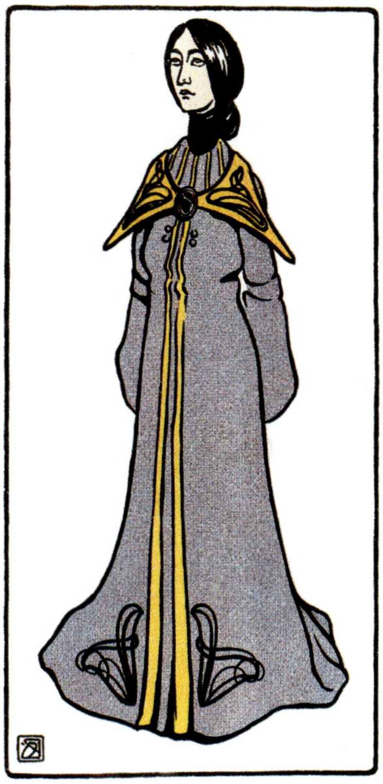

***Die Reformdame*, Karikatur der deutschen Damenmode**, 1904

Die Karikatur zeigt ein lose geschnittenes Reformkleid, das von den Schultern herabhängt und auf Eleganz zugunsten bequemer, gesundheitsförderlicher Tragbarkeit weitgehend verzichtet. Für zeitgenössische Spötter bot diese Mode großen Anreiz, wie in dieser Darstellung, die eine züchtige, strenge „Reformdame" zeigt. Sie wird als Gegenbild des zeitgemäßen Ideals dargestellt, ohne weiblichen Reiz und vermutlich deshalb mit verbittertem Gesichtsausdruck.

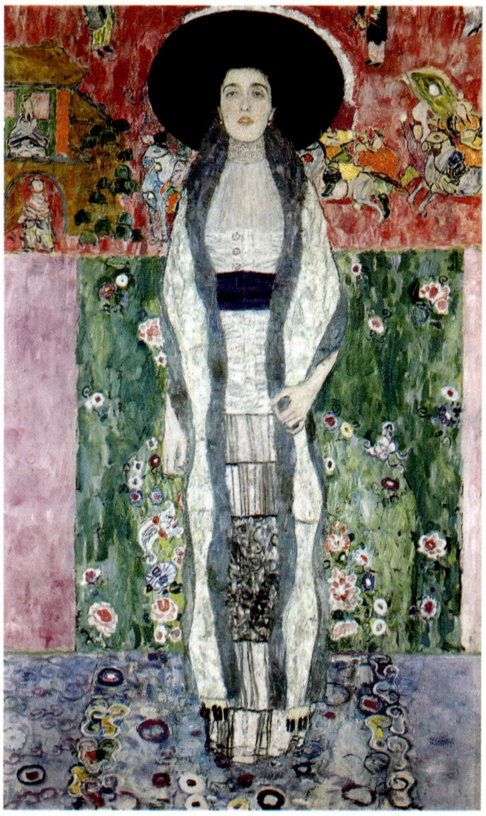

Gustav Klimt *Bildnis Adele Bloch-Bauer II*, 1912. Öl auf Leinwand, 190 x 120 cm. Wien, Österreichische Galerie Belvedere

In seinem Porträt der Frau eines Wiener Großindustriellen bettete Gustav Klimt die Dargestelle in ein dicht gewirktes Gefüge von Ornamenten und Motiven ein. Sie trägt ein gerade herabfallendes Kleid, das lediglich unter der Brust von einem Band gerafft wird. Das herkömmlich strenge Schneiderkleid mit hochgeschlossenem Kragen ist hier etwas variiert durch den schimmernden, vielleicht leicht transparenten Stoff, der bis zur Brust reicht. Der Rock zeigt graphische Muster, die deutlich auf Klimts gestalterische Nähe zu den Entwürfen der Wiener Werkstätte hinweisen, doch bringt er neben der strengen geometrischen Aufteilung auch noch florale Muster ein, die seinem Stil entsprechen. Der lange Schal rahmt die Kontur des Kleides in fließenden Formen ein. Klimt war ein aufmerksamer Betrachter von Kleidung, denn für den erfolgreichen Wiener Modesalon der Schwestern Flöge, dessen Leiterin Emilie seine Lebensgefährtin war, fertigte er zahlreiche Entwürfe an, die häufig den von den Flöges favorisierten Schnitt des Reformkleides hatten.

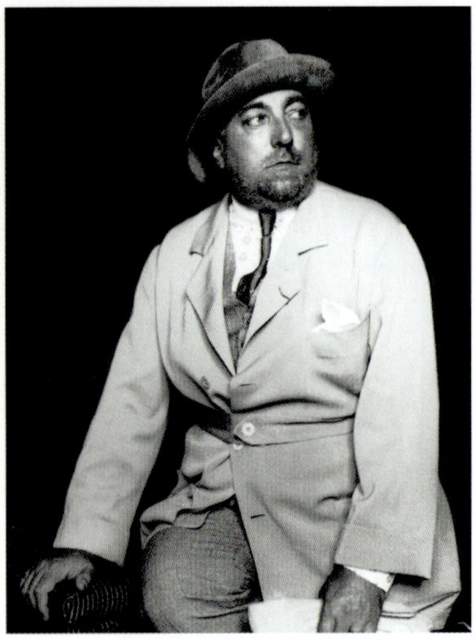

Paul Poiret, 1924

„Le Jaloux" (Der Eifersüchtige). Abendkleid von Paul Poiret, Zeichnung von Georges Lepape, *Gazette du Bon Ton*, 1912

Die besondere Kunst des Illustrators Lepape bestand darin, die Kleiderentwürfe Poirets in eine lebendige Szenerie einzubinden und die Kleidung mit der phantastischen Aura seiner fiktiven Situationen auszustatten.

lerkleider sollten zu einem harmonischen Lebensgefühl beitragen und errangen bald internationalen Ruhm. Die Kleiderschnitte waren zunächst ähnlich sackartig und unförmig wie die der Reformkleider, wurden dann aber zunehmend elegant, als sie sich der allgemeinen Modeentwicklung stärker anpaßten. Dennoch blieb die Dekoration stets wichtiger als der Schnitt, der nicht wirklich innovativ war. Formen und Linien wurden von den dekorativen Künsten übernommen und variiert, wobei der geometrische Stil in der Zeit des Ersten Weltkrieges verdrängt wurde von einem stärker floral-ornamentalen Stil. Kunsthandwerkliches Können, hohe Qualität der Materialien, künstlerische Gestaltung und besondere Funktionalität zeichnen die Kleider sowie alle anderen Produkte der Wiener Werkstätte aus, die 1932 aufgelöst wurde, deren Ästhetik jedoch immer wieder zitiert werden sollte.

Paul Poiret, ein Künstler und Reformer

Den großen französischen Couturier der Vorkriegszeit verbindet mit den erwähnten Reformbewegungen zu Beginn des Jahrhunderts die Abneigung gegen das Korsett – allerdings kaum aus Gesundheitsgründen. Poiret war bestrebt, die Mode unter rein ästhetischen Gesichtspunkten zu erneuern. Seine besondere Bedeutung für die Mode der Jahrhundertwende liegt darin, daß er eine völlig neue Kleiderlinie schuf, die dem steifen Prunk der Jahrhundertwende diametral entgegengesetzt war und doch einen unglaublichen Glanz besaß. Paul Poiret war es, der durch seine Entwürfe das Korsett endgültig abschaffte, das bis dahin notwendiges Unter-Kleidungsstück für jede gutangezogene Dame gewesen war, denn er plädierte für die aus seiner Sicht natürliche Schönheit des weiblichen Körpers, der lediglich durch Büstenhalter und Stützgürtel nachgeholfen werden sollte; tatsächlich gleichen diese nach heutigen Vorstellungen immer noch martialischen Rüstungen, wurden damals jedoch als Befreiung wahrgenommen.

Nach seiner Lehrzeit bei Jacques Doucet, wo er sich mit Bühnenkostümen für die berühmten Schauspielerinnen Réjane und Sarah Bernhardt einen Namen gemacht hatte, und nach einem Intermezzo im Hause Worth eröffnete Poiret 1903 seinen ersten Salon in der Rue Auber in Paris. Er begann mit dem Entwurf einer grundsätzlich neuen Ästhetik, die für die damalige Zeit unerhört schlicht war, heute allerdings opulent, ja zuweilen fast pathetisch scheinen mag. Die Blütezeit von Poirets Mode liegt zwischen 1908 und 1914; der Ausbruch des Ersten Weltkriegs unterbrach seinen Erfolg, und nach dem Krieg wirkte seine Mode überlebt und nicht mehr mit dem Zeitgeist im Einklang. Zunächst aber war sie ausgesprochen avantgardistisch.

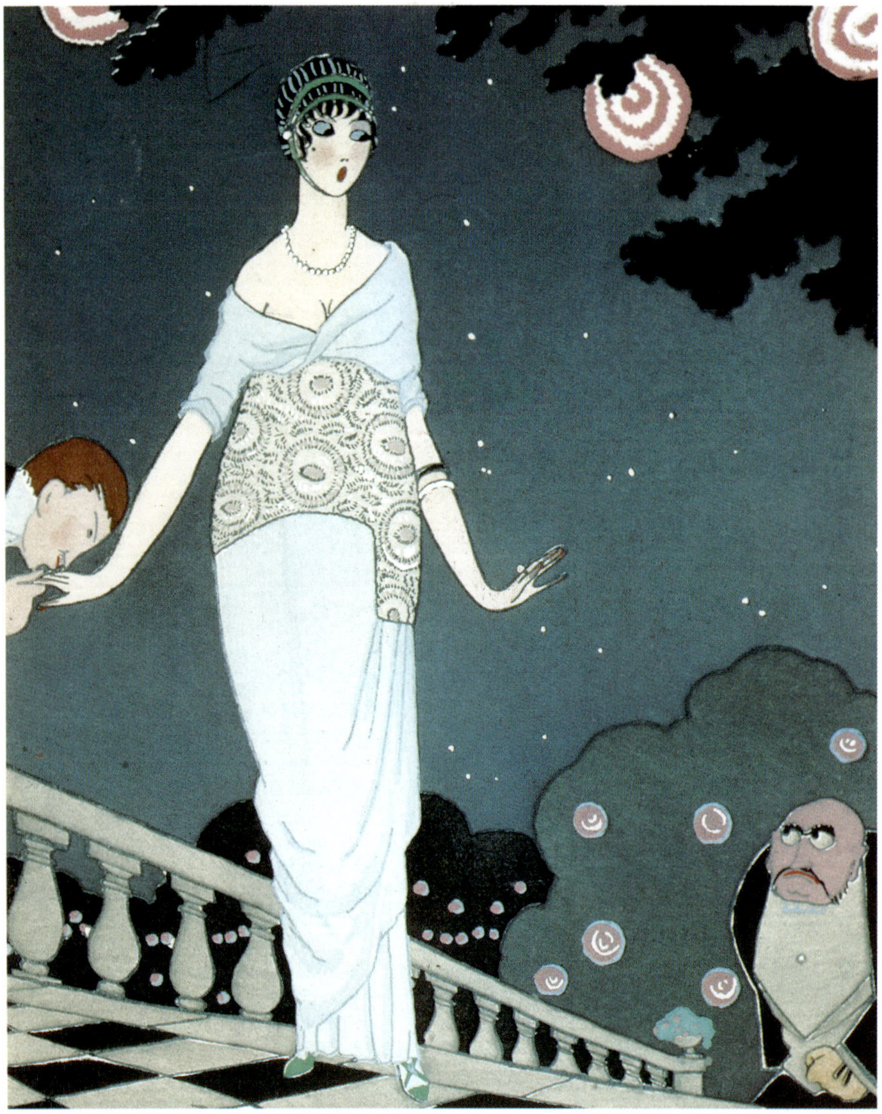

Neue Formen, neue Stoffe, neue Farben

Die von Poiret geschaffenen Kleider fließen am Körper entlang und verleihen der Trägerin Bewegungsfreiheit. Ihr Schnitt ist dem Empire-Stil des beginnenden 19. Jahrhunderts entliehen: taillenlose Gewänder, die unter dem Busen zusammengezogen sind, von wo aus das Gewand gerade herunterfällt. Das war in einer Zeit taillenbetonender Moden sensationell. Poiret liebte Tunikakleider, er führte Haremshosen ein und entwarf Humpelröcke, verwendete Kimonoschnitte für Mäntel und Jacken und schlang den Damen, allen voran seiner eleganten Frau Denise, Turbane um den Kopf. Auch diese Art des Kopfschmucks war gänzlich neu, denn zur selben Zeit waren ausladende und reich dekorierte Hüte modern, und sie sollten es auch bis zum Ersten Weltkrieg noch bleiben. Poiret nahm in der Gestaltung der

Kopfbedeckungen wie auch in den modischen Linien viele Elemente der 20er Jahre vorweg. Diese demokratisierten vieles von dem, was bei Poiret noch exklusive Couture für die wohlhabende Dame der höheren Gesellschaft war.

Der orientalische Einfluß auf Poirets Entwürfe ist ebenso unverkennbar wie der Einfluß von Folklore und historischen Moden; sie alle vereint der Modeschöpfer zu einem ganz eigenen, neuen Stil. Die Stoffe sind fein und zart, Poiret verwendet viel Samt und Seide, feine Musseline, schleierfeine und netzartige Gewebe – und er schwelgt geradezu in Farben: in leuchtendem Rot und Pink, Grün und Gelb, manchmal auch intensiven Brauntönen, oft viele von ihnen kühn kombiniert. Poirets Kleider sind ein wahres Feuerwerk an Farben, und das in einer Zeit, in der eine Dame sich üblicherweise in dezent-gedeckten Farbtönen wie Mauve, Grau, Blau zu kleiden pflegte. Stickereien in bunter Wolle, mit Pailletten, Perlen, Gold- und Silberfäden verziert, vervollkommnen den Eindruck orientalischer Pracht und einer neuen, sinnlichen Weiblichkeit in Poirets Entwürfen. Bei großartigen Festen wie demjenigen unter dem Motto „Die 1001. Nacht" im Jahre 1911 konnten diese Roben in einem entsprechend gestalteten Ambiente zu großartiger Wirkung kommen.

Leuchtende Farben werden durch die Kreationen Poirets erstmals gesellschaftsfähig, und weil sie einen zentralen Stellenwert für den Modekünstler einnahmen, war er nicht zufrieden mit der schwarz-weißen Modefotografie seiner Tage. Er engagierte den jungen Künstler Paul Iribe und realisierte 1908 mit ihm zusammen ein farbiges Modealbum. 1911 war es Georges Lepape, der das zweite Modealbum illustrierte. Die stark vom Jugendstil geprägten Grafiken gehen in der künstlerischen Linienführung und Farbgebung weit über die bloße Abbildung von Kleidern hinaus, denn meist stellen sie kleine Situationen dar, die den Betrachter in eine märchenhafte Welt versetzen.

Orientalismus in der Mode

Paul Poiret war nicht der einzige Modekünstler, der sich in seinen Gestaltungsideen in der Zeit zwischen 1900 und 1914 an der westlichen Vorstellung von orientalischem Stil orientierte. 1909 hatte die russische Ballettkompanie *Balletts Russes* unter der Leitung Sergei Diaghilews ihre erste Saison in Paris. Sie zeigten beispielsweise *Armida und Cleopatra*, später *Scheherezade*, Strawinskys *Feuervogel* und Debussys *Nachmittag eines Fauns*, fast allesamt Choreographien romantischen oder orientalischen Inhalts von Michail Fokin, getanzt von Wazlaw Nijinski, Anna Pawlowa Vera und Michail Fokin oder Ida Rubinstein, ausgestattet mit Bühnenbildern und Kostümen von Alexandre Benois oder Léon Bakst. Das Pariser Publikum war von der „barbarischen" Farbenpracht von Bühnenausstattung und Kostümen nicht minder fasziniert als von den teilweise als ebenso wild empfundenen Choreographien und der „animalischen" Kraft eines Nijinski.

In der Folge konnte man von einer regelrechten Orientalismus-Manie sprechen, die nicht nur das Theater, sondern auch Inneneinrichtung, Malerei, Architektur, Mode, kurz: alle Künste beeinflußte. „Orientalismus" wird in diesem Zusammenhang ein eklektisches Konglomerat aus verschieden-

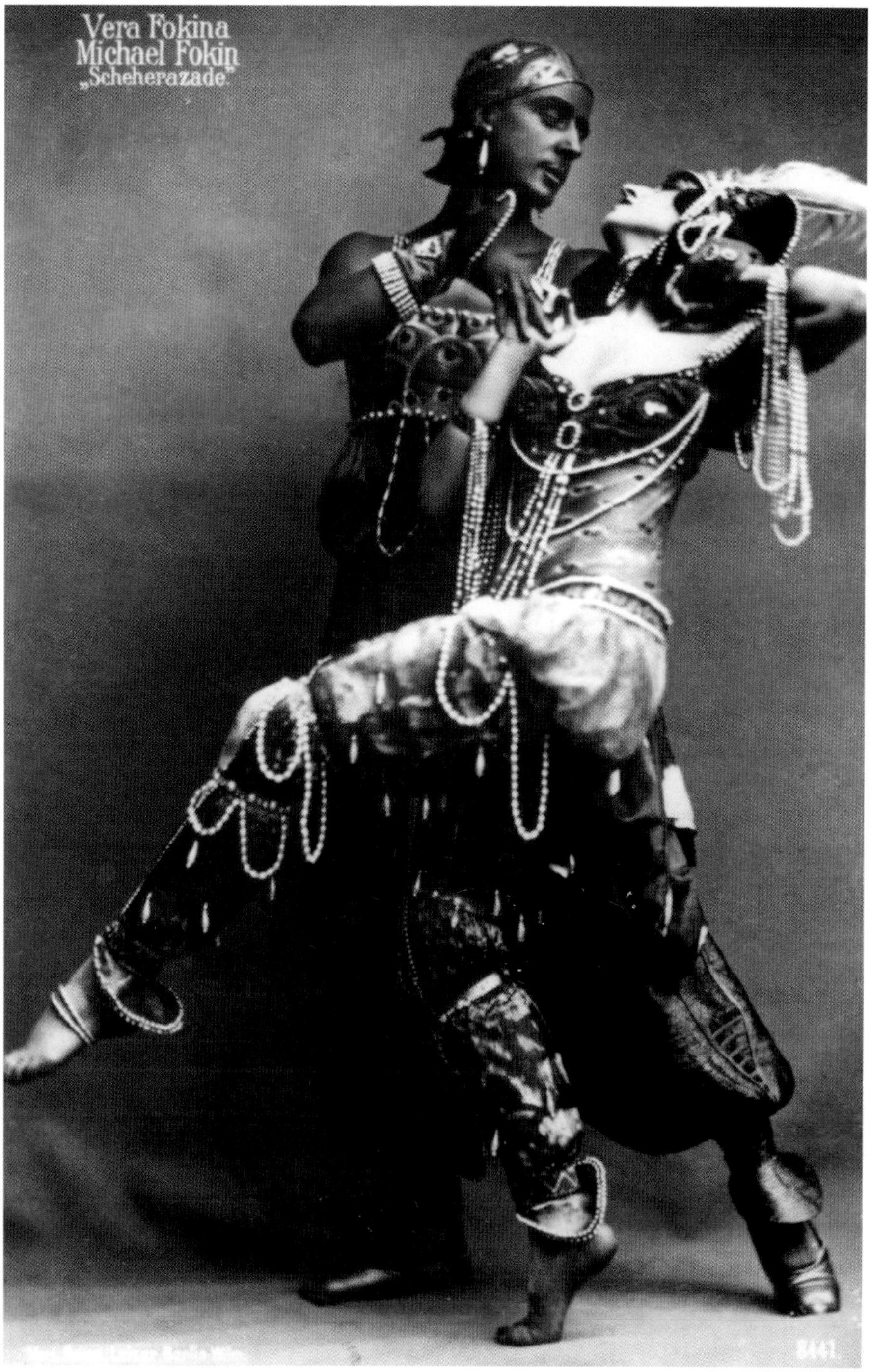

Vera Fokina und Michail Fokin vom Ensemble der *Ballets Russes* in dem Ballett *Scheherezade* von Nikolai Rimski-Korsakow

Die Figuren des Sklaven und der Prinzessin aus der Choreographie *Scheherezade* tragen reich ornamentierte, farbenprächtige Kostüme. Seit Ende des 19. Jahrhunderts hatte das *Russische Ballett* eine hervorragende Stellung in der Welt des Tanzes. Das Repertoire der Truppe bestand wesentlich aus orientalischen Märchenstoffen. Pariser Maler entwarfen Bühnenbilder und Kostüme in leuchtenden Farben und mutigen Kombinationen: Violett mit dunklem Orange, Rot mit Flaschengrün. Farben und Formen inspirierten vor allem Paul Poiret, der von dem orientalischen Stil der Kleider Anregungen beispielsweise für die Haremshose oder ihre Variante, den Humpelrock, übernahm.

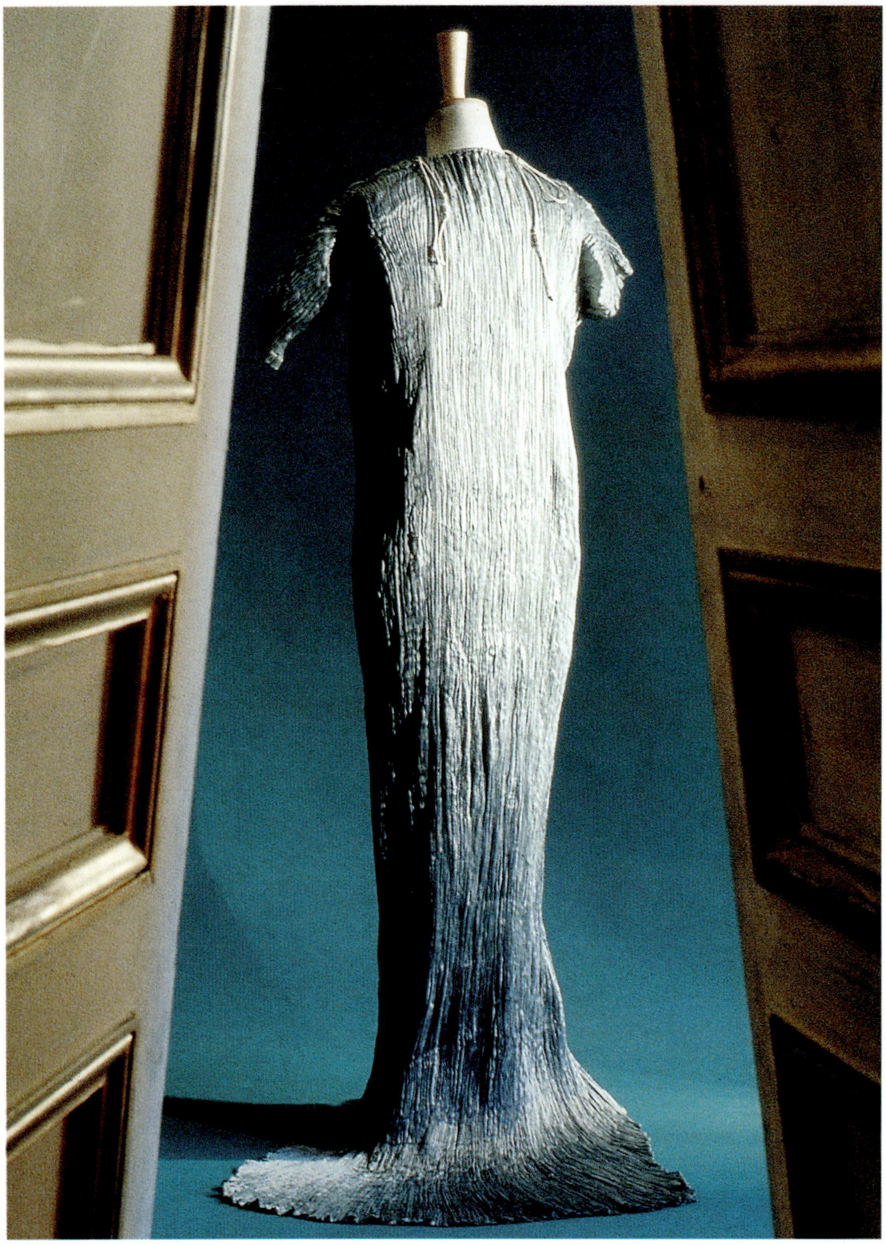

Mariano Fortuny, „Robe Delphos", um 1915

Fortuny, der auch als der „Leonardo da Vinci des Kunstgewerbes" bezeichnet wurde, begründete in seiner Wahlheimat Venedig eine Textilfirma, für die er selbst als Musterzeichner tätig war, und machte überraschende technische Erfindungen. Zu den wichtigsten Inspirationsquellen für seine Roben gehörten die griechische Antike und der Orient. Für einen langen, sehr schmalen Kleidertyp, dem sogenannten Delphos, entwickelte er ein Verfahren extrem feiner Plissierung, das bis heute nicht in dieser Perfektion nachgeahmt werden konnte. Das Kleid Delphos ist ein einfacher, plissierter Schlauch, dessen obere Öffnung über den Schultern mit bunten Glasperlen verbunden und so geschlossen wird. Das feine Seidenmaterial schmiegt sich eng an den weiblichen Körper und hat einen fließenden Fall. Dies war der Prototyp, aus dem Fortuny zahlreiche Variationen ableitete, der Grundschnitt blieb allerdings bestehen und wurde z. B. mit einem Kaftan darüber getragen.

sten Einflüssen genannt: indischen und ägyptischen, byzantinischen, arabischen und chinesischen, auch ostrussischen. Wichtig waren intensive Farben, Üppigkeit und eine gewisse Fremdartigkeit.

Der Orientalismus in all seiner Heterogenität hat seine Wurzeln im Exotismus des 19. Jahrhunderts. Doch bereits im 18. Jahrhundert waren Chinoiserien an den europäischen Höfen äußerst begehrt gewesen, und im 19. Jahrhundert, als Waren aus den Kolonien vermehrt importiert wurden, wurde alles Fernöstliche, gekennzeichnet durch reduzierte klare Linien, modern. Besonders die französischen Maler ließen sich seit Mitte des 19. Jahrhunderts zu exotischen Phantasien von fremden Ländern inspirieren. Noch die Werke Paul Gauguins, die in den 1890er Jahren in der Südsee entstanden, kamen dem von der Orientalismuswelle geprägten Geschmack des Publikums sehr entgegen.

Orientalismus oder Exotismus kann also sehr unterschiedliche Phänomene oder Phantasien der Europäer bezeichnen – nur selten ließ er sich jedoch auf eine tiefergehende Kenntnis des Orients zurückführen.

Mariano Fortuny

Zu den berühmtesten „Orientalisten" der Zeit gehört der aus Spanien gebürtige, ab 1899 in Venedig ansässige Modekünstler Mariano Fortuny. Er ließ sich von griechischen Chitons zu seinen plissierten Delphos-Roben aus federleichter, leuchtend farbiger Seide anregen. In jüngerer Zeit sind Imitationen seiner Stoffe in allen Qualitäten wieder zu sehen, sei es bei dem Japaner Issey Miyake oder in simpleren Varianten in preisgünstiger Kaufhausware. Fortuny schuf schwere Brokat- oder Samtgewänder im Stil italienischer Renaissance-Porträts oder variierte fernöstliche Schnitte und Formen. Seine Stoffe entwarf er selbst und ließ sie in einem eigenen Atelier herstellen. In seinem Roman *Auf der Suche nach der verlorenen Zeit* beschreibt Marcel Proust den suggestiven Zauber der Gewänder von Fortuny, die „getreu den alten nachgeahmt und doch überaus eigenwillig (...), jenes ganz vom Orient überflutete Venedig hervor[zauberten], in dem sie getragen wurden und dessen Sonne mitsamt den beturbanten Gestalten ringsum und der vielfältig gebrochenen, geheimnisvollen, unauflöslich zu dieser Stadt gehörigen Farbe sie besser als eine Reliquie im Schrein von San Marco heraufbeschworen."

Modische Linien vor dem Krieg

Kaum mehr als die heutige Haute Couture mit der Kleidung von der Stange noch gemein hat, hatten die exzentrischen Moden eines Fortuny oder Poiret letztlich mit der Mode zu tun, die die meisten Frauen trugen; die exquisiten Modelle der Couturiers blieben einer privilegierten Schicht vorbehalten. Dennoch übten sie einen stärkeren Einfluß auf die allgemeinen modischen Linien aus, als es die Haute Couture heute tut. Insbesondere Poirets Silhouetten setzten sich in der gehobenen Damenmode durch, wenn auch in gemäßigter Form.

Schon um 1907 waren die Damenröcke enger und kürzer geworden; sie waren inzwischen fußfrei. Die Gesamtlinie war gerader, sachlicher und strenger als noch um die Jahrhundertwende. Kleider waren meist zweiteilig und hochgeschlossen; nur am Abend war ein großes Dekolleté erlaubt. Die Hüte waren indessen weiterhin ausladend und oft mit Federn geschmückt. Man liebte Tuniken und Kostüme oder auch Jackenkleider; der Schnitt der Jacken war dem des Herrenjacketts entlehnt. Das Reitkostüm, das im 19. Jahrhundert aufkam, ist der Vorläufer des Schneiderkostüms, es blieb aber ausschließlich dem sportlichen Anlaß vorbehalten.

Der Futurismus

Der Futurismus, die wichtigste avantgardistische Bewegung der Vorkriegszeit – die nicht unerheblich die Kriegsbegeisterung schürte –, wollte alle Tradition als veraltet und spießig über Bord werfen und feierte die Moderne: Fortschritt in jeder Hinsicht, Technik und Geschwindigkeit waren Leitbegriffe, die die Literatur und bildende Kunst der Futuristen bestimmten. Leben und Kunst sollten in eins fallen und sich dem Tempo der neuen Zeit anpassen.

Aus dieser Perspektive beschäftigten sich einige Futuristen auch mit der Mode. Giacomo Balla forderte in seinem Manifest von 1914, die düstere, erdrückende und schwerfällige Männerkleidung durch eine dynamische, bunte, asymmetrische und vielfältig variierbare Kleidung zu ersetzen, und er legte entsprechend farbenfrohe Entwürfe vor. Seine Überzeugung, daß die Kleidung Einfluß auf das Verhalten und Wesen der Menschen nehme, führte wenig später dazu, daß er sein Manifest in kriegsverherrlichendem Ton neu formulierte: Die futuristische Kleidung sollte nun die Männer nicht mehr lebenslustiger und dynamischer, sondern aggressiver und kriegerischer machen. Durchgesetzt hat sich seine Kleiderkunst jedoch weder damals noch später.

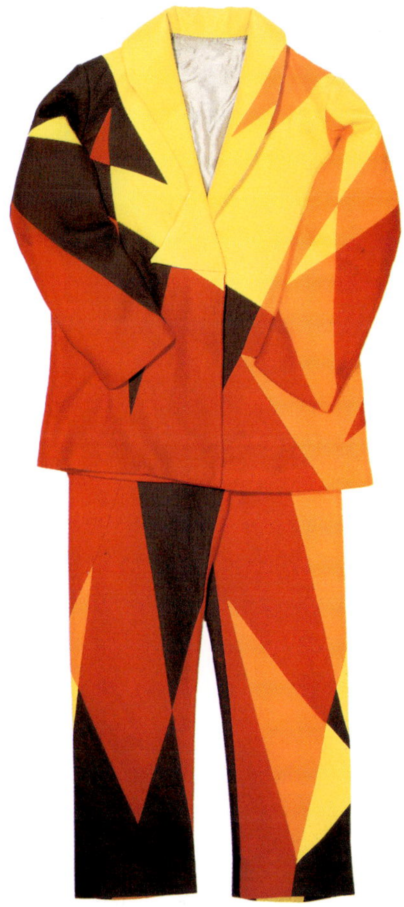

Zäsur Krieg

Der Erste Weltkrieg unterbrach die künstlerischen Bestrebungen nicht nur in der Mode. Nicht anders als die Literaten und Maler wurden auch viele Modeschöpfer zum Kriegsdienst eingezogen. oder meldeten sich freiwillig. Aber selbst wenn sie ihre Arbeit fortsetzen konnten, änderte sich doch durch die angespannte Situation und die Materialknappheit Grundsätzliches, zumindest in der Alltagskleidung. In der Haute Couture hingegen nahm man wenig Rücksicht auf die neue Situation, sondern versuchte weiterhin, Mode unabhängig von Politik und veränderten ökonomischen Bedingungen zu entwerfen.

Während sich die Herrenkleidung kaum änderte, trugen doch die meisten Männer nun freiwillig oder unfreiwillig Uniformen, wurde die Damenkleidung zunächst noch strenger und zweckmäßiger: Schmale Silhouetten, etwas kürzere Röcke bestimmten das Bild. Im Schnitt vieler Damenmäntel und -jacken wurden Elemente der Militärkleidung zitiert. Hüte wurden kleiner und schlichter, die Frisuren einfacher. Dann aber kam für einige Jahre die sogenannte Kriegskrinoline auf, ein weiter Rock, nur noch wadenlang, weil die Frauen sich bewegen können mußten, mit mehreren gestärkten, abstehenden Unterröcken. Diese Linie weist bereits voraus auf den New Look der 40er Jahre. In weiten Röcken fühlten sich die Frauen in der Kriegszeit femininer und damenhafter als im engen Rock, auch wenn der Rock nun die Füße in Schnürstiefeln und die Waden sehen ließ. Gegen Kriegsende wurden die Kleider wieder gerader und loser, zuweilen durch Tütentaschen, wie sie in den 80er Jahren wieder modern wurden, nahezu faßförmig. Diese Tendenz zum Geraden und Schnörkellosen wird sich in den 20er Jahren zu einem sehr eigenen Stil entwickeln. Die Kriegskrinoline lebte im sogenannten Stilkleid weiter, einer Form des Abendkleides, für das vor allem die französische Modeschöpferin Jeanne Lanvin in den 20er Jahren berühmt wurde.

Giacomo Balla, Futuristischer Anzug, um 1923

Seit 1912 trug Giacomo Balla, ein Protagonist des italienischen Futurismus, Westen und Anzüge nach eigenem Entwurf. Es gehörte zu seinen Zielen, Ausdrucksweisen der Kunst in das tägliche Leben einzubeziehen und dadurch beide Bereiche miteinander zu verbinden. In vielen Skizzen und farbigen Zeichnungen entwickelte er mehrere Elemente der Herrengarderobe, die er teilweise erst in den 20er Jahren umsetzte. Farben und Formen dieses Anzuges sind nicht zufällig gewählt: Balla schlug vor, Körper und Kleidung durch geometrische Strukturen und organische Farben direkt in Bezug zueinander zu setzen – das leuchtende Rot beispielsweise bezeichnete er als „muskulär". Der Energie des Körpers sollten in anderen Entwürfen phosphoreszierende Farben und Glühbirnen an der Kleidung entsprechen, unterschiedlich geformte Jackettärmel sollten zusätzlich optische Dynamik in die Kleidung bringen.

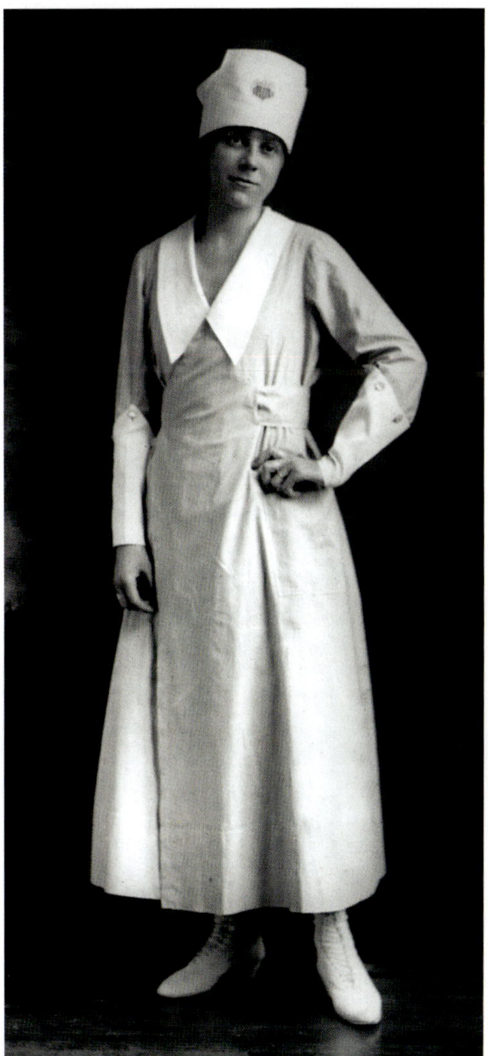

Amerikanische Mode, 1918

Während des Ersten Weltkriegs entwickelte sich nicht nur in Europa eine Kleiderlinie, die sehr stark an der Form der allgegenwärtigen Uniformen orientiert war. Auch in Amerika setzte sich der funktionale, strenge Schnitt durch, dessen Linie noch durch steife Baumwolle in hoher Qualität unterstützt wurde.

Charleston-Girl, Garçonne und Diva

Die goldenen 20er

1920–1929

Europa nach dem Krieg

Nach der Erfahrung des Ersten Weltkrieges konnte man nicht einfach zum Althergebrachten zurückkehren. Zuviel hatte sich geändert – in ökonomischer, sozialer und psychologischer Hinsicht. Die neue Aufteilung der Territorien Europas, die Zerstörung großer Teile der Industrie, der Wegfall wichtiger Absatzmärkte und (für die Besiegten) die Reparationszahlungen hatten gravierende Folgen für alle Länder Europas. Die Produktion der europäischen Wirtschaft betrug Anfang der 20er Jahre nur zwei Drittel der Vorkriegsproduktion. Die Inflation brachte soziale Umschichtungen mit sich: Der Mittelstand verarmte, Massenarbeitslosigkeit griff um sich und traf vor allem die Kleinbürger und Arbeiter. In Deutschland betrug die Arbeitslosigkeit die gesamten 20er Jahre hindurch mindestens sieben, in England zehn Prozent.

Diese Mißstände sowie einen zunehmend radikaler werdenden Nationalismus machten sich die neuen politischen Gruppierungen und Parteien zunutze. Benito Mussolini kam 1922 in Italien an die Macht, und in Deutschland führte Adolf Hitler seit 1921 die Nationalsozialistische Deutsche Arbeiterpartei, die einen totalitären nationalistischen Staat anstrebte. Ende der 20er Jahre schließlich griff die von Amerika ausgehende Weltwirtschaftskrise auf Europa über und schürte jene sozialen und politischen Unruhen, die das ganze Jahrzehnt hindurch gegärt und den Prozeß der Demokratisierung besonders in Deutschland erschwert hatten.

Zur gleichen Zeit wurden aber auch ungeheure Reichtümer angehäuft. Riesige Finanzimperien entstanden, und vor allem die Medien erhielten einen großen Stellenwert in diesem wirtschaftlichen Gefüge. Die Unterhaltungsindustrie boomte, die Vergnügungslust nahm bislang ungekannte Ausmaße an, was sich nicht zuletzt in der Mode dokumentierte. Sowohl die Kulturindustrie als auch die Bekleidungsbranche entdeckte die breiten Massen als Konsumenten und richtete ihre Produktion danach aus, und so konnten erheblich mehr Menschen aus breiteren sozialen Schichten als vor dem Krieg sich modisch kleiden und ihre Freizeit in Bars, Varietés, Theatern, im Kabarett oder im Kino verbringen.

Das Varieté erlebte damals eine Hoch-Zeit, insbesondere Berlin war berühmt dafür. Die „lebenden Bilder" des Kinos wurden zu einem bedeutenden kulturellen Einfluß in den 20er Jahren. Teils der expressionistischen, teils der neusachlichen Ästhetik verpflichtet, brachte der Film das neue Lebensgefühl perfekt zum Ausdruck: Pulsierendes Großstadtleben mit all seinen Möglichkeiten und Lastern, die offener denn je zur Schau gestellte Sexualität zwischen Boudoir und Bordell, die ewige Gratwanderung zwischen Ausschweifung und Anstand, Armut und Reichtum, Normalität und Verrücktheit – und es schuf ganz neue Wahrnehmungsweisen. Die amerikanische Filmschauspielerin Louise Brooks war der Frauentyp der Zeit, der zwischen Unschuld und Verderbtheit oszillierte und Männer wie Frauen betörte. In Literatur und Malerei hatte sich inzwischen die Neue

1920 In Indien setzt der von Gandhi ausgerufene gewaltfreie Widerstand gegen die britische Kolonialherrschaft ein. In Paris tritt der Völkerbund zum ersten Mal zusammen. Mary Wigman eröffnet in Dresden eine Tanzschule, in der sie den Ausdruckstanz begründet. Zum ersten Mal finden die Salzburger Festspiele statt. Das Washingtoner Abkommen untersagt völkerrechtlich die Verwendung von Giftgas im Krieg.

1921 Teilung Irlands. Gründung der Kommunistischen Partei Chinas. In Deutschland formiert sich die Nationalsozialistische Deutsche Arbeiterpartei (NSDAP). Insulin wird erstmalig isoliert. Verleihung des Nobelpreises für Physik an Albert Einstein.

1922 Mussolinis „Marsch auf Rom", Beginn des Faschismus in Italien. *Ulysses* von James Joyce wird in Paris veröffentlicht. Gandhi zu sechs Jahren Haft verurteilt.

1923 Ende des Osmanischen Reiches und Gründung der liberalen Türkischen Republik unter Kemal Atatürk. Hitler-Putsch in München. Gründung der UdSSR. R. M. Rilke vollendet die *Duineser Elegien.* Erste Tonfilmversuche in den USA. Ausbruch des Ätna auf Sizilien.

1924 Tod Lenins, Stalin gewinnt die Kämpfe um die politische Führung. Erste Kleinbildkamera (Leica) kommt auf den Markt. Gershwins *Rhapsody in Blue* uraufgeführt.

1925 *Mrs. Dalloway* von Virginia Woolf veröffentlicht. In den USA wird der Spielfilm *Goldrausch* mit Charlie Chaplin erstmalig vorgeführt. André Breton veröffentlicht das erste *Surrealistische Manifest.* Hitlers Schrift *Mein Kampf* erscheint. Louis Armstrong, der „King of Jazz", gründet seine Combo Hot Five.

1926 Aufnahme Deutschlands in den Völkerbund. Erste Plattenaufnahmen von Louis Armstrong. Charleston-Tanz setzt sich auch in Europa durch. *Panzerkreuzer Potemkin* von Sergei Eisenstein wird uraufgeführt. Walt Disney zeigt erste Micky-Maus-Filme. Fritz Langs Film *Metropolis* kommt in die Kinos. Generalstreik der englischen Arbeiter endet erfolglos für die Streikenden.

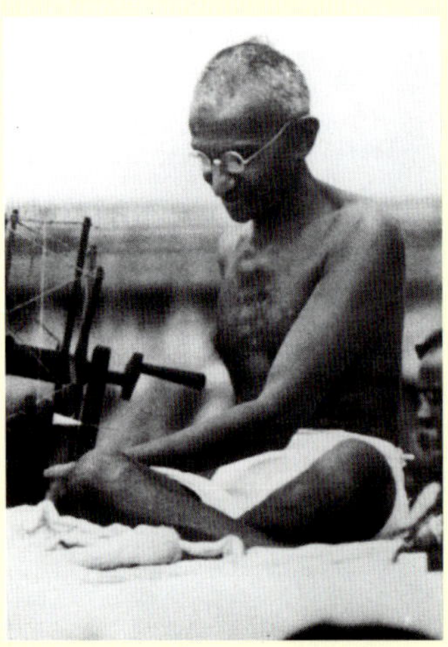

Mahatma Gandhi am Spinnrad, 1925

1927 Charles Lindberghs Ozeanüberquerung per Flugzeug. Vorführung des ersten Tonfilms *The Jazzsinger* in den USA. Posthum erscheint *Auf der Suche nach der verlorenen Zeit* von Marcel Proust. Das Faschistische Arbeitsrecht wird in Italien durchgesetzt.

1928 In Paris unterzeichnen Vertreter von 15 Nationen den Briand-Kellogg-Pakt, der den Angriffskrieg ächtet. Entdeckung des Penicillin. Erster Fernsehempfänger in den USA auf dem Markt. Zwangskollektivierung der Landwirtschaft in der UdSSR. In Spanien wird ein Aufstand gegen die Militärdiktatur unterdrückt.

1929 29. Oktober: „Schwarzer Freitag" an der New Yorker Börse; die Kursverluste lösen die Weltwirtschaftskrise aus. Das Luftschiff Graf Zeppelin umfliegt die Erde. Erste Oscar-Verleihung in Hollywood.

Sachlichkeit mit ihrer kühl-sezierenden Darstellung der zeitgenössischen Realität durchgesetzt. Man kann in den 20er Jahren von einer wirklichen Internationalisierung der Kultur sprechen – Paris, Berlin und New York waren die Weltstädte, in denen die Moderne ihren Anfang nahm und wo das Bild von den „Goldenen Zwanzigern" geprägt wurde.

Die Musik wurde durch den Jazz revolutioniert, der aus den USA kam und bei den Konservativen Europas als „Negermusik" verpönt war, die Jugend aber vollständig in seinen Bann zog und zum Inbegriff eines neuen, intensiven Lebensgefühls wurde. Die amerikanische Chansonsängerin und Tänzerin Josephine Baker bezauberte ab 1925 mit ihrer *Revue Nègre* ganz Europa. Der beliebteste Gesellschaftstanz war der Charleston, bei dem man die Beine in nahezu grotesker Weise in die Luft schwang. Dazu paßten kurze Kleider mit wippendem Fransenbesatz und lange, schwingende Ketten. Architektur und Malerei, Mode und Musik wurden von Schnörkeln befreit und klar gegliedert, dynamisch und dem Tempo der neuen Zeit angepaßt. Die Menschen brachen in ein neues Leben auf, sie fühlten sich befreit vom vermeintlichen Muff der Vorkriegszeit, vom Korsett sowieso und von den sexuellen Einschränkungen außerdem. Vergnügungslust und Lebenshunger beherrschten das Jahrzehnt – aber es war ein Tanz am Abgrund.

In Rußland hingegen hatte sich inzwischen infolge der Revolution von 1917 das kommunistische Wirtschafts- und Gesellschaftssystem durchgesetzt, so daß hier von „roaring twenties" keine Rede sein konnte. Dafür umso mehr von sozialen Reformen, die auch Auswirkungen auf die Mode hatten: Diese sollte als Element bürgerlicher Lebensweise ganz und gar abgeschafft und durch zweckmäßige, schöne und an der bäuerlichen Tracht orientierte Reformkleidung ersetzt werden. Diese Bestrebungen setzten sich jedoch nicht dauerhaft durch.

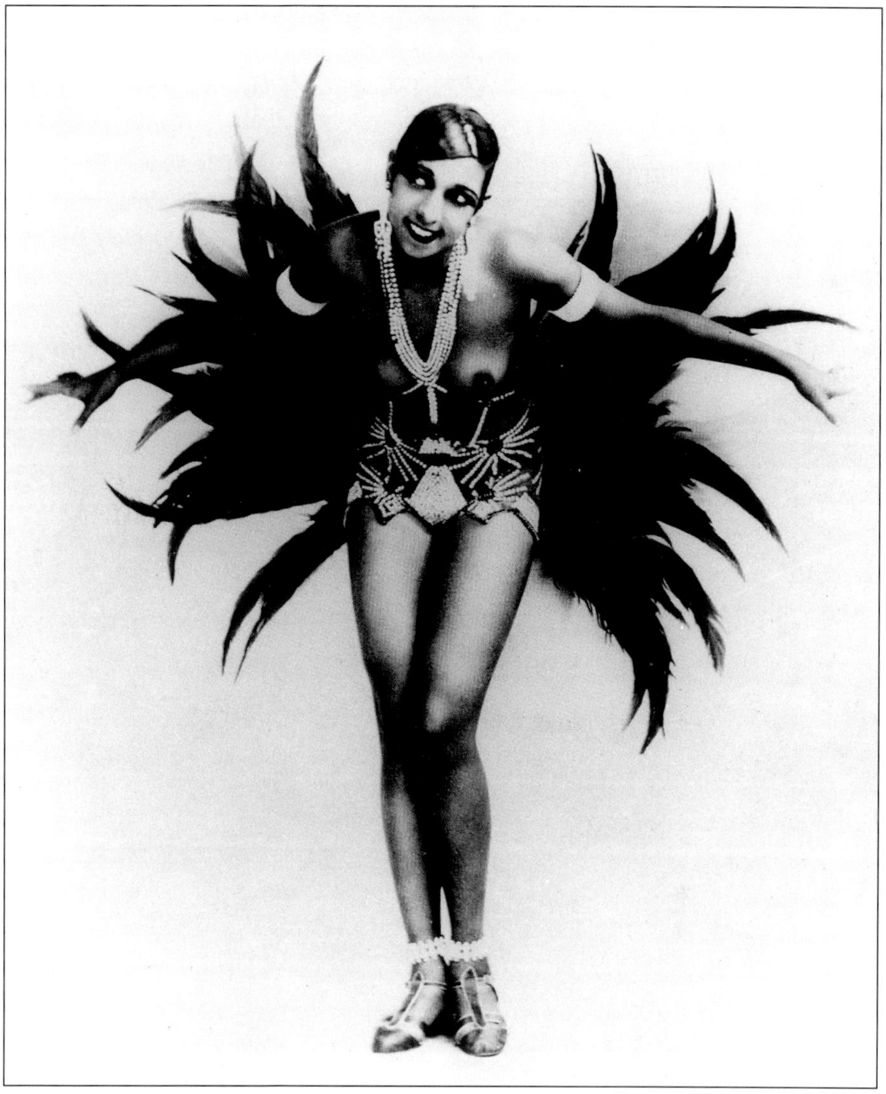

Josephine Baker, um 1925

Mit ihrem völlig neuartigen, skurrilen Tanz zur Jazzmusik begeisterte Josephine Baker in den 20er Jahren ganz Europa. Nur mit einem Federröckchen oder einem Schurz aus Bananen bekleidet führte sie Bewegungen des Charleston-Tanzes ein.

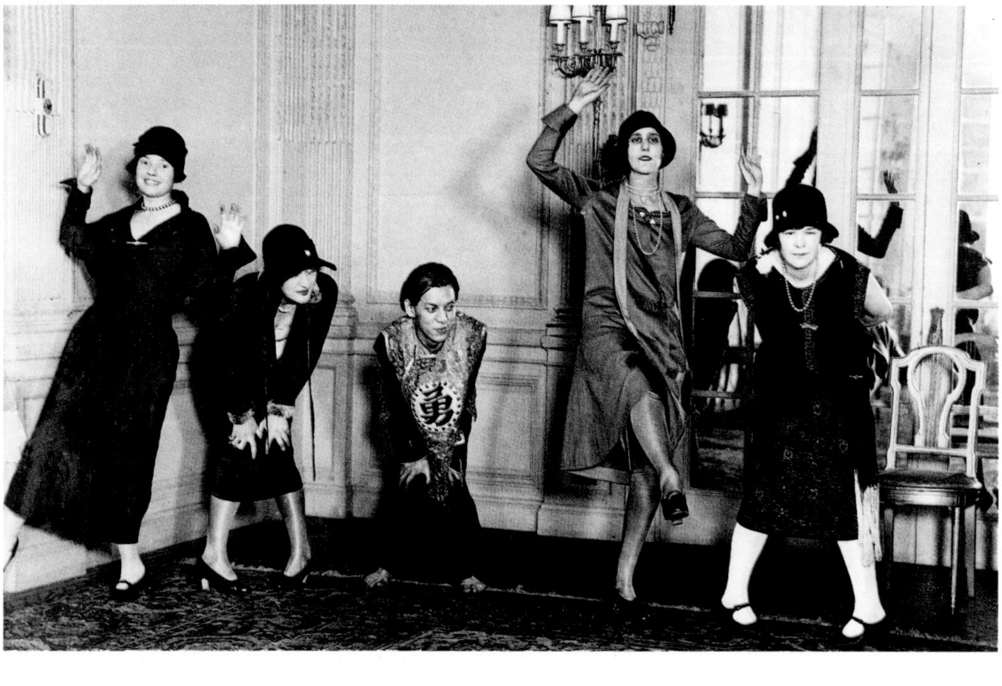

Die japanische Tänzerin Mucheo Ilo mit Damen der New Yorker Gesellschaft beim Einüben des Charleston, 1926

Um die Mitte der 20er Jahre war nicht nur die hohe Zeit des Jazz, sondern auch des Modetanzes Charleston, der eine ganze Generation von Tänzern bewegte. Benannt nach der Stadt Charleston in South Carolina, wo der Tanz als schneller Foxtrott entstand, eroberte er in Kürze die Metropolen der Welt. Eine zeitgenössische Redensart behauptete, es gebe zwei Gruppen von Frauen: Die eine tanze Charleston, die andere überhaupt nicht. Zum Charleston trugen die Damen ein verhältnismäßig kurzes, einfaches Kleid, das den Namen des Tanzes erhielt, dazu oft einen langen, schmalen Seidenschal und auffälligen Schmuck, der dazu beitrug, die bei hohem Tempo nur noch schwer zu koordinierenden Bewegungen noch hektischer wirken zu lassen.

Winterkleider von Augustabernard und Jacques Doucet, *Art Gout Beauté*, 1926

In der Winterkollektion von 1926 zeigen die junge Augustabernard und ihr Kollege Jacques Doucet Nachmittagskleider für die elegante Pariserin. Ganz im Stil der Zeit – mit Automobil – werden die Modelle auf der Plâce Vendôme, dem traditionellen Sitz exquisiter Modegeschäfte, präsentiert. Während das rosenfarbene, dreiteilige Ensemble aus Crêpe de Chine von einem mit Rosenmuster bedruckten Paletot ergänzt wird, wärmt sich die Trägerin des Doucet-Kleides mit einem Cape aus braunem Musselin.

Mode und Moderne

Die Mode macht in den 20er Jahren den entscheidenden Schritt in die Moderne. Die klaren Linien und der Funktionalismus, von dem Architektur, Design und Malerei jener Jahre geprägt sind, finden sich auch in der Mode wieder. Das, was heute als modernes Design gilt, hat in jener Zeit seine Wurzeln. Die Funktion der Gegenstände wurde nicht mehr schamhaft verborgen, sondern offengelegt und zum entscheidenden Faktor der formalen Gestaltung. Das Bauhaus setzte die Maßstäbe für klares, schnörkelloses Design; der Konstruktivismus experimentierte mit abstrakten Formen und klaren Farben und suchte neue Wege der Wahrnehmung, und auch die Malerei der Neuen Sachlichkeit verschrieb sich der unsentimentalen Analyse der zeitgenössischen Alltagswelt.

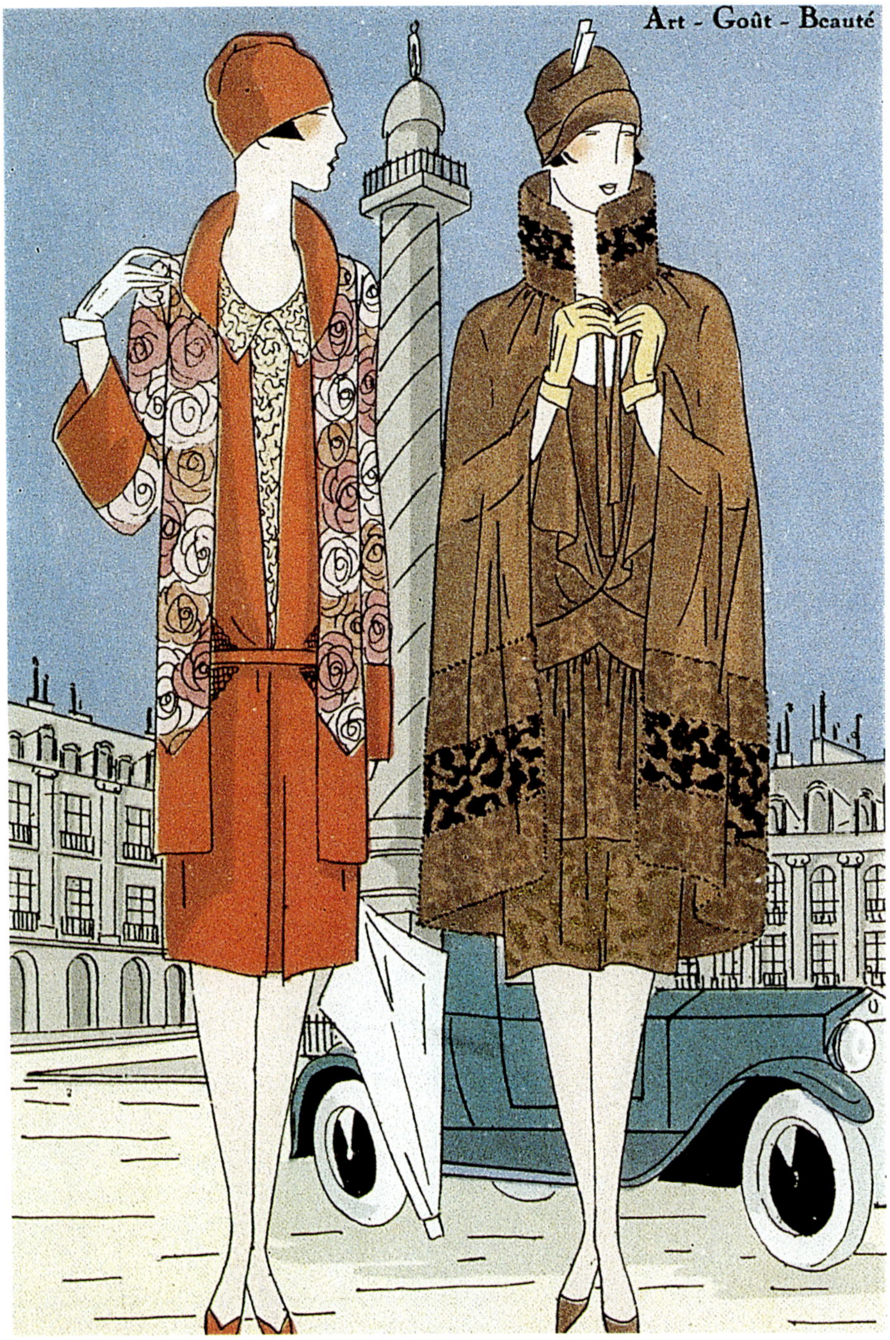

Wie die Architektur des Bauhauses, die bis heute als unübertroffenes Vorbild in Formgebung und Konstruktion gilt, so hat auch die Mode der 20er Jahre alle darauffolgenden Moden grundlegend verändert: Gerade, klare Linien, sichtbare Konstruktionen, Funktionalität in Verbindung mit einer ästhetischen Eigenwertigkeit sorgen dafür, daß sie – in Variationen – gerade in der heutigen Alltagsmode noch immer aktuell ist beziehungsweise immer wieder ein Revival erlebt, wie dies zuletzt ganz auffallend beispielsweise in den Schöpfungen von John Galliano für Christian Dior zu erkennen war. An die opulenten, auf Dekor und Prunk ausgerichteten Moden etwa des Jahrhundertwechsels hingegen wird höchstens in den Defilees der Haute Couture zuweilen erinnert. Es handelt sich dabei aber nicht um tragbare Mode, sondern um künstlerische Spielereien oder PR-Ideen, die keinen Einfluß auf das haben, was als Mode in die Läden kommt. Die Mode der 20er aber hat, sei es direkt, sei es indirekt, einen solchen Einfluß durchaus.

Neues Selbstbewußtsein – neue Mode

Die Frauen hatten nun Beine, mit denen sie fest im Leben standen oder über Großstadtstraßen flanieren konnten. Sie hatten Arme, mit denen sie das Steuerrad des Autos lenken konnten, und Kleider, die es ihnen ermöglichten, sich mit der Dynamik, die das moderne Leben ihnen erlaubte aber auch von ihnen forderte, zu bewegen – zu arbeiten, Sport zu treiben. Sie hatten Frisuren, die verhältnismäßig leicht zu pflegen waren, und Hüte, die nicht mühsam auf dem Kopf balanciert werden mußten, sondern ihre Trägerinnen tatsächlich behüteten.

Während des Krieges waren viele Frauen zu mehr Selbständigkeit gezwungen gewesen; sie hatten – oft notgedrungen, da die Männer an der Front waren – Berufe ausgeübt und waren auf diese Weise selbstbewußter geworden. Frauen waren nicht mehr nur als schöne Begleiterinen der Männer in der Öffentlichkeit sichtbar, sondern in aller Selbstverständlichkeit als eigenständige Persönlichkeiten. Diese Tendenz setzt sich in den 20er Jahren fort. Neue Arbeitsfelder für Frauen entstehen: Neben die bisherigen typisch weiblichen Berufe wie Kindermädchen, Haushälterin oder Näherin tritt die Büroarbeit, die bald zur klassischen weiblichen Arbeit wird und Tausenden von modernen jungen Frauen eine unabhängige Existenz ermöglicht. Mitte der 20er Jahre betrug der Anteil der Frauen an der erwerbstätigen Bevölkerung in Deutschland beispielsweise über ein

Drittel. Jedoch handelte es sich dabei nur selten um die wirklich hochqualifizierten und hochbezahlten Berufe, auch wenn immer mehr Frauen einen Hochschulabschluß machten.

Für ihre vielfältigen Betätigungen brauchten die Frauen eine ganz neue Art der Bekleidung, die ihnen Bewegungsfreiheit gab und das neue Selbstbewußtsein – nicht zuletzt das neue Körperbewußtsein – zum Ausdruck brachte. So verändern sich in den 20er Jahren die Ideale von der Schönheit der menschlichen Erscheinung vollständig. Mit einem Mal sollen Frauen nicht mehr betont kurvenreich sein, sondern groß und schlank. Schmale Hüften, ein kleiner Busen, ein kleiner Kopf und lange Beine waren gefragt und erweckten in manchen zeitgenössischen Beobachtern den Eindruck, daß die Frauen „vermännlichten".

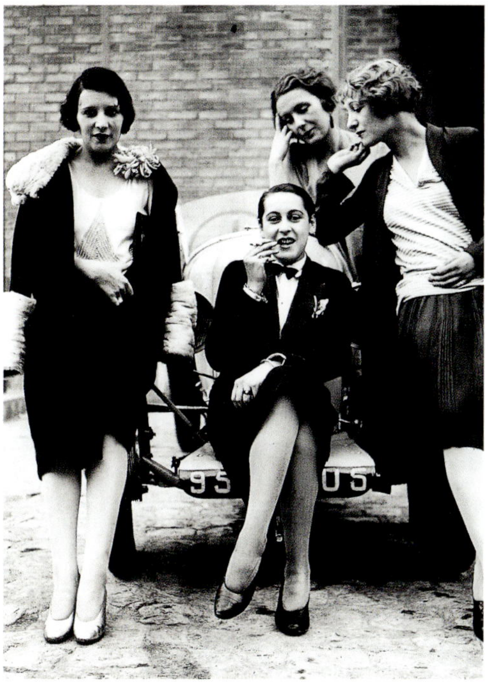

Die Garçonnes Bibi, Olga Day und Michèle Verly bei Dreharbeiten zu *La Symphonie Pathétique*, Paris 1928

Der Trend der Garçonne fand sogar seinen Niederschlag in dem heute unbekannten Film *Symphonie Pathétique*, der die Spannbreite an Frauentypen der 20er Jahre präsentierte. Junge Frauen wie die Protagonistinnen des Films führten ein unabhängiges, schnelles Leben, fuhren ganz selbstverständlich Auto und entfernten sich auch in modischer Hinsicht vom althergebrachten Frauenbild. Mit Smokingjacke und Fliege zum knielangen Rock ist die Dame mit Eton-Boy-Frisur und Zigarettenspitze der Prototyp der Garçonne, während sich ihre Begleiterinnen mit gewelltem Pagenschnitt in lockerer Tageskleidung präsentieren.

Mode für alle

In manchen Aspekten knüpft die neue Mode an Tendenzen der Vorkriegszeit an, jedoch werden diese demokratisiert, das heißt durch günstigere Produktion und Konfektion breiteren Kreisen zugänglich. Was bei Poiret noch eine bequeme und doch außerordentlich opulente Kleidung für reiche, elegante Damen gewesen war, entwickelt sich nun weiter zur modernen Kleidung für die aktive moderne Frau. Die Konfektion tut sich nicht schwer damit, die neuen schlichten Linien in großer Menge zu produzieren, so daß für die meisten Frauen mehr oder weniger modische Kleidung erschwinglich ist. Ja, die modischen Linien sind selbst gewissermaßen demokratisch geworden. Alle Frauen tragen kurze gerade Kleider, Riemchenschuhe und Topfhüte, und erst bei näherem Hinsehen kann man feststellen, daß das eine Kleid aus billigen Materialien einfach und industriell zusammengenäht wurde, während das andere aus hochwertigem Stoff und bei aller offenkundigen Schlichtheit der Linienführung mit Raffinesse gearbeitet ist. Die sozialen Unterscheidungsmerkmale sind also keineswegs verschwunden, sondern sie haben sich auf andere Bereiche verlagert. Es bedarf nun größerer sozialer und modischer Kompetenz und eines schärferen Blicks, um sie zu erkennen, denn nicht mehr die Silhouette als ganze, sondern nur noch das Material, die Farbgebung, Details des Schnitts sowie die Verarbeitung von Kleidung – und nicht zuletzt die Art, wie sie getragen wird und mit welchen Accessoires sie kombiniert ist –, lassen Rückschlüsse darauf zu, welcher sozialen Schicht jemand angehört.

Weiblichkeit allzu männlich

Viele Männer empfanden die „neuen Frauen" als berufliche und sexuelle Konkurrenz. Das modisch so offen zur Schau getragene Selbst- und Körperbewußtsein der Frauen entsprach nicht dem züchtigen Frauenbild vergangener Dekaden; es schien indezent, ja schamlos. Daher rühren viele der Vorbehalte, die man in zeitgenössischen Artikeln und Abhandlungen immer wieder gegen die neue, oft als männlich bezeichnete Mode findet, denn sie wird gleichgesetzt mit einer bestimmten Geisteshaltung. Da war es nur konsequent, bei der Mode anzusetzen, wenn man die Frauen treffen wollte. Denn die neue Mode war nicht nur deutlicher Ausdruck eines gewandelten Selbstverständnisses, sondern förderte dieses auch durch das ganz andere Körpergefühl, das sie den Frauen verlieh. So schreibt ein gewisser Heinrich Eduard Jacob 1929 über die neuen Haarlängen der Frauen: „Die Frauen tragen heute nicht nur Jünglingsköpfe auf ihren Schultern: sie bekamen sogar den Etonschnitt, die häßliche Millimeterfrisur. (...) die Frau, die eben noch die Insignien der weiblichen Sklaverei ablegte, nahm freiwillig mit dem geschorenen Haar das Zeichen der männlichen Sklaverei auf. (...) Die Haartracht der heutigen Frau beweist, daß sie das Joch des Frauseins nur abgestreift hat, um das Joch des Mannseins zu tragen." Scheinbar ganz im Interesse der Frauen geschrieben, zeigt diese Stelle doch unübersehbar die Angst der Männer vor dem Verlust ihrer exklusiven Männlichkeit – die hier schlechtgemacht wird, damit die Frauen die Lust daran verlieren und bei ihrer traditionellen Weiblichkeit bleiben.

Turban, *Gazette du Bon Ton*, 1912

Der kunstvoll zum Turban gewundene Seidenstoff bot vielfältige Möglichkeiten zur individuellen Gestaltung. Poiret brachte die große, vorn mit einer Schmuckspange befestigte Reiherfeder auf, die majestätisch über dem Haupt wippte. Auch kleinere Federn oder Schmuckstücke waren als Dekoration des Turbans üblich.

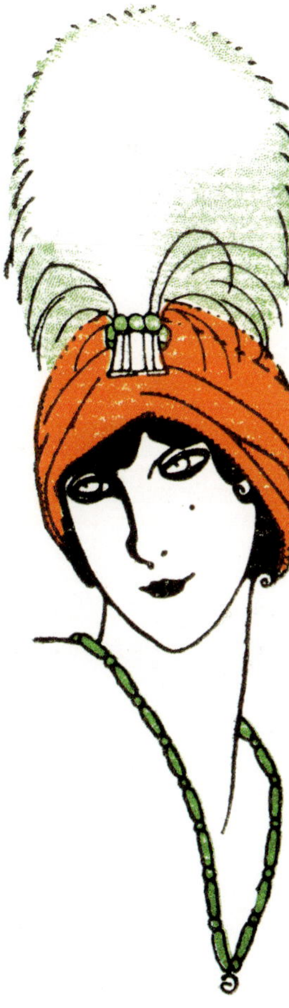

Purismus als Methode

COCO CHANEL

(1883–1971)

Als Meisterin des einfachen, eleganten Schnitts machte Coco Chanel zuerst mit der Erfindung des „kleinen Schwarzen“ Furore und sorgte dafür, daß die Damenkleidung vom Ballast des Dekors und des unbequemen Schnitts befreit wurde. Wenngleich sie nie Mode für breite Schichten der Bevölkerung schuf – die Preise ihrer Kreationen verhinderten dies –, hatte sie doch immer den Anspruch, jede Frau mit gutem Geschmack zu kleiden. Karl Lagerfeld vertritt heute als Chefdesigner das Haus und bringt nach wie vor klassische, elegante Kleidung hervor.

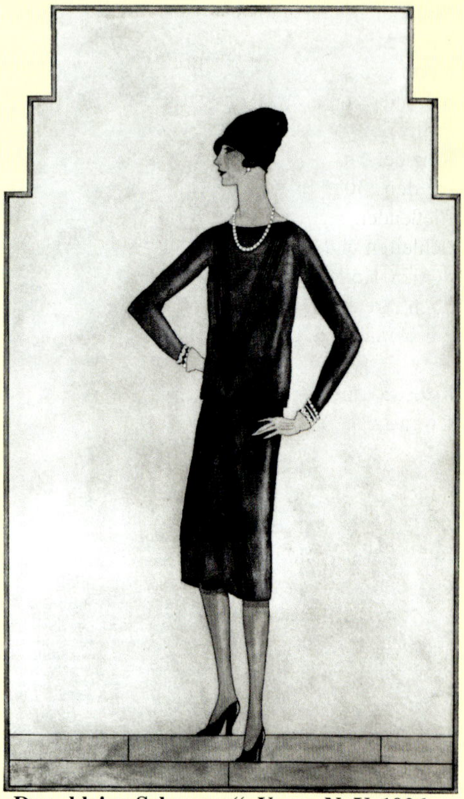

Das „kleine Schwarze“, *Vogue* N. Y. 1926

Bescheidene Anfänge

Coco Chanel wurde 1883 in der französischen Provinz als Tochter eines Gelegenheitsarbeiters und Hausierers geboren und wuchs nach dem frühen Tod ihrer Mutter im Kloster auf. Dort lernte sie bereits in jungen Jahren zu nähen. Erste Gesellschaftskontakte knüpfte sie durch ihren Liebhaber Etienne de Balsan, und 1910 eröffnete sie mit der finanziellen Unterstützung des Engländers Boy Capel, de Balsans Nachfolger in Sachen Liebe, ihr erstes Geschäft in Paris.

In einer Zeit, in der Hüte riesengroß und mit allerlei Tand wie Vögeln und Federn, Blumen und Tüll und Spitze überladen waren, verdiente Coco Chanel ihr Geld zunächst mit Entwürfen schlichter, fast undekorierter Hüte. Schauspielerinnen und Damen der Gesellschaft trugen sie, ließen sich damit fotografieren und machten sie auf diese Weise populär.

Der Erfolg, den Chanel mit den Hüten hatte, übertrug sich bald auch auf ihre Kleiderentwürfe: Sie hatte sich schon immer extrem einfache und schlichte Kleidung selbst genäht, nun wurde sie häufig gefragt, wer sie einkleide – ihre Antwort „Ich selbst“ brachte ihr jede Menge Kundinnen für ihre Kreationen. Während des Ersten Weltkriegs eröffnete sie Boutiquen in Deauville und Biarritz, beides Orte, an denen sich die reichen Müßiggänger gern aufhielten, und legte damit endgültig den Grundstock für ihren Erfolg als einflußreiche Modeschöpferin.

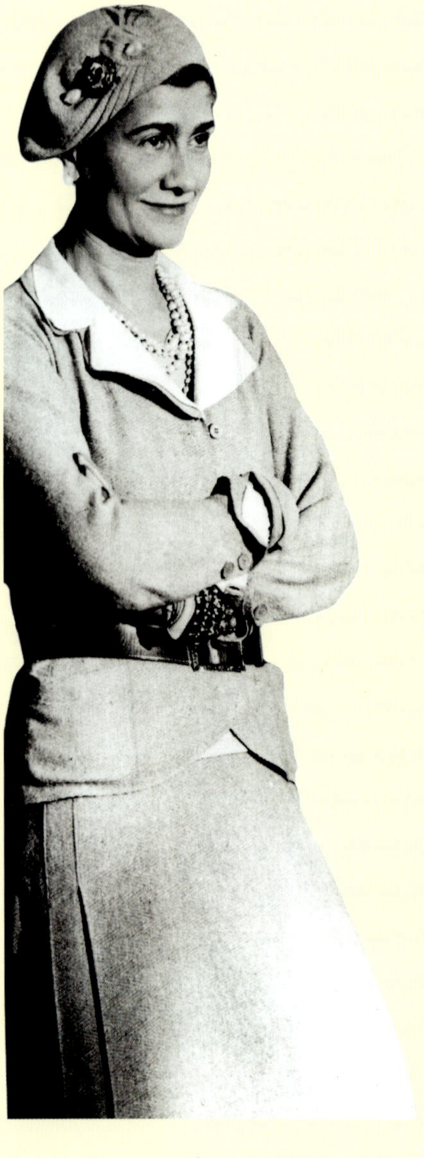

Schlichtheit und Bequemlichkeit als Erfolgsrezept

Coco Chanel machte bei ihren Entwürfen keine Anleihen bei der Vergangenheit oder exotischer Kleidung wie etwa ihr Zeitgenosse Paul Poiret. Sie ließ sich vor allem von der Herrenkleidung anregen. Während ihrer Liaison mit Etienne de Balsan hatte sie auf dessen Landgut oft seine Kleidung getragen, weil sie sich darin besser bewegen konnte. Die sportliche junge Frau begeisterte sich fürs Reiten und wünschte sich auch dafür bequemere Kleider als das steife Reitkostüm. Dieses bestand aus einem weiten, langen Rock und einem dunklen, stark taillierten, hochgeschlossenen Jackett, das mit einer weißen Bluse mit Rüschenjabot oder Halsbinde kombiniert wurde. Coco trug statt dessen öfters eine enge Männerreithose mit einer Hemdbluse – ein Outfit, das eine Dame zu Pferde vor dem Ersten Weltkrieg sonst nicht trug. Bewegungsfreundlichkeit wurde bald zu einer ihrer Maximen für die Kleidung der modernen Frau.

Ein weiterer Grund für Chanels Abneigung gegen zuviel Prunk und Dekoration in der Damenmode mag auch ihre bescheidene Herkunft gewesen sein, die ihr nie modische Extravaganzen erlaubt hatte. „Ich hätte es hassen müssen“, erzählte die schon betagte Mademoiselle Chanel einmal, „aber ich kann mich nicht anders kleiden.“

links: Coco Chanel im Jahre 1932
rechts: Modeschmuck à la Chanel, ein Stück aus Halbedelsteinen aus der privaten Sammlung, gestaltet von Christian Bérard

Die Materialien, aus denen die Träume sind

Die neuen, einfachen Schnitte bedurften neuer Stoffe: Gabrielle Chanel kaufte der französischen Firma Rodier einen Restbestand beigen Jersey ab – ein Stoff, der bis dahin nur für Sport- und Arbeitskleidung sowie Unterwäsche verwendet worden war. Chanel arbeitete daraus ihre Hängerkleider und Jacken und hatte wider Erwarten einen ungeheuren Erfolg damit. Der Stoff, in dem frau sich endlich bewegen konnte, war da und begann seinen Siegeszug in die Mode des 20. Jahrhunderts.

Chanel favorisierte zunächst einfarbige Röcke mit Pullovern oder Jacken, die nur mit einem Tuch und wenig Schmuck dekoriert wurden, oft kombiniert mit einer braven weißen Bluse mit Schulmädchenkragen. Sie lancierte Hemdblusenkleider, deren Gürtel durch eine Schärpe um die Hüfte ersetzt wurden – dadurch erschienen sie schlichter, erhielten aber gleichzeitig eine elegante Note.

Anfang der 20er Jahre begann sie schließlich, Modeschmuck zu entwerfen, und machte die noch heute für ihr Haus charakteristischen langen Ketten und dicken Ohrringe aus günstigen

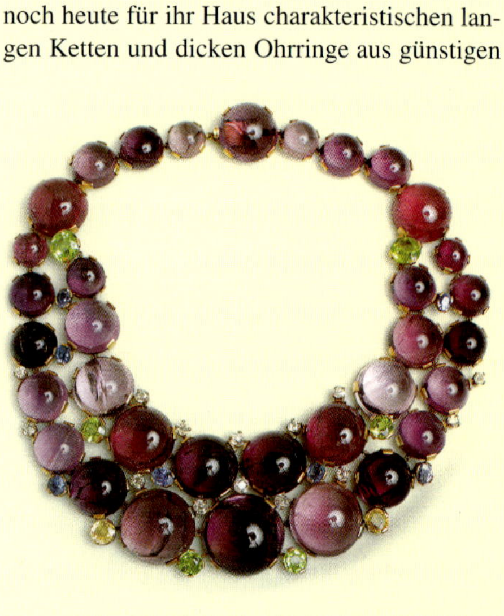

Materialien populär, die zusammen mit echtem Schmuck getragen werden konnten – der Kontrast zwischen dem oft bombastischen Schmuck und den schlichten Kleidern und Pullovern macht bis heute einen besonderen Reiz der Mode Coco Chanels aus.

In den 30er Jahren wurden ihre Kleider fließender, sie verwendete öfter Rüschen und Schleifen und näherte sich so dem damals modernen Hollywood-Stil an. Nie wurde sie jedoch ihrem Credo untreu, Kleidung vor allem zweckmäßig zu gestalten.

Vom „kleinen Schwarzen" zum Chanel-Kostüm

Das „kleine Schwarze", das Coco Chanel Mitte der 20er Jahre kreierte, ist bis heute ein Begriff und wird auf ganz unterschiedliche Weise immer wieder von verschiedenen Couturiers neu interpretiert. Seine Gegner bezeichneten es als langweilige Uniform, die Modezeitschrift *Vogue* verglich es mit einem Ford: ebenso praktisch, formschön und schlicht, ebenso allgegenwärtig, aber auch individuellen Bedürfnissen anpassbar wie das amerikanische Erfolgsauto.

Ein größeres Lob hätte man Chanel gar nicht machen können, denn sie wollte Kleidung für alle Frauen entwerfen, nicht nur für die privilegierten, und hatte daher auch nichts dagegen,

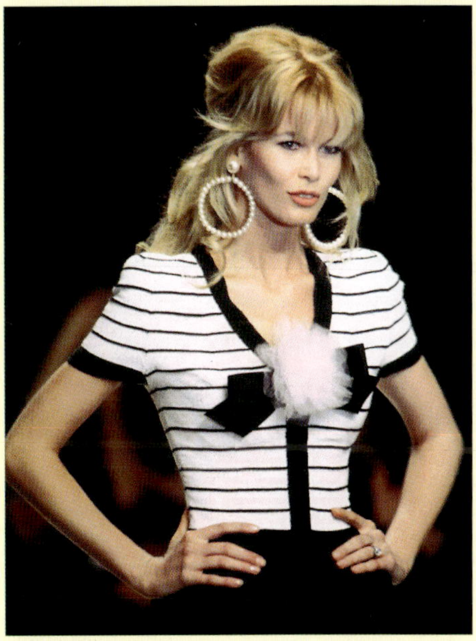

Claudia Schiffer 1995 in einem Ensemble von Karl Lagerfeld für Chanel

wenn man sie imitierte. Wirklich leisten konnten sich die Mode mit dem Chanel-Etikett allerdings nur die wenigsten: Mademoiselle hatte die Preise für ihre Kleider von Anfang an so hoch gesetzt, daß ihre eigenen Kreationen nur den sehr Wohlhabenden vorbehalten blieben – sie hatte als tüchtige Geschäftsfrau schnell erkannt, daß Exklusivität den Marktwert durchaus steigert.

In den 50er und 60er Jahren erlebte das „kleine Schwarze" schließlich seinen Höhepunkt, und erst zu dieser Zeit entstand auch das Chanel-Kostüm, das heute als Inbegriff der Mode Coco Chanels gilt: ein schlichtes Kostüm aus farbigem Tweed oder Bouclé-Stoff mit einer kastenförmigen, kragenlosen Jacke, deren Ränder mit einer geflochtenen Borte besetzt sind und die mit Goldketten oder Goldknöpfen geschlossen wird. Dazu gehört ein leicht ausgestellter Vierbahnenrock, der gerade das Knie bedeckt. Chanels Vorstellung war, daß dieses Kostüm zu allen Anlässen passen sollte, womit sie Modeschöpferinnen wie Jil Sander oder Donna Karan den Weg ebnete, die auf genau dieser Idee ihre Kollektionen für moderne, berufstätige Frauen aufbauen. Karl Lagerfeld hat als künstlerischer Direktor des Hauses Chanel das klassische und mittlerweile ein wenig altbacken wirkende Kostüm erheblich modernisiert: Er kürzte und schlitzte die Röcke, verwendete leuchtendere Farben und auffälligere Accessoires, machte die Jäckchen enger und kombinierte sie mit einem nabelfreien Bustier.

Die Trendsetterin nicht nur in Sachen Mode

Coco Chanel nahm für sich in Anspruch, den Kurzhaarschnitt zumindest popularisiert zu haben, und sie gehörte auch zu den ersten Frauen, die – um die Zeit des Ersten Weltkrieges – ihr Gesicht von der Sonne bräunen ließen. Bis dahin hatte eine Dame unbedingt weiße Haut zu haben; ein gebräunter Teint galt als Zeichen der niedrigen sozialen Schichten, die im Freien arbeiten mußten. Mit Coco Chanel wird in den 20er Jahren braune Haut zum Inbegriff für Gesundheit, Sportlichkeit und Freizeit, ein Muß für jede moderne Frau, für die Chanel Mode machte und deren Vorbild Coco als sportliche und unabhängige Frau, die nicht einen ihrer Liebhaber heiratete, war.

Ein paar Tropfen „Chanel No. 5" ...

Das erste Parfum von Chanel, das berühmte „Chanel No. 5", kam 1920 auf den Markt. Der Klassiker wurde in den 50er Jahren noch berühmter, als Marilyn Monroe auf die Frage eines Reporters, was sie nachts trage, erwiderte: „Ein paar Tropfen ‚Chanel No. 5'". Die Chanel-Parfums sicherten den Bestand des Hauses im Zweiten Weltkrieg und erlaubten „Mademoiselle" nach dem Krieg ein weiteres Mal großen Erfolg als Modeschöpferin.

Das große Comeback

Während des Krieges hatte Coco Chanel ihr Haus geschlossen und es erst Anfang der 50er Jahre wieder eröffnet. Ihrer ersten Nachkriegskollektion 1954 war kein Erfolg beschieden: Die Pariser Zeitungen fanden, daß sie nur ein fader Aufguß der Mode der 30er Jahre sei. In den USA entdeckte man hingegen nun die Vorteile der schlichten, sportlichen Zweckmäßigkeit der Chanel-Mode, und damit stand dem Comeback der großen Dame nichts mehr im Wege. Binnen weniger Jahre galt sie dann auch in Europa wieder als eine der bedeutendsten Modeschöpferinnen.

Experimenten abhold, setzte Coco Chanel gegen den luxuriösen und anstrengenden Prunk des New Look ihr bewährtes Prinzip, daß eine Frau im Alltag und nicht in einer Phantasiewelt bestehen müsse. Den neuen Star Christian Dior verunglimpfte sie als Homosexuellen, der Frauen wie Transvestiten kleide und von dem, was „echte" Frauen wollten, keine Ahnung hätte – was natürlich nicht stimmte, denn viele Frauen vergötterten Diors Mode und sein Angebot unnahbarer Weiblichkeit in großen, märchenhaften Roben.

In den letzten Jahren vor ihrem Tod 1971 lebte Mademoiselle Chanel im Pariser Hotel Ritz in unmittelbarer Nähe der Rue Cambon 21, wo sie 60 Jahre zuvor ihren Salon eröffnet hatte und das Haus Chanel noch heute seinen Hauptsitz hat. Seit 1983 ist Karl Lagerfeld künstlerischer Leiter des Hauses, dem er unter Beibehaltung der jederzeit wiedererkennbaren klassischen Elemente ein völlig neues, jugendlicheres Image gegeben hat.

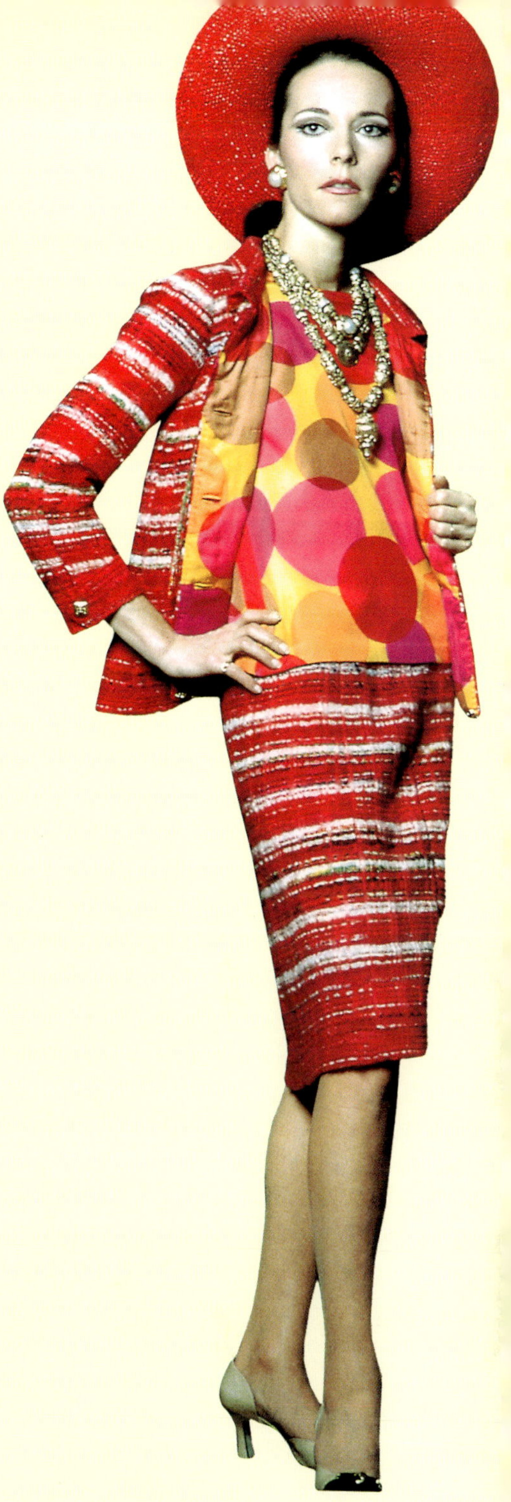

Ein Chanel-Kostüm vom Beginn der 60er Jahre

Die Mode zum Wintersport, 1924

Das freiere Leben der Frauen in den 20er Jahren spiegelte sich in einer Vielzahl von sportlichen Betätigungen, Gymnastik, Schwimmen, Tennis im Sommer oder Skilaufen im Winter. Die abgebildete Skiläuferin ist in einen knielangen Mantel und eine Strickgarnitur aus Mütze, Schal und Handschuhen gekleidet. Unter dem Mantel trägt sie farblich passende Kniebundhosen mit karierten Kniestrümpfen. Ähnliche Sportgarderobe tragen die Männer: Sie bevorzugen Norweger-Pullover und Anorak.

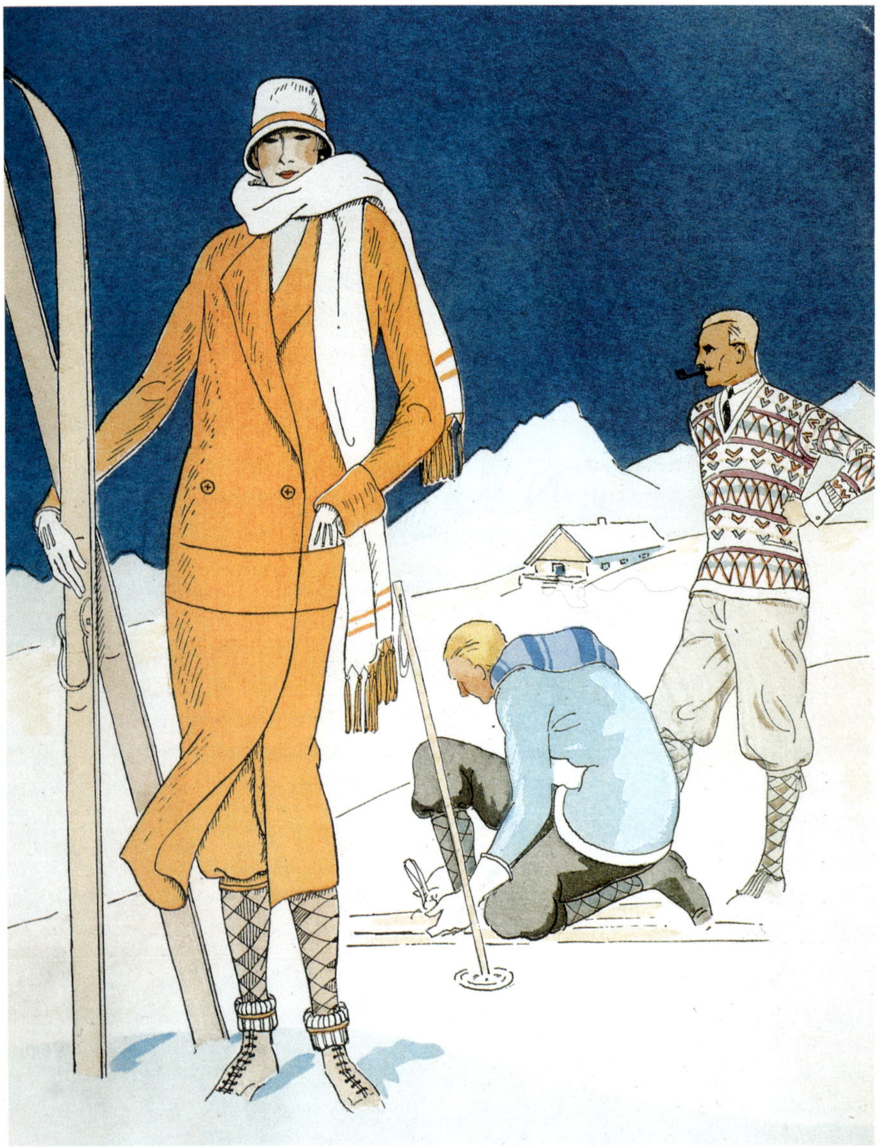

Androgynie

Diese Ängste haben ihre Ursachen auch in einer größeren Freiheit im Umgang mit der Sexualität: Sexualität lag gewissermaßen in der Luft, und insbesondere Homosexualität und Androgynie waren in den 20er Jahren absolute In-Themen. Die Mode brachte es gewissermaßen an den Tag, denn sie stellte neuerdings in den Augen der meisten Menschen die Geschlechterrollen in Frage, indem sie die Frauen in vermeintlich vermännlichter Kleidung männlichen Betätigungen nachgehen und die Männer femininer wirken ließ. Mit einer veränderten Geschlechtsidentität hatte, so meinte die Sexualwissenschaft der Zeit, in jedem Fall die Homosexualität zu tun: Schwule Männer galten als tendenziell verweiblicht und lesbische Frauen als vermännlicht. Die erste echte lesbisch-schwule Subkultur entstand im Berlin der 20er Jahre, das nicht zuletzt daher seinen Ruf als Hauptstadt der Dekade erhielt. Erstmals gab es Clubs und Restaurants, in denen lesbische Frauen und Männer einander treffen, Kontakte knüpfen oder einfach unter Gleichgesinnten sein konnten. Viele der Frauen trugen bei solchen Anlässen bevorzugt Männerkleidung und frisierten sich männlich. Sie benutzten die Insignien des anderen Geschlechts, um als „anders" sichtbar zu werden und das Spiel der erotischen Anziehung zu würzen.

Strenge Eleganz

Aber auch alle anderen Frauen trugen zu einem neuen modischen Erscheinungsbild bei, sie trugen die strengen Kostüme und kurzen Kleider. Alles sollte einfach und praktisch sein, den Frauen Bewegungsfreiheit garantieren und dabei elegant bleiben. Sportlichkeit war angesagt, und Tennis- oder Wanderkleidung fand Eingang in die Alltagsmode. Wer nicht sportlich war, wollte wenigstens so aussehen, wobei neue Materialien wie Strick- und Wirkstoffe nun zur Geltung kamen.

Kleider erhielten eine gerade, kastige Silhouette, die die weiblichen Rundungen verdeckte. Nur scheinbar wurden diese Modelle ohne Korsett getragen. Denn um nach dem herrschenden Ideal knabenhaft schmal zu erscheinen – der Kontrast zur Brustbetonung noch zehn Jahre früher konnte kaum größer sein –, mußte nicht selten durch stützende Unterwäsche oder einen figurbegünstigenden Schnitt des Kleides nachgeholfen werden. Das Korsett war also keineswegs ganz und gar verschwunden, man hatte nur seine Form und das Material verändert. Statt Fischgratstäbchen und Metallverstärkung wurde nun modellierender Gummi verwendet.

Daß die neue Linie allerdings am besten an jungen und schlanken Frauen zur Geltung kam, entging schon den Zeitgenossen nicht. Denn breite Hüften und große Busen lassen sich zwar optisch verstecken, jedoch werden sie durch die Mode der 20er Jahre oft eher betont. Eine breite Hüfte kann zwar locker vom Kleiderstoff umspielt werden, aber wenn kein schmales Gegengewicht vorhanden ist, kann leicht die ganze Figur kastenförmig wirken. Die neue Mode wirkte auf manche Beobachter durchaus kindlich. Denn die Verleugnung von Brust, Taille, Hüften und Po, die bislang als Kennzeichen einer erwachsenen Frau gegolten hatten, ließ auf ein physisch noch unentwickeltes, also auf ein kindliches Wesen schließen. An die neuen erotischen Signale mußte man sich erst gewöhnen.

Die Rocksäume wanderten im Laufe der 20er Jahre bis zum Knie hoch. Zwar fielen sie zwischendurch auch wieder bis zum Knöchel, aber das war nur vorübergehend: Von nun an konnten Kleider nie wieder im Staub schleifen. Coco Chanel hat zwar einmal verächtlich gesagt, ein Knie sei bloß ein Gelenk und alles andere als schön, aber sie konnte den Trend zum kurzen Rock nicht aufhalten, auch wenn die Knie in den 20er Jahren meistens noch vom Rocksaum umspielt wurden. Frauenbeine werden zum ersten Mal zum erotischen Körperteil – auf Kosten des Busens und der Hüften. Nur diese gewandelte Vorliebe erklärt den überwältigenden Erfolg von Marlene Dietrich und ihren schönen Beinen in den 20er und 30er Jahren – und die vorher völlig undenkbare Idee, diese Beine zu versichern! Gewirkte Strümpfe mit einer Naht, durch die die Beine länger und schlanker wirkten, setzten einen zusätzlichen Akzent.

In den 20er Jahren waren besonders einteilige Kleider beliebt, die zunächst relativ formlos waren. Später wurden sie enger und körpernäher. Das „Schlangenhafte" sei gefragt, schrieben Modezeitungen. Ein Beispiel dafür sind die fließenden Kleider der französischen Modeschöpferin Madeleine Vionnet. Die Taille wurde im Verlauf des Jahrzehnts zunehmend tiefer angesetzt, bis sie auf der Hüfte saß und den Übergang zu einem schwingenden, glockigen oder zipfeligen Rock bildete. Die Ärmel der Kleider waren aufwendig gearbeitet und bildeten einen Gegensatz zur schlichten Grundform des Kleides. Oft wurden verschiedene Teile übereinander getragen, etwa eine transparente Tunika über einem kürzeren Kleid, oder ein besticktes Zipfelkleid über einem einfarbigen „Unterkleid". Dieser Stil hatte nicht nur eine besondere Eleganz, sondern wirkte durch das Spiel mit Verhüllung und Enthüllung auch geheimnisvoll und verführerisch.

Kostüme waren streng geschnitten und oft deutlich an Herrenanzügen orientiert; Jackenkleider boten der Trägerin ein großes Spektrum an Variationsmöglichkeiten. Großen Einfluß auf die Mode hatte der Sport, vor allem Tennis und Autofahren. Viele der bedeutenden Modeschöpfer der Zeit begannen ihre Karriere mit Entwürfen für Sportkleidung, deren Prinzipien sie dann auf die allgemeine Mode übertrugen. So kam in den 20er Jahren die Mode auf, daß Frauen auch in der Stadt lange (Falten-)Röcke mit langen Pullovern darüber trugen – eine Kombination, die auch heute noch häufig getragen wird.

Kaum eine Frau der 20er Jahre trug in der Öffentlichkeit Hosen. Jedoch setzten sich Hosen im privaten Bereich als eleganter und bequemer Bestandteil von Hausanzügen und Pyjamas aus edlen Stoffen durch. Und im Sport waren sie ohnehin inzwischen weit verbreitet.

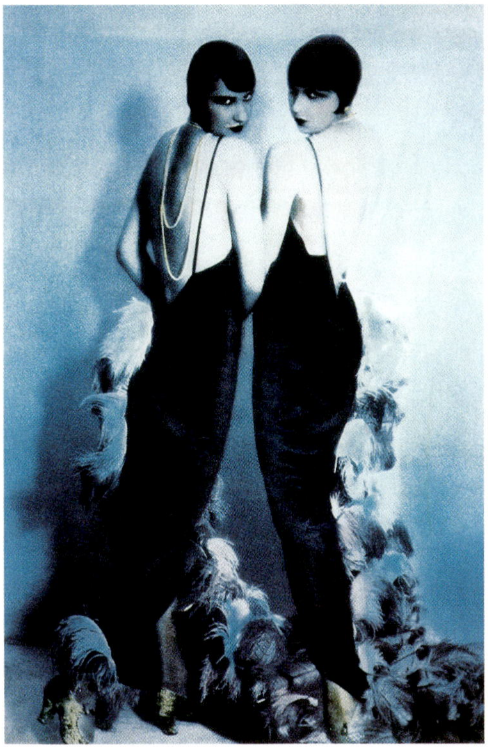

Abendkleider für den Charlestontanz, um 1926

Die langen, schulterfreien Satinkleider der für den Abend im Varieté gekleideten Damen bekommen ihre charakteristische Note durch die Accessoires: die rauschende Federboa und lange Perlenketten – eine Innovation von Coco Chanel. Die hochgewachsene, schlanke Garçonne trägt idealerweise kurzgeschnittenes, anliegendes Haar, und der hell geschminkte Teint, ein knallroter Mund sowie vampartig verschattete Augen machen den Look perfekt.

Die Abendgarderobe

Abendkleider hatten dieselbe Linie wie die Tageskleidung: meist einteilig, schmal und gerade geschnitten, oft auch kurz. Manchmal wurde der Rock hinten länger; oft liefen die Röcke aus hauchzarten Stoffen in Zipfeln aus, so daß sie keine einheitliche Länge hatten. Die Abendtoilette verlangte nach einem tiefen Dekolleté, sei es vorn, sei es im Rücken. Nur noch das Zeigen von mehr bloßer Haut und andere Materialien unterschied die Abendmode von der Tagesmode; die Silhouette war grundsätzlich die gleiche. Und trotz der Klarheit der vorherrschenden Linie verliehen transparente, aufwendig gewirkte Stoffe, Gold- und Silberstickereien, Pailletten, Federn und Fransen den Abendkleidern nicht selten den Charme phantastischer Feengewänder.

Accessoires

Oft vervollständigte ein auffallender Fächer, bevorzugt aus großen Straußenfedern gefertigt, die große Abendgarderobe. Fächer, jene eminent weiblichen Accessoires, waren im 18. Jahrhundert und dann wieder seit Ende

Abendkleidung von Drecoll (links) und Martial et Armand (rechts), *Art Gout Beauté*, 1928

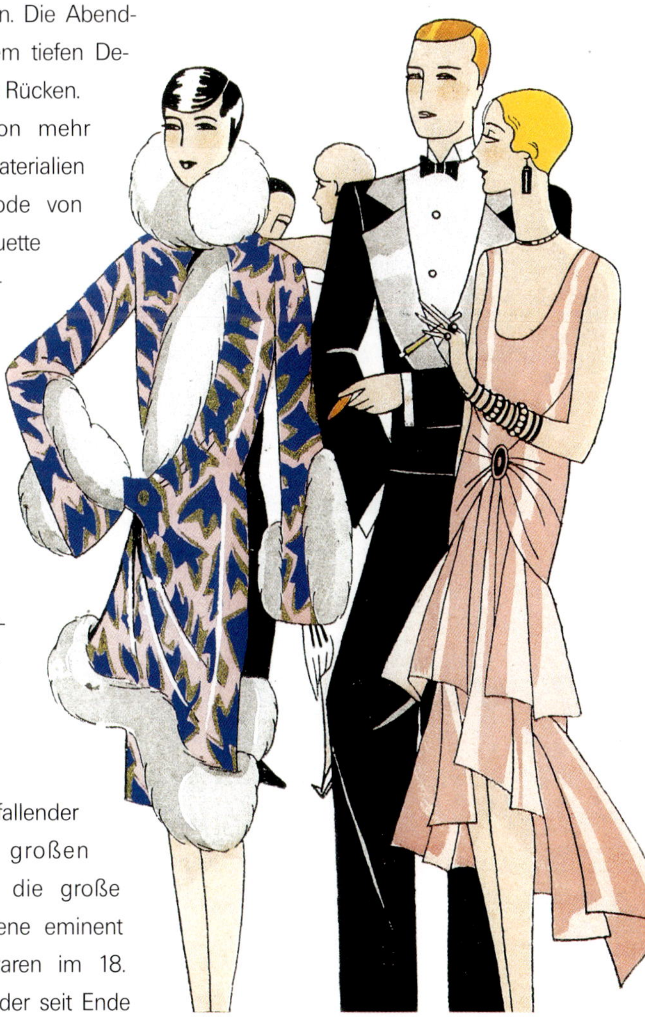

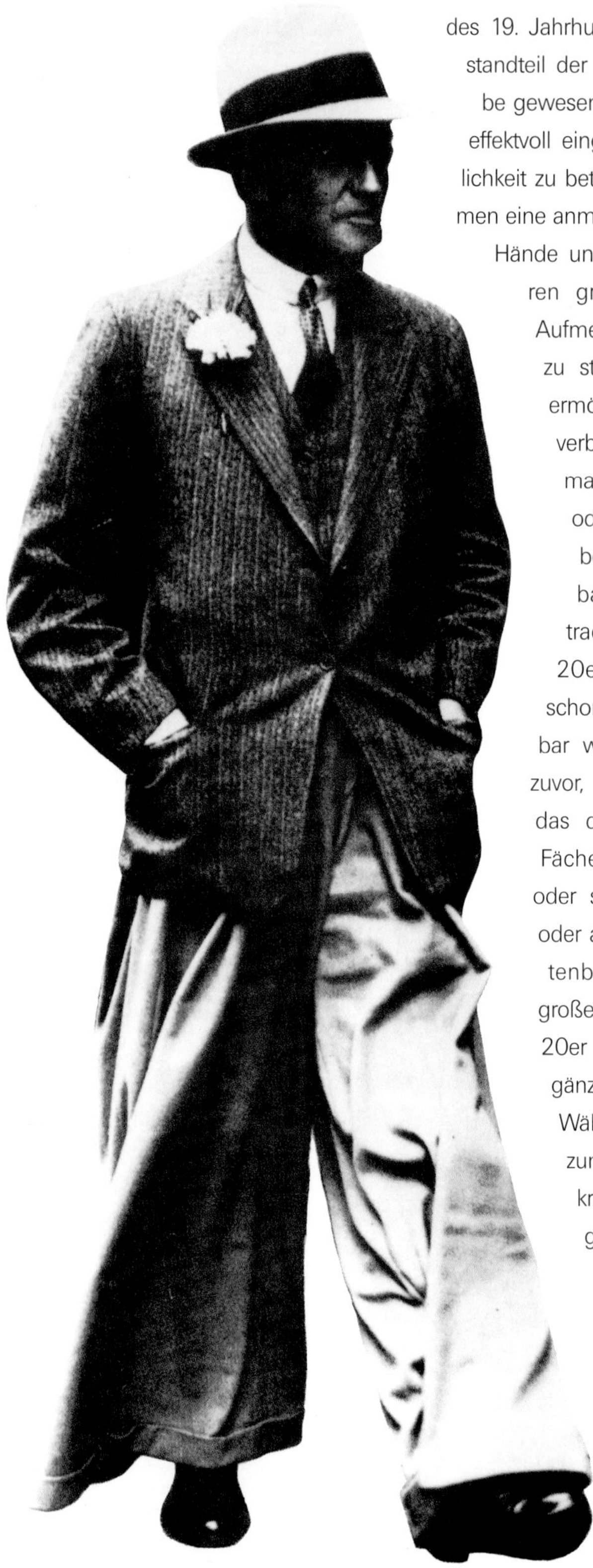

Oxfordbags, um 1925

Die Studenten der noblen englischen Universität brachten die ungewöhnliche Herrenhose Anfang der 20er Jahre auf, und wenig später wurde sie auch auf dem Kontinent und in den USA aktuell. Mit ihrem extrem weiten Schnitt, der in Knöchelhöhe von anfangs etwa 60 auf 150 Zentimeter erweitert wurde, standen sie in provokantem Gegensatz zu den konventionellen Hosen der Zeit. Nicht selten wurde diese modische Erfindung Gegenstand von Parodien und Karikaturen und wurde bald wieder aufgegeben.

des 19. Jahrhunderts unverzichtbarer Bestandteil der eleganten Damengarderobe gewesen. Immer konnte ein Fächer effektvoll eingesetzt werden, um Weiblichkeit zu betonen, und er gab den Damen eine anmutige Beschäftigung für die Hände und eine Chance, durch deren graziöse Bewegungen die Aufmerksamkeit der Betrachter zu steuern. Die Fächersprache ermöglichte eine dezente nonverbale Kommunikation, denn man konnte das Gesicht ganz oder teilweise dahinter verbergen und sich so scheinbar den Blicken des Betrachters entziehen. In den 20er Jahren waren Fächer schon nicht mehr so unverzichtbar wie noch zwei Jahrzehnte zuvor, aber viele Damen nutzten das dramatische Potential des Fächers aus großen, weißen oder schwarzen Straußenfedern oder aus goldglänzender, paillettenbestickter Seide für den großen Abendauftritt. Nach den 20er Jahren geriet der Fächer gänzlich aus der Mode.

Während die Damen noch bis zum Ende des Ersten Weltkrieges lange, wellige Haare getragen hatten, die sie zu kunstvollen und voluminösen Frisuren hochsteckten, war der Haarschnitt der 20er Jahre der revolutionäre Bubikopf: kinnlang, glatt und oft mit geradem, kurzem Pony. Die „Garçonne", wie man damals den neuen Frauentyp bezeichnete, hatte entweder einen Bubikopf, oder sie trug den noch kürzeren Etonschnitt. Das Wort Garçonne kommt vom französischen „garçon", was nichts anderes als Knabe heißt; die weibliche Form „garçonne" bezeichnet also gewissermaßen eine Knäbin.

Dieser Look wurde ergänzt durch kleine Hüte, die, glocken- oder topfförmig, nicht mehr oben auf der Frisur schwebten – wo hätten sie da auch befestigt werden können? –, sondern, oft nur auf einer Seite, tief ins Gesicht gezogen wurden. Am Abend trug man Aigretten, Federn oder Brillanten im Haar, oder es wurden Turbane aus edlen Stoffen gestaltet, Hüte jedoch waren fast gänzlich aus dem Bild der eleganten Dame am Abend verschwunden.

War noch um die Jahrhundertwende Make-up für Damen der Gesellschaft als Zeichen für einen leichtfertigen Lebenswandel verpönt gewesen – oder doch zumindest nur in sehr dezenten Formen erlaubt –, so wurde es nun üblich, sich zu schminken, und auch auffallendes Make-up verlor seine Anrüchigkeit, jedenfalls am Abend: Je später der Abend, desto vampartiger die weibliche Erscheinung. Als Kompensation zu den schlichter gewordenen Frisuren wurden die Augen und der Mund stark betont. Der berühmte herzförmige Kirschmund wurde modern, den sich viele modische Frauen mit Lippenstift zauberten, ganz gleich wie die natürliche Form ihres Mundes war. Die Augen wurden umrandet, die Brauen gezupft, und so entstand ein oft maskenhaftes Aussehen.

Tendenzen der Herrenmode

Die Herrenmode blieb auch in den 20er Jahren überwiegend bei der einmal gewonnenen klassischen Dezenz. Zwar waren die Anzugstoffe hie und da etwas farbiger als in den Jahren zuvor – so wurden für Tweed und ähnlich gewebte Stoffe nun auch eingefärbte Garne verwendet – Extreme jedoch, wie sie der Futurist Balla empfohlen hatte, wurden weiterhin vermieden. Eine gewisse Dynamik erhielt die Herrenmode durch engere Schnitte und leicht geänderte Proportionen, während in der Zeit vor dem Ersten Weltkrieg eher das Statische betont worden war. Tendenziell aber blieb die Herrenmode dunkel und korrekt. Farbige Smokings blieben die Ausnahme, wenn sie auch zuweilen propagiert wurden.

Auf den deutschen Reichskanzler Stresemann geht der Name eines von ihm bevorzugten Sakkoanzugs zurück: ein feierlicher Tagesanzug, der heute nur noch zu Hochzeiten getragen wird. Er besteht aus einem einreihigen schwarzen Sakko, grauer Weste, heller Krawatte und gestreifter Hose. Der Sakkoanzug war die bevorzugte Anzugform des Jahrzehnts. Es handelt sich dabei um einen kombinierten Anzug, bei dem Jacke und Hose aus verschiedenen, aber zueinander passenden Stoffen sind. Es ist laut Anne Hollander die ursprüngliche Form des Herrenanzugs; erst um die Jahrhundertwende hatte man begonnen, Jackett und Hose aus demselben Stoff zu arbeiten. Diese Variante hatte vorher als Anzug für die niedrigeren sozialen Schichten gegolten, von anderen wurde sie höchstens zu informellen Anlässen getragen.

Zu Beginn der 20er Jahre war die Form des Sakkos recht gedrungen, da die Taille vergleichsweise hoch saß; später rutschte sie weiter nach unten, was den Gesamteindruck eleganter werden ließ. Die Brust war in der Regel verstärkt, um der männlichen Silhouette einen muskulöseren Eindruck zu verleihen, und das Sakko besaß nur zwei Knöpfe. Im Laufe des Jahrzehnts wurde diese Jackenform legerer, leicht tailliert und weniger gepolstert, wodurch die Formen wieder etwas weicher wurden. Gegen Ende des Jahrzehnts wurden dann wiederum die Schultern stärker betont, und es sollte nicht lange dauern, bis sich wieder die durch die Uniform geprägten, harten Konturen durchsetzten.

Die weite Oxford- oder Tangohose, nach Möglichkeit mit einem bunten und jedenfalls eng geschnittenen Sakko kombiniert, war um 1922 von Studenten aus Oxford aufgebracht worden. Sie drückte eine gewisse Opposition gegen die klassischen, das hieß damals unten schmaler werdenden und etwa knöchellangen Männerhosen aus. Die Oxfordhose wurde von jungen „Modegecken" in Europa getragen und wirkte nicht sehr seriös, dafür aber umso modischer und provokanter. Sie stellt eines der frühen Beispiele dieses Jahrhunderts für wirklich ausgefallene Modeelemente in der Herrenkleidung dar.

In der Freizeit, etwa am Strand oder auf dem Lande, konnte man einen Pullover unter dem Jackett tragen, oder man trug eine vom Tennis inspirierte Freizeitkleidung mit weißer Hose und Pullover, aber stets mit Hemd und Kragen. Im Alltag – und zu formellen Anlässen ohnehin – trug der Herr stets Hut in der Öffentlichkeit. Und auch einen Mantel ohne Handschuhe zu tragen wäre unkorrekt gewesen. Herrenmäntel waren, ähnlich den Sakkos, meist schmal und sportlich geschnitten und besaßen ein Revers, das je nach Mode schmaler, breiter, tiefergezogen oder höhergeschlossen war. Ulster oder Paletot waren die vorherrschenden Formen. Oft waren Herrenmäntel mit Pelz gefüttert oder mit einem Pelzkragen versehen, dessen wärmende Funktion gegenüber der herrschaftlichen Erscheinung, die er seinem Träger verlieh, im Hintergrund stand.

Die abendliche Kleidung bestand weiterhin aus dem Smoking, oder, für die ganz förmlichen Gelegenheiten, aus dem Frack.

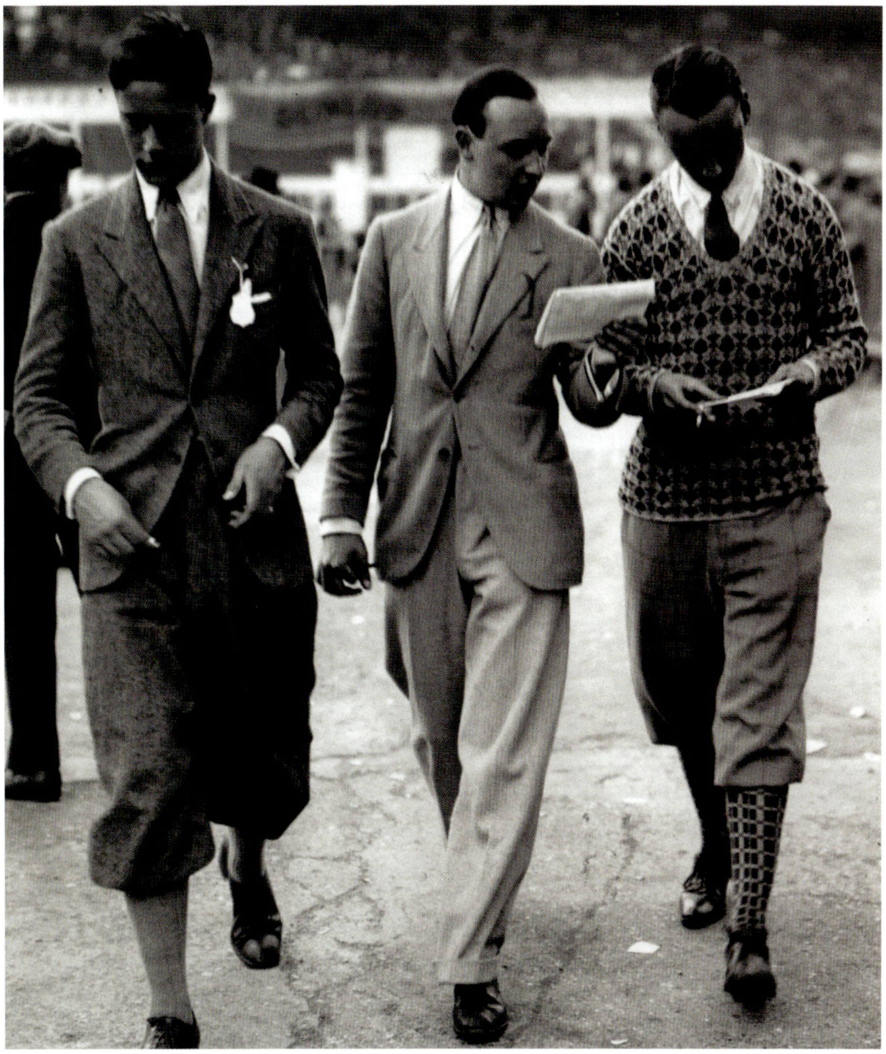

Drei modische Herren beim Pferderennen in England, 1926

Betont modisch waren Knickerbockers; mit langem Jackett als Golfanzug getragen, waren sie auch in der Kombination mit auffälligen Kniestrümpfen und Norweger-Pullover auf dem Land und beim Sport modern.

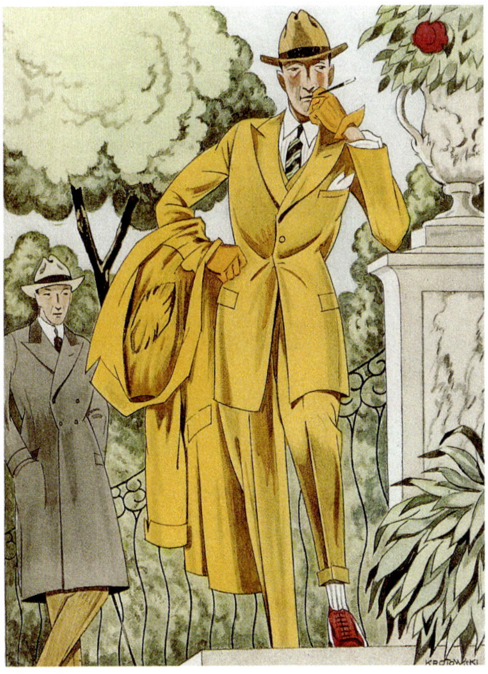

Garderobe für einen Herbstspaziergang, *Der Modediktator*, 1929

Dieser helle Anzug zeigt die Details der herbstlichen Herrenmode um 1929: Langes, einreihiges, leicht tailliertes Jackett mit breitem, geschwungenem, Revers, darunter ein weißes Hemd mit dezent gestreifter Krawatte. Die schmal zulaufende Anzughose hat einen schmalen Aufschlag und wird mit hellen Socken zu rötlich-braunen Halbschuhen getragen. Entscheidend war für den gut gekleideten Herrn – ebenso wie für die Dame – die Abstimmung der Accessoires: Ohne einen Hut ging man ohnehin nicht aus dem Haus, doch auch das Einstecktuch für die Brusttasche und die Handschuhe durften nicht fehlen, ergänzt durch die elegante Zigarettenspitze. Der Mantel konnte farblich passend gewählt werden oder aber in den klassischen gedeckten Tönen wie bei dem Herrn im Hintergrund, der einen leichten Ulster trägt.

Dandies und Tramps

Neben der klassischen Linie gab es jedoch durch zunehmende internationale Kontakte allmählich eine größere Bandbreite an Kleidungsstilen. Die Mehrzahl der Herren trug die nur verhalten variierten herkömmlichen Anzüge, es gab aber auch zu dieser Zeit Männer, die ein gesteigertes

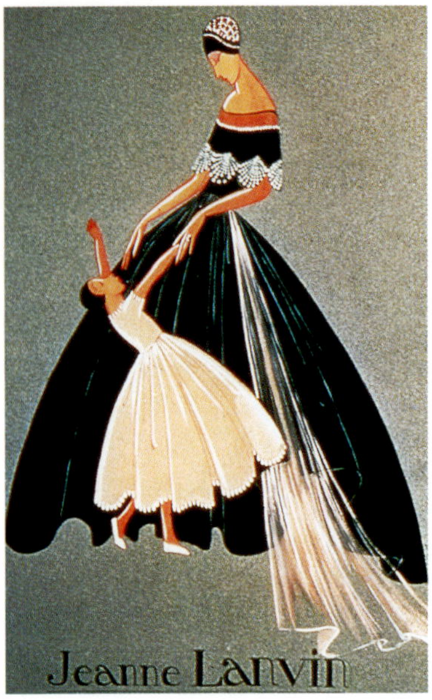

Werbeplakat für Jeanne Lanvin nach einer Zeichnung von Paul Iribe, 1927

In der Werbung und im Emblem der Firma ließ sich das Haus Lanvin mit der charakteristischen Zusammenstellung von aufeinander abgestimmten Kleidern für Mutter und Tochter repräsentieren. Ganz im Gegensatz zu den klaren Formen der 20er Jahre bevorzugte Lanvin eine eher romantische Linienführung, die auch vom historischen Rückgriff beispielsweise auf die weit ausladenden Röcke des Rokoko profitierte. Die Zeichnungen des Modegraphikers Paul Iribe unterstrichen den großzügigen Faltenwurf der Gewänder und konnten auch auf die Materialbeschaffenheit wie etwa die Transparenz des Schleiers am Kleid der Mutter eingehen.

Modebewußtsein an den Tag legten und darauf bedacht waren, jedes Detail der Kleidung zu perfektionieren. Der etwas manierierte Typ des Dandy war wieder en vogue, im 19. Jahrhundert repräsentiert durch Gestalten wie George Bryan Brummell, genannt Beau Brummell, Charles Baudelaire oder Oscar Wilde. Baron von Eelking, der Herausgeber des Modemagazins *Der Modediktator*, das von 1927 bis 1931 in Deutschland erschien, verkörperte den Typus des überaus dezent in beste Stoffe und Schnitte gehüllten und etwas blasierten Herrn auch noch im 20. Jahrhundert. Eine andere, amerikanische Version des Dandy wurde durch F. Scott Fitzgerald im Leben wie in der Kunst vertreten: In seinem Roman *Der große Gatsby* (1925) schilderte er die Exzesse, die Genüsse und Schattenseiten, die mit dieser Lebensform verbunden waren.

Durch die schwarzen Jazz-Musiker und ihren spezifischen Stil kam ein neuer Typus in das Männerbild: Weitere und längere Hosen. Viel zu weit wirkende Sakkos brachten eine nonkonformistische Einstellung zum Ausdruck und lenkten die Aufmerksamkeit für kurze Zeit auf diese exotisch wirkenden Männer.

Der Tramp, dessen Urbild Charlie Chaplin ist, stellte natürlich kein offizielles Modevorbild dar, aber er führte gegenüber dem korrekten Herrn einen weiteren, sozial unangepaßten und in ärmlichen Verhältnissen lebenden Typus vor Augen.

Im großen und ganzen blieben diese Trends in der Herrenmode auf bestimmte Schichten beschränkt; aber immerhin änderten sie – wenn schon nicht das alltägliche Erscheinungsbild der Männer auf der Straße, im Büro oder bei einer Abendgesellschaft – so doch das Bild der zunehmend vielfältigen Möglichkeiten männlicher Selbstdarstellung.

Neue Modehäuser

Die prachtvoll gestalteten Modezeitschriften der 20er Jahre geben ein Bild davon, welche Couturiers in Paris und darüber hinaus den Ton angaben. Von den arrivierten Meistern der hohen Schneiderkunst, die den Grundstein zu ihrem Erfolg schon in den ersten beiden Jahrzehnten des Jahrhunderts gelegt hatten, wurden auch in den 20er Jahren noch besonders die Häuser Worth und Poiret präsentiert. Ihre Namen standen nach wie vor für höchste Eleganz und unangefochtene Qualität. Daneben gab es aber auch eine Reihe neuer Namen, die von einem regen Modeschaffen in der französischen Hauptstadt zeugen.

Der Name, den man sofort mit der Mode der 20er Jahre verbindet, lautet Coco Chanel. Mit ihr, die eigentlich Gabrielle Chanel hieß, wird die Mode wirklich modern. Die Schlichtheit der Chanel-Entwürfe machte Furore in einer Zeit, in der die meisten Frauen noch aufgeputzt und eingeschnürt waren. Coco Chanel setzte dagegen ihre

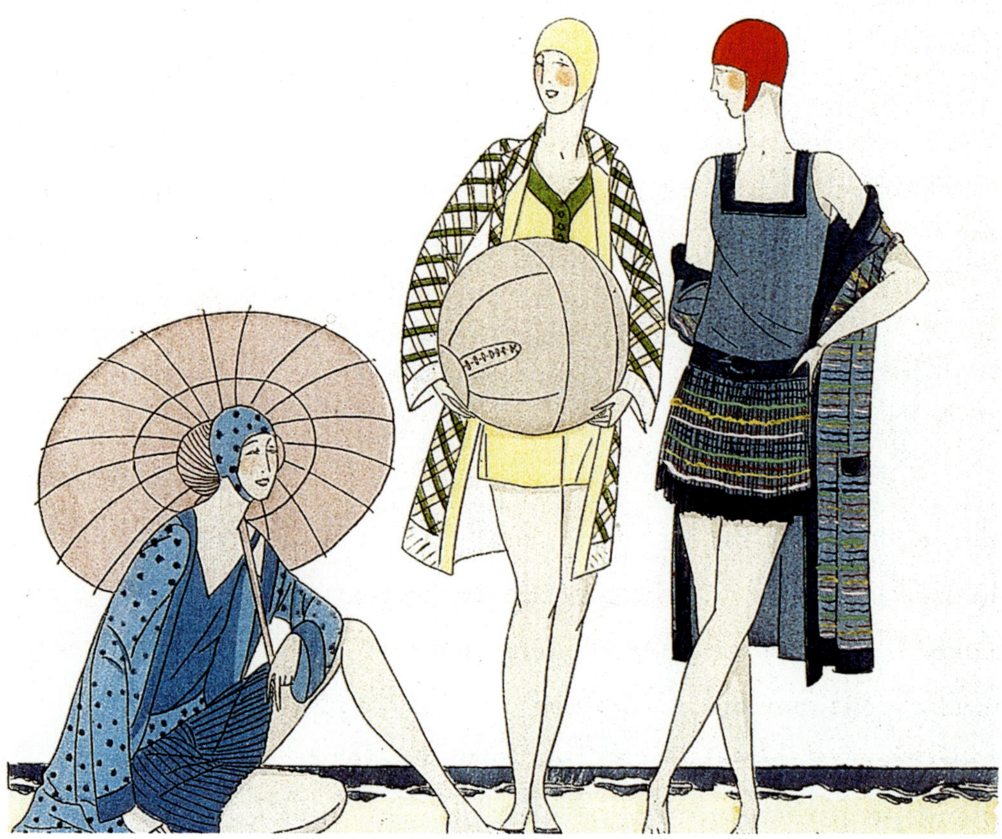

Strandkleidung von Jean Patou, *Art Gout Beauté*, 1927

Seit Ende der 20er Jahre kreierte Patou Mode und Sportgarderobe für die aktive, sportliche Frau und war ein Trendsetter für dieses Segment der Mode. Die kurzen Strandkleider aus verschiedenen Materialien mit passenden leichten Mänteln wurden zum festen Bestandteil der sommerlichen Freizeitkleidung der 20er Jahre.

Erfindung des „kleinen Schwarzen", des auf den ersten Blick schmucklosen, aber stets eleganten, kurzen schwarzen Kleides, und des sogenannten Chanel-Kostüms.. Entscheidend trug die von ihr lancierte Kleidung dazu bei, ein Frauenbild in der Gesellschaft zu etablieren, das uns heute selbstverständlich scheint. Sie wollte den Frauen zur Emanzipation verhelfen, indem sie bequeme, sportliche und dabei für jeden Anlaß passende Kleidung entwarf. Sie arbeitete für moderne, selbständige Frauen, wie sie selbst eine war.

Jean Patou stand immer ein wenig im Schatten von Coco Chanel. Der geschickte Geschäftsmann und Designer mit Sinn für den Zeitgeist entwarf bevorzugt Sportswear und sportliche Mode für moderne Menschen. Er kleidete den Tennisstar der 20er Jahre, Suzanne Lenglen, ein und ließ sich davon dazu inspirieren, sportliche Tageskleidung für alle Frauen auf den Markt zu bringen. Berühmt wurden seine Smokingkostüme, aber auch seine Badeanzüge und seine Freizeitkleidung. Mitte der 20er Jahre lancierte er sein erstes Parfum mit dem schönen Namen „Amour-Amour", und „Joy" von 1929 ist noch heute auf dem Markt. Patou ließ nicht nur die Stoffe, die er für seine Kollektionen verarbeitete, nach seinen Anweisungen herstellen, sondern sogar die Garne in den Farben produzieren, die er auswählte oder speziell für eine Kollektion kreierte. Er besaß schon frühzeitig gute geschäftliche Kontakte nach Nordamerika; seine Kollektionen wurden von dortigen Modehäusern aufgekauft und gern von Amerikanerinnen getragen – wie übrigens auch die „praktische" Mode von Coco Chanel. Patou war der erste Modeschöpfer, der – bereits Mitte der 20er Jahre – gezielt professionelle Models einstellte und diese aus den USA „importierte", da ihr Äußeres – groß, schlank, sportlich – seinem Bild der modernen Frau, für die er Mode machte, besser entsprach als das der eher zierlichen Französinnen. Außerdem gab es in den USA bereits erste Model-Agenturen, mit denen der Beruf überhaupt erst ein wirklicher Beruf zu sein begann (in Europa sollte es noch Jahrzehnte dauern, bis die ersten Agenturen sich etablierten). Patou war einer der ersten, die Modenschauen zu begehrten gesellschaftlichen Ereignissen gestalteten und die Presse gezielt nutzten, um den eigenen Namen zu lancieren. Er brachte es sogar fertig, seine Initialen auf seinen Modellen anzubringen und die Kundinnen davon zu überzeugen, daß es eine Auszeichnung sei, sie auf ihrer Kleidung zur Schau zu tragen. In letzter Konsequenz führte diese werbewirksame Neuerung dazu, daß man heute kaum noch Kleidung kaufen kann, die nicht mit deutlich sichtbaren, auf der Außenseite der Teile angebrachten Markenzeichen versehen ist, ganz gleich, ob diese exklusiv sind oder nicht.

Zu Beginn der modeschöpferischen Tätigkeit von Jeanne Lanvin entstanden Kreationen von Hüten und Kinder- und Jungmädchenkleidung in sehr bewegungsfreundlichen Schnitten. Bis zum Beginn des zweiten Jahrzehnts des 20. Jahrhunderts waren Kinderkleider den Erwachsenenkleidern sehr ähnlich gewesen; Jeanne Lanvin führte kindgerechte und doch schicke Kleidung ein und orientierte auch die Damenmode, die bald dazukam, an den neuen jugendlichen Formen. Heute kennen wir wieder kaum noch einen Unterschied zwischen Kleidungsformen für Kinder und Erwachsene, aber es ist nicht mehr die erwachsene Mode, sondern die Jugendmode, die die Maßstäbe setzt: Wir sind letzten Endes alle wie junge Menschen gekleidet. Seit Jeanne Lanvin ist es uns selbstverständlich, Kleidung nicht so sehr dem Alter entsprechend zu wählen, sondern sie dem jeweiligen Typus anzupassen.

Besonders erfolgreich wurden Jeanne Lanvins aufeinander abgestimmte Kleider für Mutter und Tochter und ihre Stilkleider, die – oft mit einer kleinen Krinoline – einen bewußten Gegensatz zur geradlinigen Mode der 20er Jahre bildeten und vor allem abends Verwendung fanden. Anders als viele ihrer Zeitgenossen liebte Lanvin romantische Verzierungen, Stickereien und Aufputz.

Repräsentativ für die Mode der 20er Jahre waren auch Modeschöpferinnen wie Augustabernard oder Louiseboulanger und besonders Madeleine Vionnet, die ihren Modesalon in Paris bereits mit Unterbrechungen seit 1912 führte, und deren Technik des Schrägschnitts viele Nachahmer fand. Während Christoph Drecoll mit seinen extravaganten Schnitten dem anspruchsvollen Stil der Großstädter sehr entgegenkam, war außer Chanel auch Maggy Rouff in Paris tätig, die sich der schlichten Eleganz verschrieben hatte. Als einem der wenigen Ausländer gelang es dem Engländer James Redfern, sich mit seinen Sportkollektionen in Frankreich zu etablieren. Ähnlich wie Patou konnte er seine geschäftlichen Aktivitäten auch auf die USA ausdehnen.

Der unternehmerische Geist und die zunehmende Internationalisierung der Mode in der Zeit zwischen den beiden Weltkriegen brachte eine Vielzahl von bedeutenden Modehäusern hervor, von denen sich einige bis heute halten konnten, deren Mehrzahl jedoch weitgehend in Vergessenheit geraten ist.

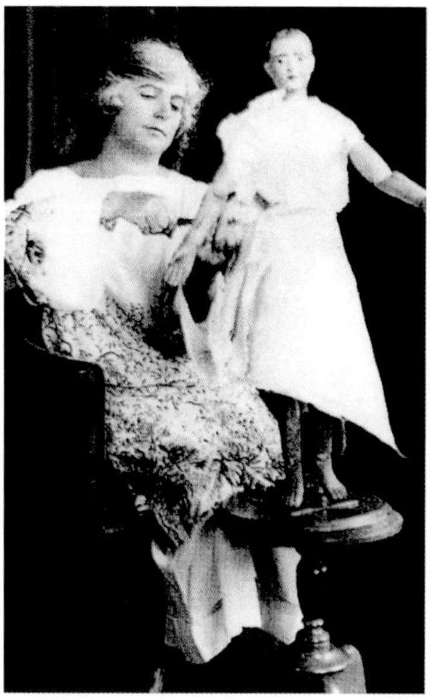

Madeleine Vionnet bei einem Entwurf an ihrer Holzpuppe, Ende der 20er Jahre

Als „Königin der Couturiers" apostrophiert war Madeleine Vionnet die Vorreiterin einer neuen Kunst der Kreation. Nicht nur fand sie für die Damenkleidung ein neues Profil, indem sie zugunsten eines edlen Faltenwurfs vorrangig mit Stoffen wie Crêpe romain, Crêpe de Chine, Seidenmusselin und Chameuse arbeitete. Auch ihre freie Art des Entwurfs spielte eine bedeutende Rolle für die Wirkung der Mode aus dem Hause Vionnet. Mit Rücksicht auf die räumliche Wirkung eines Kleides zog sie es vor, bereits die erste „Skizze" in dieser Dimension zu machen, nicht auf dem Papier. Vionnets Draperien entstanden aus der praktischen Arbeit mit dem Stoff, der an einer einfachen Holzpuppe von allen Seiten gestaltet wurde. Sie arbeitete an einem Entwurf solange, bis er ihr in seinem Fall gefiel, dann übergab sie das Werk an eine Assistentin, die einen Schnitt in Originalgröße anfertigte.

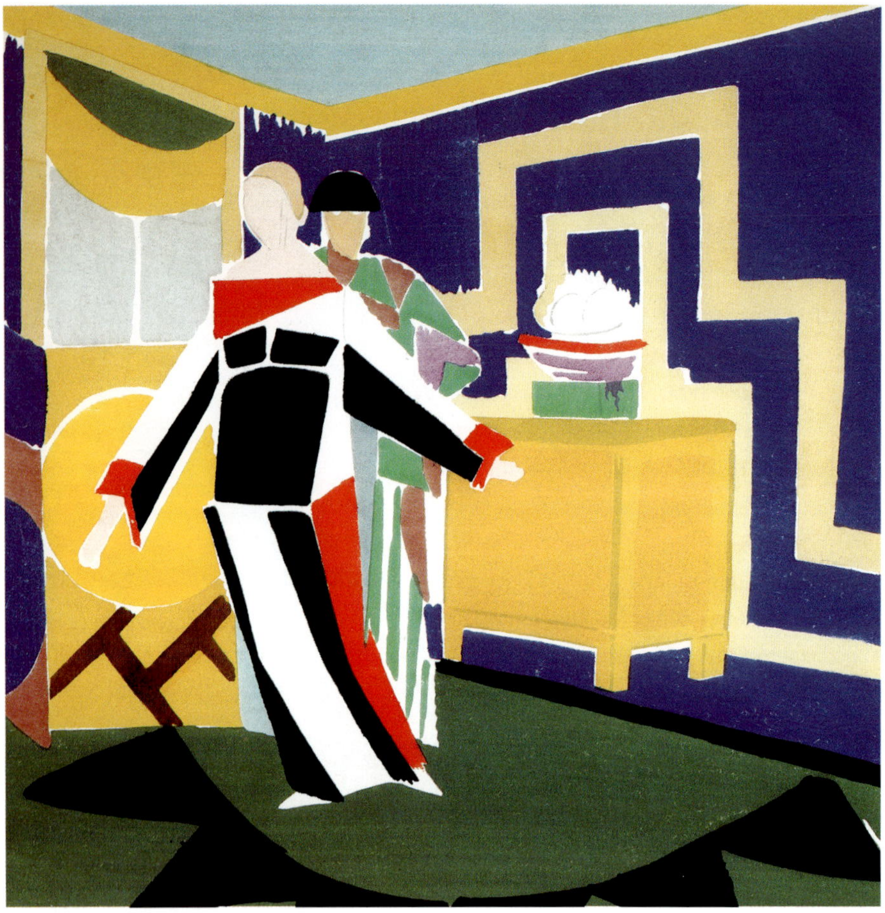

Sonia Delaunay, Entwurf für simultane Kleider und Inneneinrichtung, 1924

Noch einmal: Futurismus

„Die Mode ist eine Kunst wie die Architektur oder die Musik. Ein schöpferisch geniales und gut getragenes Damenkleid hat den gleichen Wert wie ein Fresko von Michelangelo oder eine Madonna von Tizian." So emphatisch verherrlicht der Futurist Volt die Mode im Jahr 1920. Er nimmt damit die bilderstürmerischen Äußerungen seiner Kollegen aus der unmittelbaren Vorkriegszeit auf, die ihre provokative Wirkung in der Zwischenzeit nicht verloren hatten. Kleidung soll zu einer Kunst aus neuen Formen und Farben werden. Sie soll sich nicht mehr am menschlichen Körper orientieren, sondern an der Bewegung und Geschwindigkeit des modernen (Großstadt-)Lebens. Sie soll nicht mehr aus den traditionellen Stoffen bestehen, sondern aus Papier, Kautschuk, Glas, Fischhaut, Verpackungsmaterial, ja sogar lebenden Tieren. Es blieb für die Futuristen beim Entwurf. Die neuartigen Materialien wurden tatsächlich erst viel später von anderen Modemacherinnen wie Elsa Schiaparelli verwendet. Und es blieb anderen, praktischer orientierten avantgardistischen Künstlerinnen und Künstlern wie Sonia Delaunay vorbehalten, Kunst und Leben zu verbinden, indem sie ihre Entwürfe auch tatsächlich in Kleider umsetzten.

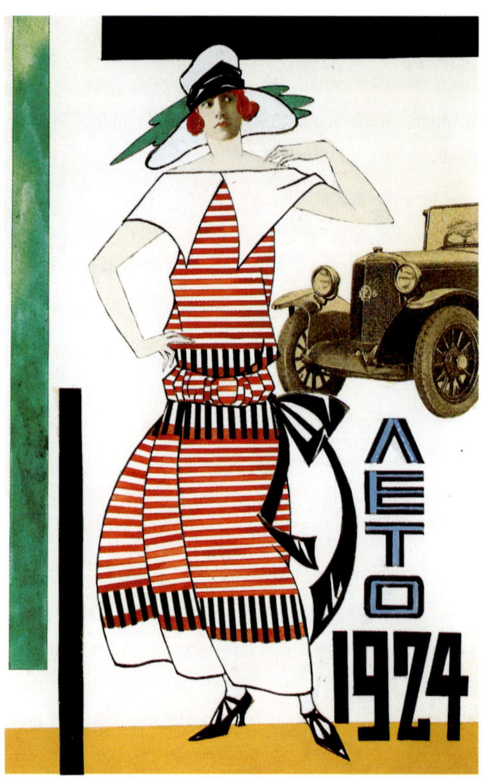

Ljubow Popowa, Kleidung für autofahrende Frauen, Collage für ein Cover der Zeitschrift *Leto*, 1924

Die konstruktivistische Malerin und Bühnenbildnerin Ljubow Popowa widmete sich ab 1921 ganz der industriellen Ästhetik und fertigte Entwürfe für die Erste Staatliche Textilfabrik in Moskau an. Die Kleider und Anzüge waren im allgemeinen stark typisiert und jeweils für einen bestimmten Zweck wie etwa Arbeit oder Sport vorgesehen. Popowa nutzte hier die Technik der Collage, die sie während ihres Akademiebesuchs in Paris bei den Kubisten zuerst gesehen hatte. Durch die Montage der unterschiedlichen Bildelemente wird auch hier die Funktion des Entwurfs stark hervorgehoben: Für die Autofahrt eignet sich ein robustes aber luftiges Kleid. Popowa zeigt ein ungewöhnlich zeitgemäßes Bild einer modernen, motorisierten Frau. Die gegenläufigen breiten Streifen in den kontrastreichen Farben Schwarz, Rot und Weiß unterstreichen die im Schnitt strenge Form des Sommerkleides, die lediglich durch die schwarze Schleife ein wenig aufgelockert wird.

Sonia Delaunay

Eine besondere Rolle in der Modegeschichte spielt die Künstlerin Sonia Delaunay. Die gebürtige Russin entwickelte bereits vor dem Ersten Weltkrieg mit ihrem Mann Robert die simultane Malerei. Der Futurismus versuchte eine lineare Sukzessivität zum Ausdruck zu bringen, der Simultanismus hingegen machte Gleichzeitigkeit sichtbar. Geometrische, oft kreisförmige Strukturen und leuchtende, ungebrochene Farben wurden eingesetzt, um diesen Effekt zu erzeugen.
Sonia Delaunay setzte ihre malerischen Erkenntnisse in tragbare Praxis um, als sie „simultane" Kleider für sich selbst und ihren Mann schuf. Nach einer Beschreibung des Dichters Appollinaire war Robert Delaunay eines Abends wie folgt gekleidet: „roter Mantel mit blauem Kragen, rote Socken, gelb-schwarze Schuhe, schwarze Hose, grüne Jacke, himmelblaue Weste, winzige rote Krawatte."
Nach dem Verlust ihres gesamten Vermögens in der Revolution von 1917 begann die Russin, Kleider und Stoffe, Porzellan, Einrichtungsgegenstände und andere gleichzeitig schöne und nützliche Dinge für den Verkauf zu entwerfen. Auf diese Weise näherten sich tatsächlich Kunst und Leben einander an – was eine der zentralen, aber letzten Endes selten erfüllten Forderungen der künstlerischen Avantgardebewegungen des Jahrhundertbeginns war. Auf manche ihrer Kleider sind Gedichte gedruckt oder gestickt, die von ihren Freunden unter den zeitgenössischen Dichtern stammen. Dichtung und Mode durchdringen einander – besser kann man die immer wieder for-

mulierte Position kaum illustrieren. In ihren Kleiderentwürfen ging Sonia Delaunay von den Schnitten aus, die sie vorfand, und verband sie mit bestimmten Mustern. Die geometrischen Grundformen ihrer Malerei, die sie auf Stoffe applizieren ließ, ergänzten die kantige Kleidersilhouette der 20er Jahre ideal. Seit den 30er Jahren widmete die Künstlerin sich wieder hauptsächlich der Malerei. Die neue fließende, im Schnitt komplizierte und körpernähere Kleidersilhouette erlaubte es ihr nicht mehr, ihre Vorstellungen von Modernität in der Kleidung zum Ausdruck zu bringen.

Die russische Reformkleidung

Seit der Revolution galt Mode in Rußland als bourgeoises Phänomen und sollte bekämpft werden. Die Mode wurde im Zusammenhang mit der Kunst diskutiert, denn auch sie sollte dazu beitragen, eine „demokratische" Gesellschaft aufzubauen. In diesem Zusammenhang stehen Entwürfe des Konstruktivisten Wladimir Tatlin, die – wie sein in Teilen austauschbarer „Modul-Mantel" – vor allem an Funktionalität ausgerichtet waren. Auch für die Entwürfe von Warwara Stepanowa und Ljubow Popowa galt die Maxime, daß die Konstruktion der Kleidung immer vom Verwendungszweck ausgehen müsse. Sie entwarfen drei Kleidungstypen: für die berufliche Tätigkeit allgemein, für ganz bestimmte Berufe und außerdem für die sportliche Betätigung.

Farbenfroh und formal interessant waren die Entwürfe von Nadeschda Lamanowa und Alexandra Exter. Lamanowa gestaltete Elemente der traditionellen russischen Kleidung so, daß sie auch mit modernen Massenproduktionstechniken herzustellen waren. Alexandra Exters Leitvorstellung war, daß die Form eines Gegenstandes sich aus seinem Material ergeben müsse, und daß ein Kleidungsstück nicht mehr zugeschnitten, sondern richtiggehend konstruiert werden müsse. Sie entwarf einfache, funktionale Kleidung, die dennoch in manchem modischen Tendenzen aus dem Westen folgt, oft aber auch im Gegensatz zu diesen steht. Sie schuf außerdem Theaterkostüme, die Elena Rakitina als „Gestaltmasken" bezeichnet, die „die Schauspieler zu farbigen dynamischen Skulpturen machen". Nicht historische Genauigkeit oder üppiges Material, sondern allein Farbe, Rhythmus und Form sind bestimmend.

Das Triadische Ballett

Alexandra Exters Theaterkostüme sind typisch für die ungewöhnliche Verbindung von Mode und Bühne in den 20er Jahren. Sie beeinflußten einander gegenseitig, und beide waren wiederum von Tendenzen der bildenden Kunst geprägt. Der Konstruktivismus wirkte auf die eckigen Formen der Kleider und die geometrischen Muster der Stoffe. Im Theater konnten diese Experimente noch weiter getrieben werden, da es weniger auf Tragbarkeit als auf das Schaffen neuer Formen im Raum ankam. Die Kostüme des vielseitigen Künstlers und Bauhauslehrers Oskar Schlemmer für das *Triadische Ballett* von 1922 gehören zu den berühmtesten Beispielen hierfür: Die Tänzer werden zu geometrischen Formen. Stoffwülste, ausgestopfte Ärmel und Hosenbeine oder auch Rücken lassen sie plump erscheinen; ein Drahtkostüm gibt der Tänzerin ein gleichzeitig ätherisches und technologisches Aussehen. Die Bewegungen müssen sich nach den Kostümen richten, und das Ergebnis ist eine neue Ästhetik, in der Bewegung und Form ineinander übergehen.

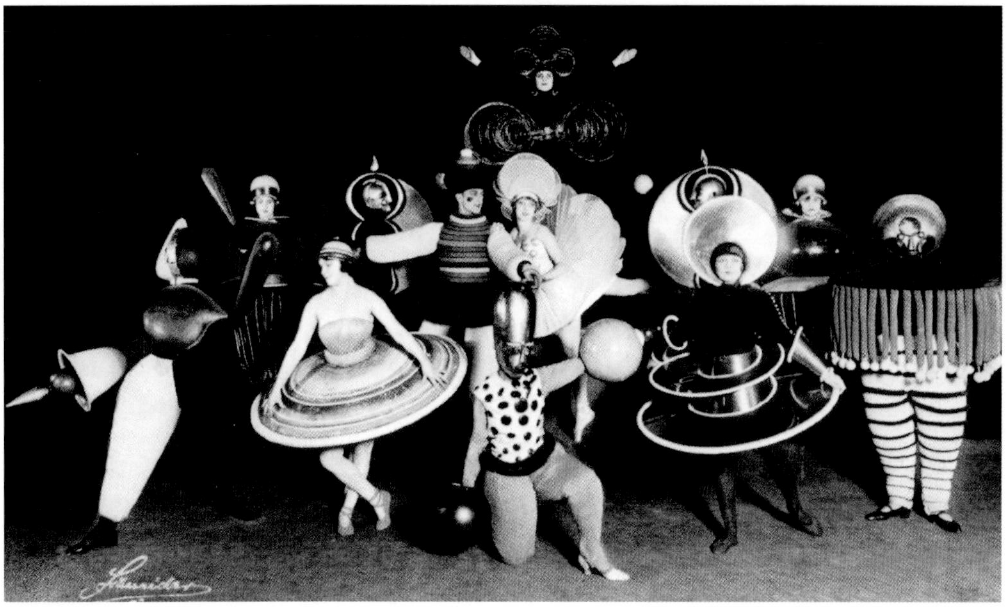

Die Figurinen des *Triadischen Balletts* in der Revue *Wieder Metropol* in Berlin, 1922

Die phantastischen Figuren, mit denen Oskar Schlemmer sein Tanztheater besetzte, wirkten wie Karikaturen wirklicher Personen. Bei jeder Figurine standen bestimmte Probleme der Bewegung, des Gleichgewichts und der Konstruktion im Vordergrund. Das Kostüm des „Abstrakten" beispielsweise (ganz links) besteht aus einer mit weißem Filz bezogenen, keulenförmigen Beinhülle und einem schwarzen Bein, das sich vom Hintergrund nicht abhebt. Im Zusammenspiel mit dem glockenförmigen Ärmel und der Keule anstatt der linken Hand muß der Tänzer sich auf ein völlig neues Körpergefühl einlassen und dem Betrachter die Illusion eines nicht menschgleichen Wesens vermitteln. In spielerischer Form setzte sich Schlemmer letztlich mit Grundfragen der Kleidung auseinander.

Eleganz auf Sparflamme

Mode in Krisenzeiten

1930–1945

Szenenwechsel

„... der Vorhang fiel, und ein neues Spiel begann. (...) Das Frauenkleid und das Frauenhaar wurde wieder lang und Sie, die Sie dies erst gestern und vorgestern erlebt haben, waren so Zeuge eines ‚Werdens der Mode', wie Sie dies nicht jedes Jahr beobachten können." Mit diesen Worten kommentiert der Leiter der Modeabteilung der Wiener Werkstätte, Eduard Wimmer-Wisgrill, im Jahr 1932 die modischen Veränderungen, die die 30er Jahre von den 20er Jahren trennen. Mag auch die Veränderung weniger dramatisch und plötzlich stattgefunden haben, als Wimmer-Wisgrill es mit seinem Theaterbild vom gefallenen Vorhang nahelegt: Die modischen Revolutionen der 20er Jahre wurden im darauffolgenden Jahrzehnt zum Teil tatsächlich widerrufen, zum Teil in eine neue Richtung weiterentwickelt. Selten in der Modegeschichte läßt sich eine so deutliche Zäsur zwischen zwei Jahrzehnten beobachten. Die „Jungenhaftigkeit" und Sportlichkeit der 20er Jahre macht einer traditionelleren, eleganteren Weiblichkeit Platz; die oft eckigen Formen der 20er verwandeln sich unmerklich in fließende Linien, die glatten kurzen Haare werden nun sanft gewellt und sind mit einem Mal wieder so lang, daß sie aufgesteckt werden; die Taille wird wieder stärker betont, die Hüte werden phantasievoller – kurz: Die gesamte Silhouette ändert sich, wird weniger streng, weniger entschieden.

Allgemein läßt sich eine noch stärkere Hinwendung zu traditionellen Werten beobachten, als vor dem Ersten Weltkrieg. Diese Entwicklung ist vor allem auf die Weltwirtschaftskrise, die 1932 mit weltweit rund 30 Millionen Arbeitslosen ihren Höhepunkt erreichte, zurückzuführen. Von großen Teilen der europäischen Bevölkerung wurde nationalistische und faschistische Propaganda bereitwillig aufgenommen, weil sie einen Ausweg aus dem herrschenden Elend versprach. Ein wichtiges Element dieser Ideologien war die Rolle der Frau: Sie sollte nun wieder durch und durch weiblich in einem höchst altmodischen Sinne sein, Kinder bekommen, sich häuslichen Aufgaben widmen und den Mann entlasten; sie sollte unter Umständen repräsentieren, in jedem Fall den Männern einen erfreulichen Anblick bieten, jedoch in keiner Hinsicht mit ihnen konkurrieren – ein gewaltiger Rückschritt in emanzipatorischer Hinsicht. Erst aufgrund des ansteigenden Bedarfs an Arbeitskräften in der wachsenden Rüstungsindustrie und schließlich während des Krieges waren Frauen als Arbeitskräfte auch außerhalb des Hauses wieder stark gefordert.

In Zeiten der politischen Abgrenzung der europäischen Staaten voneinander wurde die Kleidung zu einem Mittel, nationale Identität zu stärken. Während modische Impulse Anfang der 30er Jahre auch über die Grenzen Frankreichs hinaus noch von Paris ausgingen, waren in Italien und Deutschland zunehmend Tendenzen zu erkennen, die einheimische Bekleidungsindustrie zu stärken und eine Rückbesinnung auf traditionelle Kleidungsformen zu fördern. So wurden in Deutschland Trachten gegenüber modischer Kleidung recht populär, denn sie waren funktional

1930 Theodor Adorno und Max Horkheimer gründen die Soziologieschule der kritischen Theorie (Frankfurter Schule). Erste Fußball-Weltmeisterschaft in Uruguay.

1931 Ausrufung der Spanischen Republik. Der Surrealist Salvador Dalí malt *Zerinnende Zeit*. Fritz Langs erster Tonfilm: *M – Eine Stadt sucht einen Mörder* wird uraufgeführt.

1932 Höhepunkt der Weltwirtschaftskrise. Militärputsch in Japan. Erstes Internationales Filmfestival in Venedig. Internationale Architekturausstellung im Museum of Modern Art in New York. Erster Tarzanfilm mit Johnny Weissmuller kommt in die Kinos.

1933 Hitler wird Reichskanzler. Verhaftung von Oppositionellen nach dem Reichstagsbrand. Beginn der antisemitischen Gesetzgebung in Deutschland. Bau von Autobahnen in Deutschland und den USA. Bücherverbrennung in Berlin.

1934 Eintritt der UdSSR in den Völkerbund. Ermordung politischer Gegner in Deutschland und der UdSSR. In den USA veröffentlicht Henry Miller *Im Wendekreis des Krebses*.

1935 Der Prototyp des Volkswagens (Käfer) entsteht. In Berlin wird das weltweit erste regelmäßige Fernsehprogramm ausgestrahlt. Violinkonzert von Alban Berg kurz nach seinem Tod uraufgeführt.

1936 Beginn des Spanischen Bürgerkrieges. Olympische Spiele in Berlin. Erster Hubschrauber. Abschaffung des Verschleierungszwangs für Frauen in Persien. Der Tanzfilm *Swing Time* macht Fred Astaire und Ginger Rogers berühmt.

1937 Unter dem Eindruck der Ereignisse im Spanischen Bürgerkrieg malt Picasso *Guernica*. Uraufführung von Carl Orffs *Carmina Burana*. Golden Gate Bridge in San Francisco wird eröffnet.

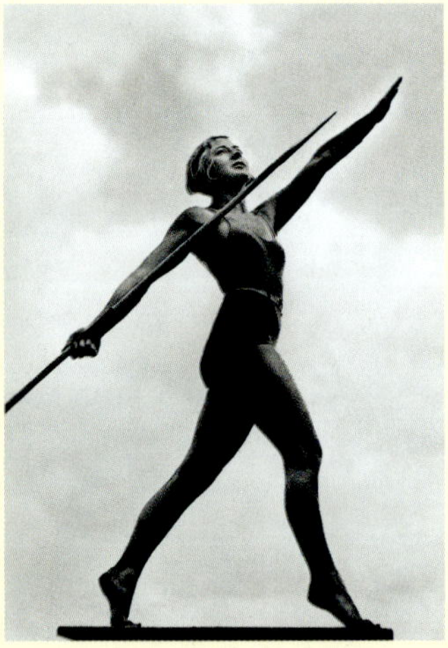

Deutsche Speerwerferin, 1934

1938 Österreich wird dem Deutschen Reich angeschlossen. Entdeckung der Spaltbarkeit des Urankerns. Herstellung von Nylon wird möglich. In den USA wird die 40-Stunden-Woche eingeführt.

1939 Deutscher Übergriff auf Polen: Beginn des Zweiten Weltkriegs. Machtergreifung Francos in Spanien. Nichtangriffspakt zwischen Deutschland und UdSSR. Pius XII. wird zum Papst gewählt.

1940 Blitzkrieg. Premiere von Chaplins *Der Große Diktator*.

1941 Deutscher Angriff auf Rußland. Japanischer Angriff auf Pearl Harbour. Konrad Zuse baut ersten programmgesteuerten elektromechanischen Digitalcomputer.

1942 Kampf um Stalingrad, Wende des Krieges. *Casablanca* mit Humphrey Bogart wird gedreht.

1944 Landung der Alliierten in der Normandie.

1945 Amerikanischer Atombombenabwurf auf Hiroshima und Nagasaki. Bedingungslose Kapitulation Deutschlands. Befreiung des Vernichtungslagers Auschwitz. Gründung der UNO, die den Völkerbund ersetzt.

und ohne „dekadentes" Schmuckwerk. Neben den Frauen, die sich im Laufe der 30er Jahre zunehmend „deutsch" kleideten, gab es noch genügend Damen, die auch Ende der 30er Jahre noch Paris als Hauptstadt der Mode ansahen und sich nach den dortigen Moden richteten. Immerhin blieben etliche der Pariser Modehäuser trotz Materialknappheit auch während der deutschen Besatzung in den Jahren 1940–1944 geöffnet.

Mode und Film

Seit den 20er Jahren war der Spielfilm wichtiger Vermittler von Mode. Durch die Einführung des Tonfilms Ende der 20er Jahre wurde der Film revolutioniert: Mittels realistischer Dialoge konnten die Handlungen wesentlich differenzierter gestaltet werden, und der Film führte nun Figuren vor, die natürlich erschienen und die Zuschauer – anders als dies im Stummfilm möglich war – in Welten entführen konnten, die die Fiktion wirklichkeitsnah erscheinen ließen. Komödien standen hoch im Kurs, denn sie lenkten ab von der Misere des Alltags und dienten häufig nicht zuletzt dazu, ideologische Inhalte zu transportieren.

Trugen die Stummfilmschauspielerinnen der 20er Jahre oft noch dieselben Kleidungsstücke im Alltag wie im Film, so wurden in den 30ern eigene Filmkostüme entwickelt, die als Bestandteil der filmischen Erzählung dienten: Sie machten die Schauspielerinnen zum Teil eines Ensembles aus Interieur, Kleidung und Körpersprache, dessen Elemente perfekt aufeinander abgestimmt waren. Die Kleider untermalten den Charakter, das Verhalten und die Emotionen, die die Schauspieler darstellten, sie konnten Widersprüche erzeugen oder auf zukünftige Ereignisse vorausdeuten und wurden so zu einem wesentlichen Bedeutungsträger. Die Schauspielerinnen der 30er Jahre stellten ein anderes Frauenbild vor, als die stark überschminkten, auf sprechende, oft exaltierte Gestik konzentrierten Stars der 20er. Frauen wie Lil Dagover repräsentierten Typen zwischen Dame und biederer Frau, Lilian Harvey tendierte eher zur Kindfrau, doch der androgyne Typ des vorangegangenen Jahrzehnts war nicht mehr gefragt. Gegen Ende der 30er Jahre und während des Krieges wurde Zarah Leander zum Inbegriff der „Femme fatale". Mit ihren roten Locken und ihrer rauchigen Stimme, den körperbetonten Abendkleidern und der kurvigen Figur weist sie bereits auf einen beliebten Typ der Nachkriegszeit voraus. Die Schauspielerinnen, die den internationalen Film dominierten, wirken erheblich mondäner als die des europäischen Films. Greta Garbo, die unnahbare Geheimnisvolle, Marlene Dietrich, die nach ihrer Emigration in die USA in Filmen wie *Blonde Venus* (1932) oder *Der Garten Allahs* (1936) an die Rolle des Vamps aus *Der blaue Engel* (1929) anknüpfte und diese noch perfektionierte, Joan Crawford, Tallulah Bankhead, Ginger Rogers oder Jean Harlow wurden zu Idealbildern von Weiblichkeit.

Der Film zeigte jedoch nicht nur Moden, sondern er schuf sie auch. Elsa Schiaparelli gehört zu den ersten, die die Bedeutung des noch verhältnismäßig neuen Mediums als Modenschau für breite Massen erkannte: Die Filmkleidung von heute sei die Mode von morgen, stellte sie fest. Die Modeschöpfer Gilbert Adrian und Travis Banton statteten berühmte Hollywood-Filme aus, und Adrians Entwürfe wurden später in allgemein tragbare Kleidung umgearbeitet, wodurch die Marktwirkung eines Films in besonderem Maße ausgenutzt werden konnte.

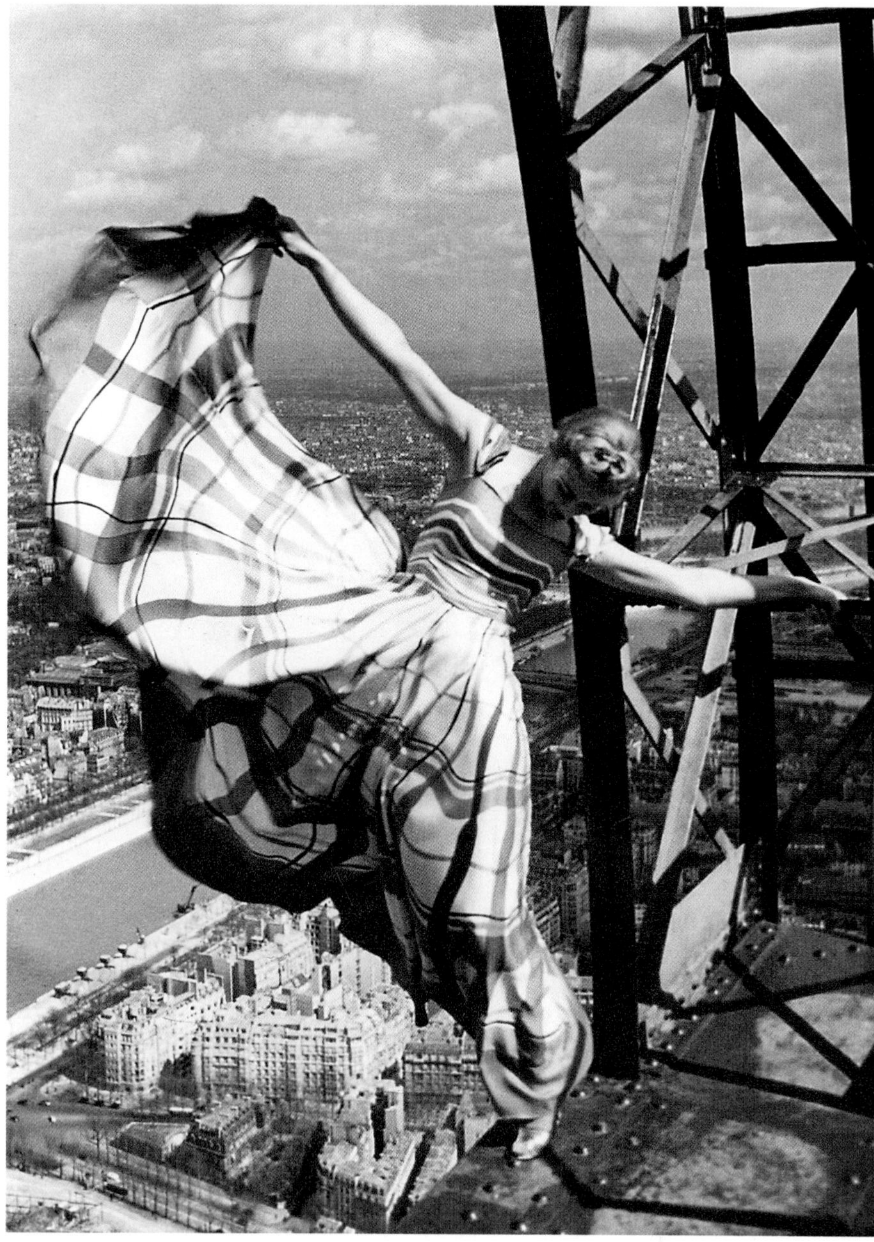

Lisa Fonssagrives auf dem Eiffelturm, 1938

Die spektakuläre Aufnahme des Mannequins Lisa Fonssagrives, die hoch über den Dächern von Paris den Rock im Tanzschritt ausbreitet, machte Erwin Blumenfeld im Jahre 1939 für sein Portfolio *Der Eiffelturm*. Die Form des aus Surah-Seide gefertigten Kleides von Lucien Lelong mit weitem, langem Rock, anliegendem Oberteil, tiefem Ausschnitt und aus gerafften Bahnen bestehenden breiten Trägern weist auf die Silhouette der 40er Jahre voraus. Auf interessante Weise korrespondieren in Blumenfelds Foto die geometrischen Muster des Stoffes aus Quadraten und Streifen mit den eisernen Verstrebungen des Eiffelturms.

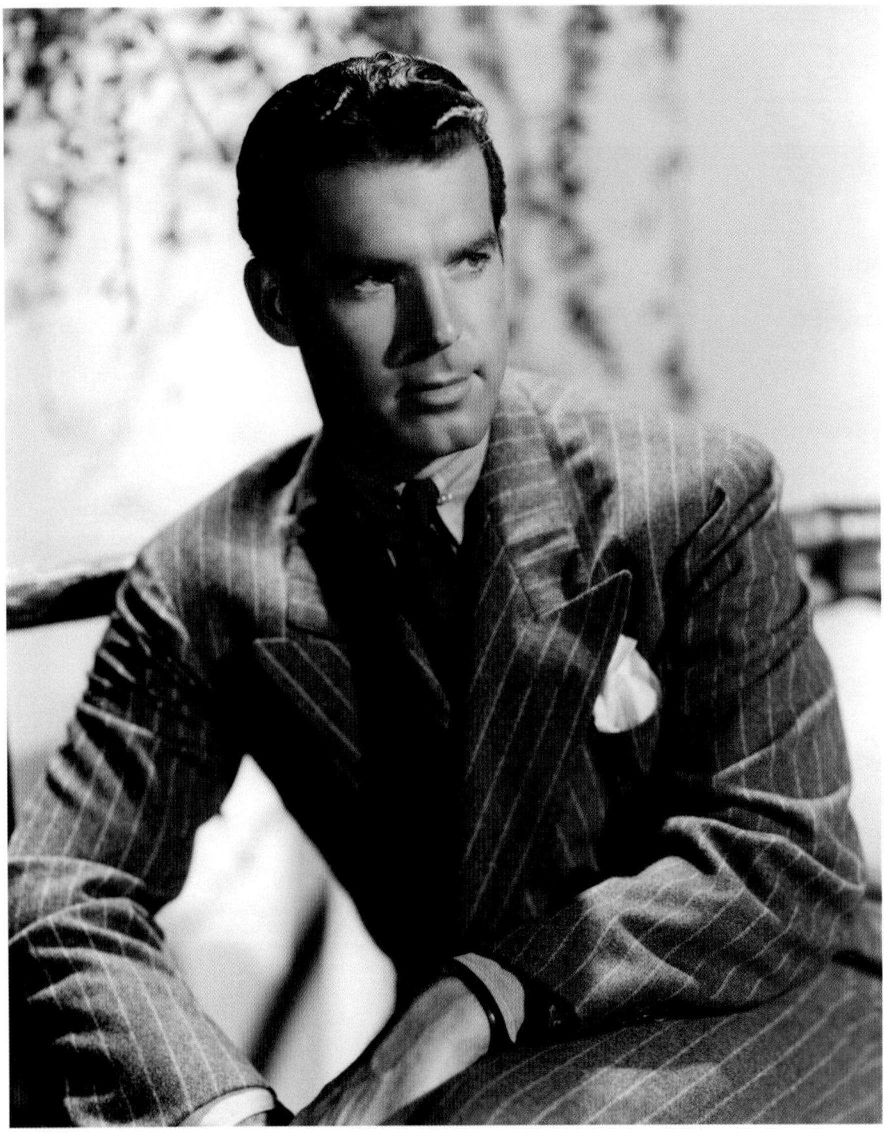

Fred MacMurray, 1936

Als Dressman im Stil der Zeit kleidete sich der Hollywood-Schauspieler Fred MacMurray, der vor allem mit der amerikanischen Fernsehserie *My three sons* hervortrat. Das doppelreihige Sakko des Nadelstreifenanzugs aus festem Wollstoff wird dominiert von dem breiten Revers, das fast die ganze Brust bedeckt. Dazu gehört der schmale Hemdkragen mit enggeknoteter, dunkler Krawatte.

Die sperrige, schöne und androgyne Katherine Hepburn ließ sich in Männeranzügen ablichten und spielte in *Silvia Scarlett* eine Frau, die sich als Mann ausgibt. Sie und Spencer Tracy – ihr Ehemann auch im realen Leben – wurden zu einem Traumpaar des amerikanischen Films; sie stellten die Schwierigkeiten der modernen Ehe in einer Zeit wachsender Gleichberechtigung und weiblicher Berufstätigkeit komödiantisch dar. Katherine Hepburn ist stets in perfekte, körperbetonte Kostüme gekleidet und demonstriert damit ihre strengen Karriere-Qualitäten, während Tracys weite Anzüge – häufig ohne Krawatte getragen – ihn als zwar beruflich erfolgreich, aber weniger karriereorientiert ausweisen. Sportliche Sakkos gehörten zum Outfit des Herrn in den 30er Jahren; sie waren oft auffallend gemustert und kombiniert mit einem Halstuch. Cary Grant im sportlichen Sakko oder im korrekten Stadtanzug mit Krawatte gehört zu den bedeutenden männlichen Modevorbildern der 30er Jahre, ebenso Fred Astaire. Die Fräcke mit weißen Krawatten, die er zum Tanzen, und die Poloshirts und weiten Hosen, die er in den Proben trug, dienten als Vorbild für eine lässig-elegante Haltung der Herren. Und als Clark Gable in dem Film *It Happened One Night* 1934 sein Oberhemd auszog und man sah, daß er kein Unterhemd trug, gingen, wie Richard Martin schreibt, die Verkaufszahlen für Unterhemden drastisch zurück.

Formenwandel

Bereits gegen 1929 setzt ein Formenwandel ein, der sich während der folgenden Dekade weiterentwickeln sollte. Die weibliche Figur bleibt sehr schlank, aber sie gewinnt andere Konturen, erinnert nun an griechische Statuen. Die Taille rutscht wieder an ihre „natürliche" Stelle; sie ist schmal und wird – dies gilt besonders für die Alltagskleidung – durch schmale Gürtel – sei es aus Leder, sei es aus dem Stoff des Kleides – betont. Röcke liegen über den – weiterhin schmalen – Hüften eng an und werden nach unten hin weiter, oft schwingen sie in einer Glocke aus. Godetfalten werden für diese Linie wichtig, die die glockige Weite des Rockes durch eingesetzte Keile erzielen. Die Röcke sind kniebedeckend bis wadenlang, eine Länge, die Jean Patou eingeführt hatte, und die es erlaubte, auch den Rock zu einem besonders eleganten Kleidungsstück zu machen. Die Oberteile waren vergleichsweise eng und schmiegten sich dem Körper an, die Ärmel wurden schmal eingesetzt. Anders als in den 20er Jahren wird nun auch wieder ein wenig der Busen betont, jedoch passend zur insgesamt schlanken Figur. Um die geeigneten Körperformen zu erlangen, trug man wieder verstärkt Mieder, die inzwischen elastischer waren, da die Materialien und Fertigungstechniken sich verbessert hatten.

Das sogenannte Prinzeßkleid brachte die neue Idealfigur besonders gut zur Geltung. Es handelt sich dabei um ein einteiliges, schmales, wadenlanges Kleid mit Längsnähten, hochgeschlossen und mit Schleifen oder kleinen Kragen geschmückt, so daß es brav und ein wenig altmodisch wirken mochte. Abends konnte es tief ausgeschnitten sein, meistens war es bodenlang und lief zuweilen gar in einer kleinen Schleppe aus, was der Trägerin ein majestätisches Aussehen verlieh. Der Stoff wurde in der Regel diagonal geschnitten, in jener Technik, die Madeleine Vionnet Haute-Couture-fähig und zugleich populär machte; nur sie ermöglichte den typischen weichen, fließenden Fall der Kleider. Entsprechende Eigenschaften hatten natürlich auch die Stoffe, die bevorzugt verwendet wurden: Crêpe de Chine etwa

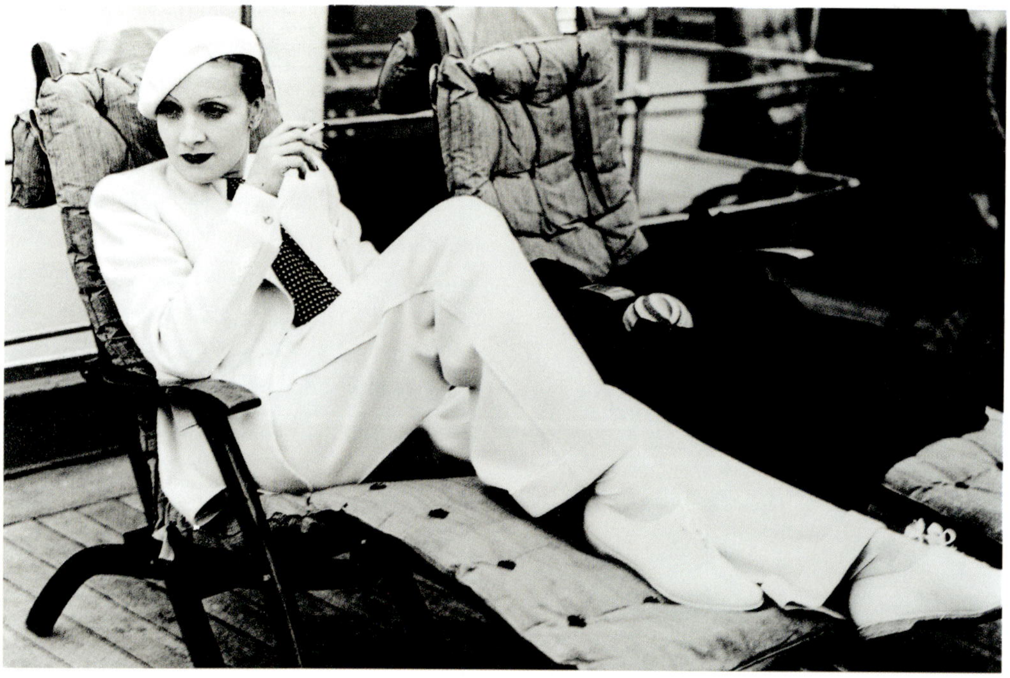

Marlene Dietrich auf der Überfahrt in die USA, 1932

Untrennbar verbunden mit dem Namen Marlene Dietrichs ist die gerade geschnittene, vom klassischen Herrenanzug abgeleitete Bundfaltenhose für Damen. Die androgyn wirkende Schauspielerin, die nach eigener Aussage „schon immer ein halber Mann" war, machte den Hosenanzug als elegante weibliche Kleidung zu Beginn der 30er Jahre gesellschaftsfähig. 1930 mit Josef von Sternbergs Film *Der blaue Engel* weltberühmt geworden, folgte die Dietrich dem österreichischen Regisseur nach Hollywood. Mit ihren legendären langen Beinen – dem Ideal für solche Hosen – machte sie sowohl im ebenfalls zum Markenzeichen gewordenen Frack mit Zylinder wie in der klassischen Kombination mit gleichfarbiger Jacke eine glänzende Figur, im Film wie im Leben. Später von engen Hosen verdrängt, erfreute sich die Marlene-Hose besonders in den 80er Jahren wieder großer Beliebtheit.

oder Seidenjersey; langsam kamen auch Kunstfasern auf. 1934 gab es die ersten Stretch- bzw. Latex-Stoffe, die – wenn auch nicht vergleichbar mit den Stretch-Stoffen der späten 90er Jahre – ganz neue Möglichkeiten des Schnitts eröffneten, so daß man bei einigen Kleidungsstücken sogar die Verschlüsse weglassen konnte.

Neben Kleidern wurde in den 30er Jahren die Kombination von Rock und Bluse zur praktischen Standardkombination für den Tag insbesondere der im Büro arbeitenden Frauen. Zuweilen kam ein Bolero hinzu, den Elsa Schiaparelli zu einem unverzichtbaren Bestandteil ihrer Kollektionen machte. Auch Kostüme konnten Bolerojäckchen haben. Meistens aber hatten sie eine längere, taillierte Jacke, strenge Revers und einen Gürtel. Dazu trug man einen schmalen wadenlangen Rock, der Falten haben konnte oder zum Saum hin glockig ausschwang. Kostüme konnten, wie die Anzüge der Männer, am Tage und besonders am Vormittag zu fast allen Anlässen getragen werden, in Bahnen genähter Stoff verlieh den Röcken einen eleganten Fall. Nachmittags war meist eher ein Kleid angemessen, abends in jedem Fall, obgleich Elsa Schiaparelli erstmals am Schnitt von Jacketts orientierte Jacken für den Abend vorstellte und damit auch die Abendmode umzugestalten begann.

Gegen Ende des Jahrzehnts wurde die modische Linie der Alltagskleidung insgesamt strenger und funktionaler. Dies war einerseits durch die Materialknappheit im Krieg bedingt, hing aber auch mit dem Einfluß der sowohl in Europa als auch in Nordamerika notgedrungen verbreiteten Militärkleidung zusammen.

Nur die Abendmode wird noch üppiger als die der 20er Jahre, mit weiten, langen Röcken, schmaler Taille und Oberteilen. In mancher Hinsicht deuten diese festlichen, wallenden Gewänder voraus auf den New Look, den Christian Dior fast zehn Jahre später lancieren sollte.

Mode, Design und Lebensart

Mit Sicherheit ist der modische Wandel nicht allein mit sozialen und politischen Ereignissen zu erklären; dennoch ist auffällig, daß gerade in Zeiten wirtschaftlicher Not die eckigen Formen und geometrischen Muster der späten 20er Jahre überholt schienen und neue Linien gesucht wurden, die dazu beitrugen, die funktionale Strenge der 20er Jahre durch etwas Glamour, aber auch durch harmlos schmückende, an die nationale Tradition anknüpfende Kleidung zu ersetzen. Diese Tendenz findet sich auch in anderen Bereichen der Gestaltung. In der Inneneinrichtung beispielsweise ersetzten die sanft geschwungenen Linien eines Pierre Chareau oder Maurice Dufrène die geraden Linien der Glas- und Metallmöbel, die eben noch so modern gewesen waren. Autos erhielten ein schlankeres Design, und sie paßten ideal zur Bekleidung der Herrschaften, die sie fuhren: Wer die Möglichkeit hatte, nutzte das Autofahren, um seine modische Kleidung an mondänen Orten vorzuführen. Die großen Passagierschiffe boten einen Luxus sondergleichen und erlaubten bequemes Reisen nach Übersee. Reisen mit dem Flugzeug wurden zum Zeichen eines lässigen Kosmopolitismus. Duke Ellington und Benny Goodman machten ihre Version des Jazz populär, und Mitte der 30er Jahre wurde

Werbung für Hockanum Woolens, *Harper's Bazaar*, 1939

In den 30er Jahren war das Reisen noch mit einem Hauch von Luxus umgeben, der auch spezielle Reisekleidung rechtfertigte, wie sie in einer Kleidungswerbung vorgestellt wurde. Die Dame im Vordergrund trägt einen curryfarbenen Mantel, der die modisch strenge, schmale Linie zeigt, die sehr militärisch wirkt. Dazu trägt sie ein olivgrünes Set von Handschuhen, Handtasche, Schal und Hütchen. Auch die anderen beiden Modelle auf der Treppe sind zweckmäßig und in ihrer praktischen Schlichtheit fast unscheinbar.

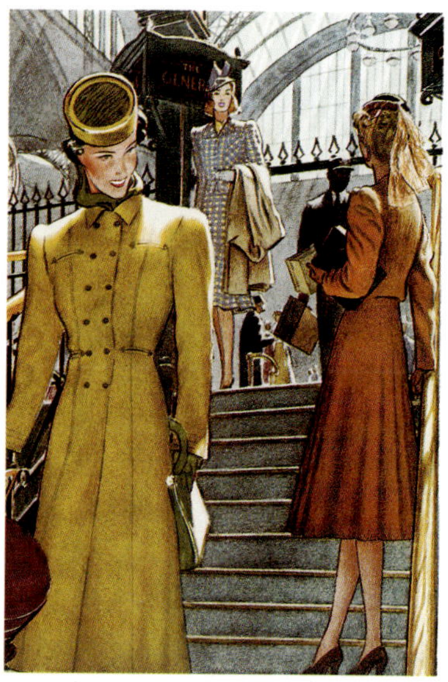

überall in den USA und Europa Swing getanzt. Man wollte „smart" sein: lässig, kühl, elegant. Dezentes Make-up war für alle Frauen zur Selbstverständlichkeit geworden. Man war sich einig, daß Schönheit und Eleganz meist der Nachhilfe bedürfen. Aber man suchte so „natürlich schön" wie möglich auszusehen – der Stil der 20er Jahre wirkt im Vergleich zu dem der 30er geradezu aufgedonnert und unnatürlich.

Geschmack wird anders als früher definiert. Er setzt sich zusammen aus der Einheitlichkeit und raffinierten Schlichtheit der Gesamtlinie und dem Glanz und Überfluß des Dekors. Eine Dame trug – um ein Beispiel zu nennen – nun nicht mehr verschiedene Arten von Edelsteinen zusammen,

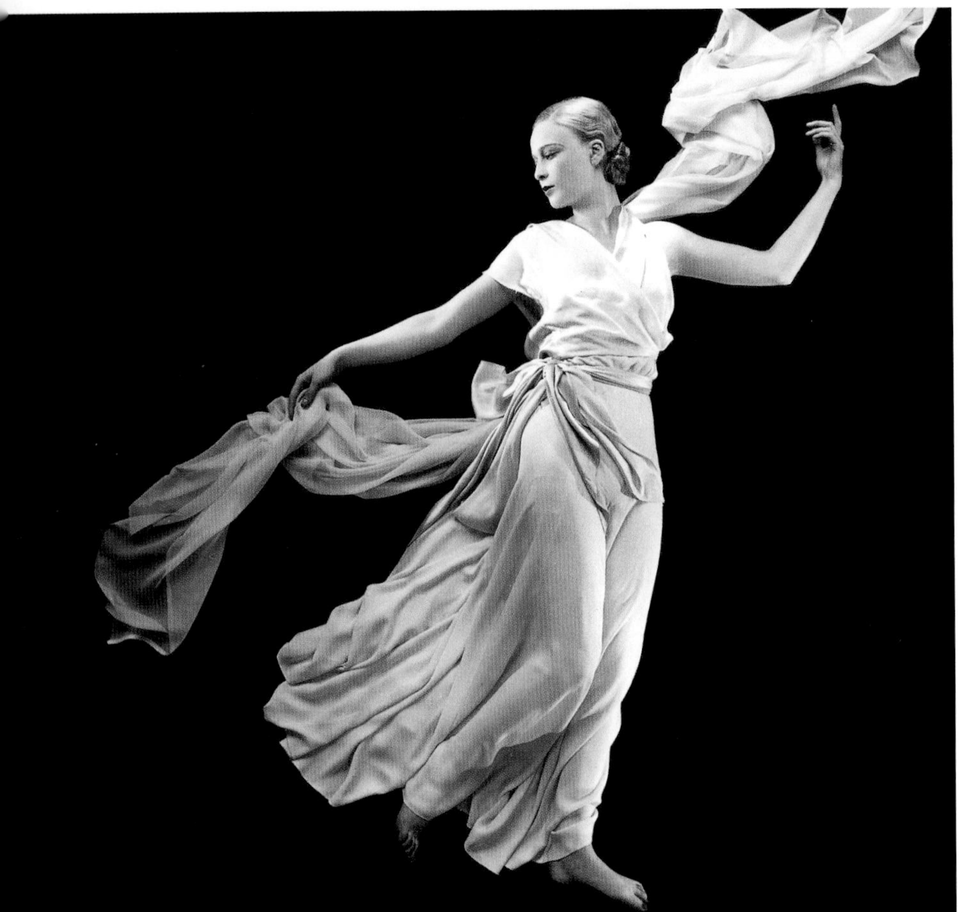

Madeleine Vionnet, Kleid *Bas-Relief*, 1931

Inspiriert von Formen der klassischen Antike schlang Vionnet den fließenden Stoff um das Mannequin: Das Oberteil ist nur wenig gerafft, während der weite Rock die Beine malerisch umspielt; um ihre großzügigen Draperien wirken zu lassen, ließ Madeleine Vionnet Stoffbahnen von zwei Metern Breite weben. Zwei lose Enden eines Schals unterstreichen den Eindruck des antiken Themas, wozu auch die Pose der Frau auf dem Foto des renommierten *Vogue*-Fotografen Hoyningen-Huene beiträgt. Der starke Kontrast hebt das Zusammenspiel von Körper und Stoff in plastischer Weise hervor.

sondern beschränkte sich auf eine. Pelze wurden auf neuartige Weise eingefärbt und zum hochmodischen Artikel; am beliebtesten war Mitte des Jahrzehnts der Silberfuchs. Stoffe waren mit Blumen bedruckt statt mit eher streng wirkenden, geometrischen Mustern, und auch monochrome Stoffe in gedeckten Farben erfreuten sich großer Beliebtheit. Man experimentierte mit neuen Materialien, mit dehnbaren Stoffen oder PVC, und vielfach wurde Kunstseide und Rayon verwendet – besonders in der wirtschaftlichen Not im Krieg war auf dem Gebiet Kunstfaser Einfallsreichtum gefragt.

Modeschöpfer der 30er Jahre

Erst im Krieg schlossen viele der renommierten französischen Modehäuser, und nach dem Krieg war alles – wieder einmal – anders. Dennoch konnten einige der großen Designer den Grundstein für ihren Weltruhm bereits in den 30er Jahren legen.

Zu den berühmtesten zählte unter anderen der Meister dramatischer Effekte Marcel Rochas; er brachte die ersten Hosenanzüge für Damen heraus, während er jedoch im übrigen vor allem auf die verspielte, aufwendige Ausstattung bedacht war, die dem linearen Stil der 30er Jahre in vielem zuwiderlief. Der Spanier Cristobal Balenciaga, der seit 1937 sein Haus in Paris führte, mit dem er es trotz aller Zurückgezogenheit, die er vorzog, zu großem Ruhm brachte, wird zu Recht häufig als Architekt der Mode bezeichnet: Er schuf großartige Roben, die nach einer Beschreibung von Ingrid Loschek „Schlichtheit mit Dramatik" verbanden. Sir Norman Hartnell kleidete die Damen des britischen Königshauses ein; entsprechend dezent-klassisch und zugleich feminin sind seine Moden. Durch seine Tätigkeit als Zeichner für *Harper's Bazaar* und als Moderedakteur von *Vogue* war Mainbocher bestens für seine Tätigkeit als Modeschöpfer gerüstet. Als einer der ersten Amerikaner faßte er in der Modeszene an der Seine nicht nur Fuß, sondern wurde auch sehr erfolgreich. Begleitet von einer neugierigen Presse, die sich auf den Amerikaner in Paris stürzte, konnte er schnell seinen Ruf als der Schneider mit den höchsten Preisen etablieren, der mit exquisiten Stoffen arbeitete. Er experimentierte mit den künstlerischen Seiten der Mode und schuf perfekte, adäquate Kleidung für elegante Damen – so für seine Landsmännin Wallis Simpson. Sie trug 1937 bei ihrer Heirat mit Edward VII. ein Kleid von Mainbocher und war mit ihrer schlanken, hochgewachsenen Figur die ideale Trägerin der Modelle des Couturiers. Mainbocher übersiedelte 1939 nach New York, wo er bis 1971 sein Geschäft fortführte.

In den 30er Jahren ist eine Tendenz vorherrschend, die schon in den 20er Jahren zu beobachten gewesen war: Es gab viele weibliche Modeschöpferinnen, die es in jeder Hinsicht mit ihren männlichen Kollegen aufnehmen konnten. Geschäftstüchtig und vor allem sicher im zeitgemäßen Entwurf, konnten sie sich in dieser Zeit auf dem internationalen Markt behaupten. Diese Tendenz bricht in der Nachkriegszeit ab. Bis in die 60er Jahre finden sich keine Frauen, die eine nennenswerte Rolle in der Modeszene spielen.

Das Mode-Empire von Nina Ricci

Eine der heute noch größten Pariser Modefirmen ist das 1932 von der Italienerin Nina Ricci gegründete gleichnamige Haus. Heute stellt Nina Ricci nicht nur Haute Couture, sondern auch Prêt-à-porter für Damen und, seit 1986, für Herren her, außerdem Lederwaren und ausgewählte Accessoires sowie Parfums und Kosmetik. Der Duft „L'Air du Temps" kam 1948 auf den Markt und ist ein Klassiker geworden. Nina Ricci wurde 1883 in Turin geboren und lernte das Schneiderhandwerk von der Pike auf. Sie lebte in Monte Carlo und Paris und arbeitete für verschiedene Modehäuser, bis sie schließlich 1932 mit ihrem Sohn Robert zusammen ein eigenes Couture-Haus eröffnete. Mit ihren überaus femininen, jugendlichen, eleganten, perfekt geschnittenen Kreationen hatte sie rasch Erfolg: Nach sieben Jahren beschäftigte sie bereits 450 Angestellte. Ihre Mode kommt ohne gewagte Provokationen und Experimente aus, sie entsprach dem Bedürfnis nach unaufdringlicher Eleganz und einer Sicherheit des Stils. Nina Ricci starb 1970 in Paris. Ihr Haus wurde von ihrem Sohn Robert allein weitergeführt, und nach dessen Tod 1988 trat sein Schwiegersohn Gilles Fuchs die Präsidentschaft an. Für das Design der Haute Couture zeichnet seit 1964 Gerard Pipart verantwortlich, das Prêt-à-porter entwirft heute Myriam Schaefer.

Madeleine Vionnet

Aus einfachen Verhältnissen stammend, hatte Madeleine Vionnet ihre Kunst in Paris und London erlernt. Nachdem sie für die bedeutenden Modehäuser Callot Sœrs und Jacques Doucet gearbeitet hatte, konnte sie 1912 ihren ersten Salon eröffnen, den sie mit Unterbrechungen bis 1940 führte. Die Silhouette, die sie bereits in den 20er Jahren entwickelt hatte, erlebte in den 30er Jahren ihre größten Triumphe. Erst die Mode dieses Jahrzehnts, die sie maßgeblich prägte, bringt ihre Schnittechnik und ihre Drapierungen zur vollen Geltung. Vionnet erprobte ihre Schnitte immer mit einfachem Nesseltuch an einer kleinen Holzpuppe und übertrug sie dann auf Menschen. Sie konstruierte ihre Kleider also nie als zweidimensionale Zeichnung, sondern immer gleich als körperhafte Gebilde im Raum. Sie orientierte sich – und übte damit großen Einfluß auf die Kreationen ihrer Zeitgenossen aus – an der Silhouette von griechischen Statuen oder an den Zeichnungen auf griechischen Vasen. Die griechische Kleidung bestand vor allem aus Drapierungen, sie wurde nicht genäht. Der Faltenwurf konnte dabei sehr schlicht und gerade, aber auch außerordentlich reich und bewegt sein. Auch viele von Madeleine Vionnets Kleidern wurden nach einem ausgeklügelten Schema drapiert, wodurch sich die Kleider besonders lebendig und immer wieder anders gestalten ließen.

Vionnets Kleider verlangen einen schlanken, straffen Körper. Aber es muß ein Körper sein, der durch Bewegung in Form gehalten wird, nicht durch ein Korsett. Auch wenn Poiret es für sich in Anspruch nahm, war doch Madeleine Vionnet

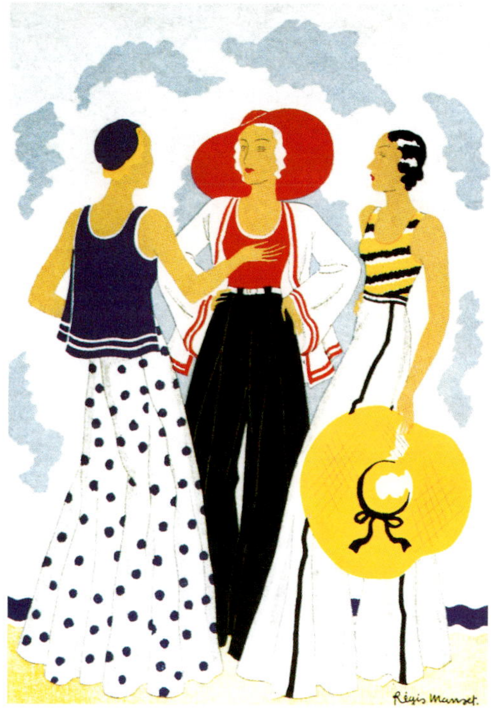

Jean Patou, Strandkleidung, *Art Gout Beauté*, 1931

Das Bild der drei Damen in Strandkleidung schmückte den Umschlag der Augustnummer der Pariser Zeitschrift *Art Gout Beauté*, die sich – wie ihr Untertitel verriet – der femininen Eleganz verschrieben hatte und in monatlicher Folge die schönsten Modelle der großen Couturiers in farbgetreuen Lithografien präsentierte. Die tatsächlich für den Aufenthalt am Strand und nicht etwa für den Nachmittagstee gedachte Garderobe folgt der eleganten, auf eine längliche Figur zielenden Linienführung, die für den Beginn des Jahrzehnts charakteristisch war: Zur langen, rockartig schwingenden Hose mit glockenförmigem Beinschnitt wird ein farblich kontrastierendes, ärmelloses Oberteil mit tiefem Dekolleté und Rückenausschnitt getragen, das eng anliegt oder ebenfalls glockig fällt, dazu eventuell eine Jacke. Als Kopfbedeckung kommt entweder eine Kappe oder aber der zeitlose, extrem breitkrempige Hut in Frage.

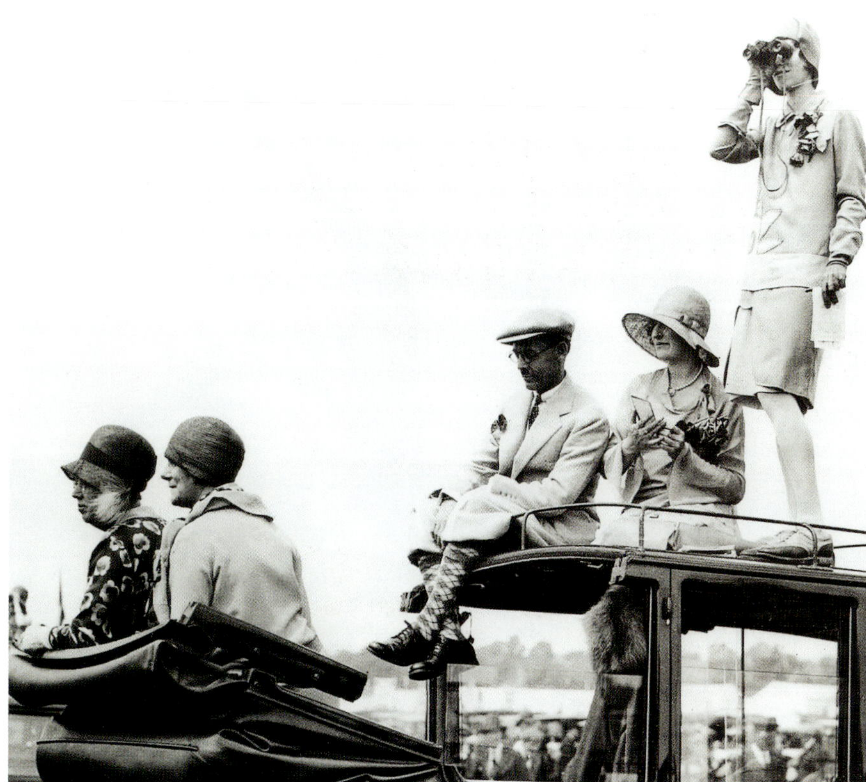

Zuschauer bei einem Pferderennen, 30er Jahre

Auch die Zaungäste eines Pferderennens, die ihr Autodach als Zuschauertribüne nutzten, achteten auf Stil: Der sogenannte Sweater, der Sportpullover, hatte sich in der Damenkleidung durchgesetzt und konnte zu kurzen Röcken getragen werden. Doch noch lange sollte die Etikette vorschreiben, daß sich weder der Herr noch die Dame ohne Hut in der Öffentlichkeit bewegte.

die erste Modeschöpferin, die das Korsett konsequent ablehnte und zwar bereits zu Beginn des 20. Jahrhunderts. Damals löste sie mit ihren losen, an Déshabillés orientierten Gewändern einen Skandal aus. Stets betonte sie den Dialog zwischen Körper und Kleid. „Wenn eine Frau lächelt", so soll sie gesagt haben, „dann muß ihr Kleid mit ihr lächeln." Vionnets Bestreben war es, zeitlose Schönheit zu schaffen. Damit positionierte sie sich nach ihrer Auffassung bewußt außerhalb der Mode.

Mitte der 30er Jahre änderte sie – den Zeitgeist erspürend – ihre Linie und wandelte sie ins Romantische. Nun entwarf sie Kleider mit angesetzten weiten Röcken aus Tüll und Gaze. Es sind Stilkleider, ähnlich denen, die Jeanne Lanvin bereits in den 20er Jahren kreiert hatte. Sie sind entfernt von den Moden der Mitte des 19. Jahrhunderts mit den weiten, langen, durch Krinolinen gestützten Röcken inspiriert, waren aber dem modernen Leben durch ihre bewegungsfreundlichen Schnitte angepaßt.

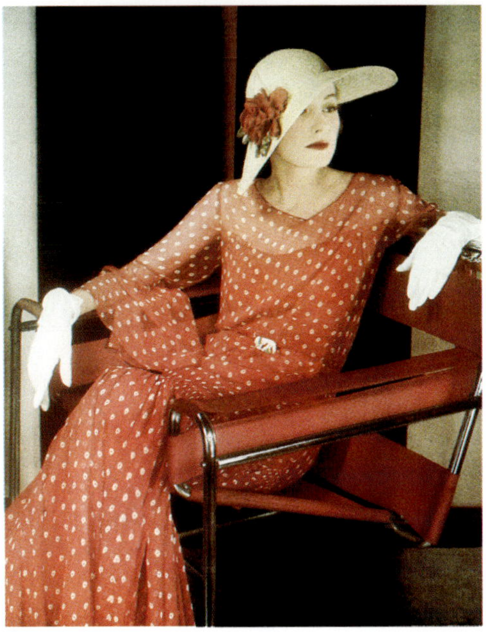

Coco Chanel, Rotes Abendkleid, *Vogue*, 1934

Das schmale Tupfenkleid umspielt den Körper des Models wie eine leicht fließende Hülle und zeigt den eher weichen Stil, den Chanel in Abstimmung mit der Tendenz der allgemeinen Modelinie in den 30er Jahren entwickelte. Das bodenlange Prinzeßkleid ist aus auffälliger Chiffonseide mit weißen Tupfen gearbeitet, die die sommerlich-frische Anmutung unterstreichen. Die Trägerin des Kleides sitzt auf dem farblich passenden Rohrstuhlsessel *Wassily* nach dem Entwurf des Bauhaus-Schülers und Architekten Marcel Breuer von 1925.

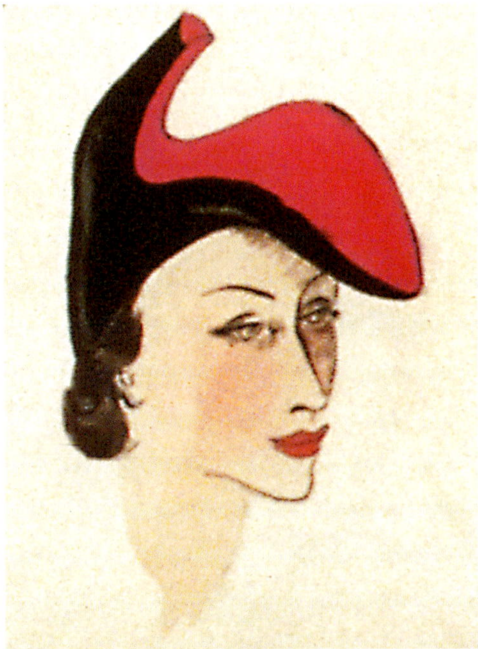

Elsa Schiaparelli, Entwurf für einen Hut, 1937

Dieser zunächst befremdliche Hutentwurf, der die Form eines Schuhs zur Grundlage hat, ist typisch für die Modelle Schiaparellis aus der Zeit des Surrealismus. Daß der Hut durchaus kleidsam war, zeigte beispielsweise die Frau Salvador Dalís, Gala, die sich mit dem Hut fotografieren ließ. Neben diesem extravaganten Modell entwarf Schiaparelli zahlreiche Phantasiehüte aus Stofftüten oder -schläuchen, die geknickt, geknotet und gefaltet zu hochaufragenden und voluminösen Kopfbedeckungen wurden. Von Liebhaberinnen wurden die avantgardistischen Kreationen getragen, gingen aber nie in die Serienproduktion.

Madame Grès

Alix Barton oder Madame Grès, wie sie sich nach dem Zweiten Weltkrieg nannte, teilte mit Madeleine Vionnet die Freude an der Skulptur. Sie wollte ursprünglich Bildhauerin werden und entschied sich dann, als die gutbürgerliche Familie dagegen war, für die Mode. 1931 öffnete sie ihr Couture-Haus Alix in Paris; nach dem Krieg hieß ihr Salon Grès (nach dem Künstlernamen ihres Mannes, eines Malers). Ebenso wie Madeleine Vionnet ließ sie sich von griechischen Gewändern inspirieren, und wie Coco Chanel gestaltete sie die Gewänder unmittelbar am menschlichen Körper. Auch ihre Kleider sind von zeitloser Eleganz, in gedeckten Farben, aus weich fließenden Stoffen wie Seidenjersey, Seidencrêpe oder Musselin, diagonal geschnitten oder plissiert, oft auch kunstvoll drapiert. Grès verstand ihre Arbeit als Kunst, die weniger damit zu tun habe, Frauen das Leben bequemer zu gestalten, als vielmehr die Schönheit des Körpers herauszuarbeiten. Ihr Stil ist sich im wesentlichen über die Jahre gleichgeblieben.

Madame Grès starb 1993 im Alter von 90 Jahren in einem Altenpflegeheim. Ihr Haus und ihren Namen hatte sie bereits in den 80er Jahren verkaufen müssen.

Coco Chanel

Die revolutionäre Modeschöpferin, die bereits vor 1920 für Aufsehen gesorgt hatte, blieb zwar bei ihrer Absicht, die Kleidung dem modernen Lebensstil der Frauen anzupassen, änderte aber ihren Stil in den 30er Jahren erheblich. Sie nahm Abstand vom sachlichen, eckigen Stil und wandte sich – bei aller Treue gegenüber ihren Prinzipien hinsichtlich der modischen Erfordernisse des modernen Lebens – einem eher romantischen, fließenden Stil für den Abend zu. Während ihr bedeutendster Konkurrent in den 20er Jahren Patou gewesen war, erlebte Chanel in den 30er Jahren den Aufstieg einer weiteren, sehr ernst zu nehmenden Konkurrenz, der aufsehenerregenden Elsa Schiaparelli.

Mode und Surrealismus: Elsa Schiaparelli

Elsa Schiaparelli gehört zu den schillerndsten Figuren der Modegeschichte. Für sie galt Mode als Kunst, untrennbar verknüpft mit den Entwicklungen der zeitgenössischen bildenden Kunst, insbesondere der Malerei. Mit Künstlern wie Salvador Dalí arbeitete sie zusammen. Überhaupt zählte der Surrealismus zu ihren wichtigsten Inspirationsquellen, sie setzte ihn in Stoff und Wolle um und schuf damit sehr eigenständige Kreationen. So konnte es ihr, im Gegensatz zu Madame Grès oder Madeleine Vionnet, nicht darum gehen, den menschlichen Körper zu antiker Schönheit zu modellieren. Wenn sie ein Kleid mit Fetzen oder ein anderes mit einem überlebensgroßen Hummer bedruckte, einen Hut in Form eines umgekehrten Schuhs kreierte oder ein Kleid mit Schubladen à la Dalí arbeiten ließ, setzte sie vielmehr auf jenen Überraschungseffekt, den die avantgardistische Kunst anstrebte.

Die Auffassungen Chanels und Schiaparellis hätten unterschiedlicher nicht sein können: Chanel arbeitete für moderne Frauen, die im Leben stehen, sie schuf Kleidung, die einfach, funktional, schön und modern sein und den Fortschritt der weiblichen Selbstbestimmung dokumentieren sollte. Elsa Schiaparelli hingegen setzte auf Farbe und Dekor, auf Phantasie und Spiel, Eigenschaften also, die traditionell der weiblichen Mode zugeschrieben werden, und die sie dem Zeitgeist entsprechend weiterentwickelte.

Elsa Schiaparelli wurde 1890 in Rom in eine großbürgerliche Familie geboren. Eine Mesalliance mit einem nicht sehr arbeitswilligen Theosophen war der Auslöser für ihre Tätigkeit als Modeschöpferin. Nach ihrer Trennung in New York blieb Elsa Schiaparelli mittellos mit ihrem Kind zurück. Also mußte die Tochter aus gutem Hause für sich selbst sorgen. Und das tat sie, indem sie ihren guten Namen, ihre guten Beziehungen und ihren Geschmack nutzte. Gefördert und beeinflußt von Paul Poiret und seinem orientalisierenden Farbgeschmack, nach ihrer Umsiedlung nach Paris 1929 angeregt vom Kreis der Surrealisten, entwarf sie ihre vielbeachteten Kleider. Schiaparellis durchschlagender Erfolg begann mit dem Entwurf eines Pullovers in Trompe-l'oeil-Technik: In einen schwarzen Pullover war eine weiße Schleife eingestrickt, die dreidimensional wirkte.

Wie Chanel und Patou stellte Schiaparelli zunächst Sportswear her, was dem Trend der ausgehenden 20er Jahre entsprach, und kam von da zur Haute Couture. 1930 kam ihr erstes Abendkleid heraus, das mit einem kurzen smokingähnlichen Jäckchen kombiniert war – eine damals ganz neue Idee. Bald folgte die erste Abendhose. 1931 konnte sie ihr 1925 gegründetes Modehaus erheblich vergrößern, und trotz der Wirtschaftskrise florierte es weiter, bis der Ausbruch des Krieges die Modekünstlerin veranlaßte, in die USA zu emigrieren.

Salvador Dalí und Jean Cocteau entwarfen Stoffe und Designs für Elsa Schiaparelli. Neue Materialien – Synthetiks, Rayon, Zellophan, das wie Glas aussah, Borkenrindenseide – unterstützten den surrealen, stets überraschenden Effekt vieler ihrer Kreationen. Sie setzte um, was die Futuristen eine Generation zuvor gefordert hatten: Kleider aus allen nur erdenklichen Materialien zu fertigen, und damit die konventionelle Wahrnehmung von Kleidung zu sprengen. Mit ihrem Abendkleid, das so bedruckt ist, daß es den Eindruck erweckt, als wäre es zerfetzt, nahm Schiaparelli die Punkmode der 80er Jahre voraus. Masken oder ihre berühmten Hutobjekte wirkten in den 30er Jahren außerordentlich provokant. Die Theatralität und der Witz ihrer Entwürfe wurden Jahrzehnte später von Karl Lagerfeld wiederaufgenommen, der eine Verbindung der gegensätzlichen Stile der

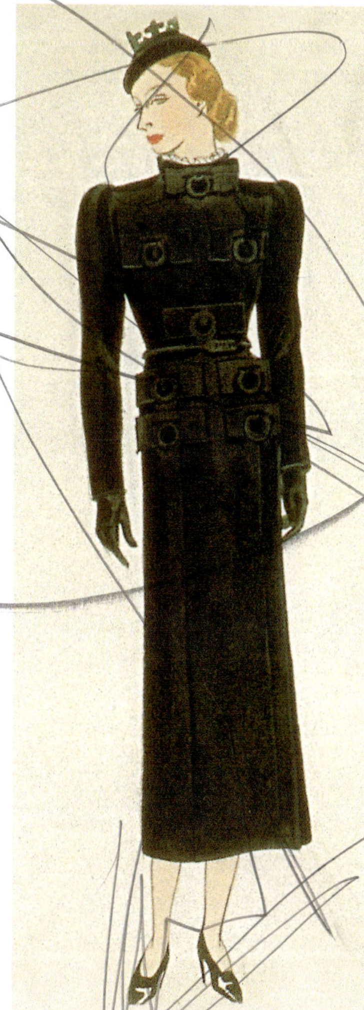

Elsa Schiaparelli, „Schubladenkleid", 1936/37

Durch ihren Kontakt zu dem surrealistischen Maler Salvador Dalí wurde Elsa Schiaparelli zu diesem Kleid angeregt, das in seinem Oberteil viele Taschen besaß, die durch die applizierten Ringe wie Schubladen wirkten. Oft zeigt sich an den Knöpfen Schiaparellis Handschrift, die ein einfaches Kleidungsstück im aktuellen modischen Schnitt mit kleinen Details effektvoll abzurunden wußte.

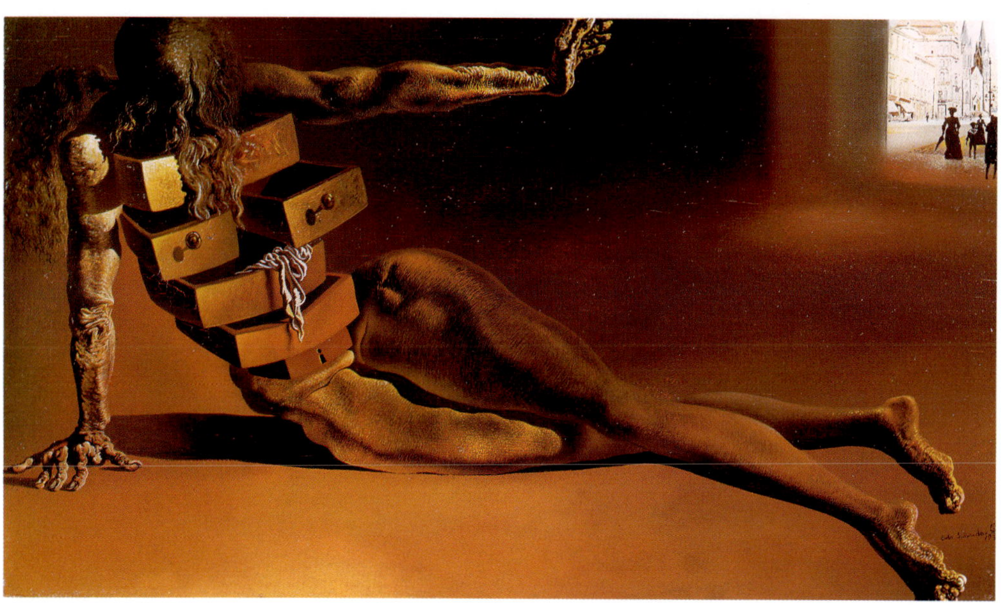

Salvador Dalí, *Anthropomorpher Schrank mit Schubladen*, 1936, Öl auf Holz, 25,4 x 44,2 cm, Düsseldorf, Kunstsammlung Nordrhein-Westfalen

Als eine Art „Allegorie der Psychoanalyse" wollte Dalí sein Bild einer liegenden Frau mit Schubladen-Torso verstanden wissen, wie eine Versinnbildlichung der Hervorkehrung des Inneren. Oft setzte er sich mit der Verfremdung von Lebewesen auseinander oder schuf Objekte aus der ungewohnten Zusammensetzung vertrauter Gegenstände. So ist das *Aphrodisische Jackett* von 1936 mit Trinkgläsern behängt, im gleichen Jahr schuf er ein Telefon, dessen Hörer aus einem Hummer besteht – einem Motiv, das er auch in einem Stoffentwurf für Elsa Schiaparelli verwendete. Mit ihr teilte er das Interesse für die Hinterfragung der alltäglichen Wahrnehmung.

Deutscher Frühjahrsmantel, 1944

Die junge Frau trägt einen schmal geschnittenen Mantel mit schlanken Ärmeln, die weit über das Handgelenk hinausragen und dadurch die elegante, aber strenge Linie unterstreichen. Handschuhe und Hut gehörten so lange wie irgend möglich zur kompletten, guten Garderobe. Eine Seite des breitkrempigen Hutes wurde auffällig und frech zurückgeschlagen, wie es die Mode vorsah. Insgesamt ist das Foto in der Ästhetik von Filmplakaten gehalten, die in diesen Jahren – ähnlich wie diese Werbung für das „Notmodell" eines Mantels – wenigstens den Anschein von Normalität in Friedenszeiten haben sollten.

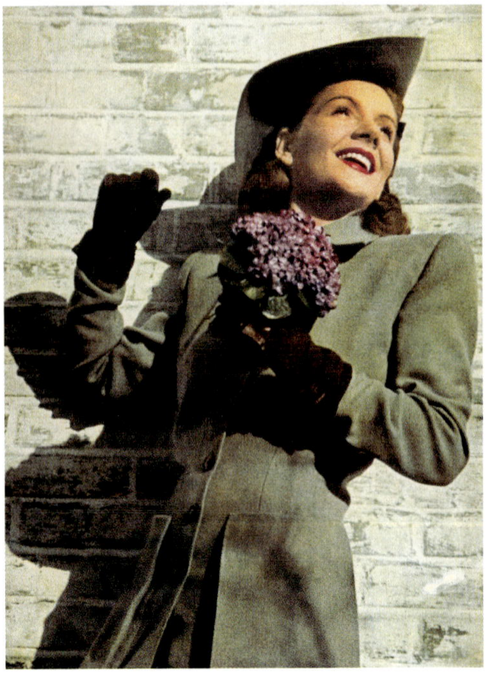

nem weiblichen Torso lancierte und es ergänzte durch einen Herrenduft im männlichen Torso.

Alle Kollektionen Schiaparellis standen unter einem phantasievollen Motto. Eine ihrer berühmtesten war die Zirkuskollektion, für die sie Boleros – ein Markenzeichen ihrer Mode, das bald von anderen übernommen wurde – von der renommierten Stickereifirma Lesage mit Zirkuspferden, Elefanten oder Artisten am Trapez dekorieren ließ. Es gab eine Astrologie-Kollektion, eine Musik-Kollektion oder die „Commedia dell' Arte"-Kollektion.

Als sie nach dem Zweiten Weltkrieg nach Paris zurückkehrte, fand sie ihr Haus unversehrt vor und konnte es bis 1954 weiterführen. Ihre große Zeit war jedoch vorüber. Ähnlich wie Poiret eine Generation früher hatte sie das Gespür für den Zeitgeist verloren. Ihre Mode wirkte nun leicht veraltet. 1973 starb sie an einem Schlaganfall.

beiden lebenslang verfeindeten Konkurrentinnen Chanel und Schiaparelli zuwege brachte.

Auf einen theatralischen Effekt setzte Schiaparelli auch in den überaus kräftigen Farben, die sie verwendete und in damals ungewöhnlicher Weise kombinierte. Zu ihrem Markenzeichen wurde ein intensives Rosa, genannt „Shocking Pink". So hieß auch Schiaparellis erstes Parfum, für das sie von der surrealistischen Malerin Leonor Fini einen gläsernen Flakon entwerfen ließ: er stellte eine weibliche Schneiderbüste dar, deren Maße proportional denen der berühmten Hollywood-Schauspielerin Mae West entsprachen. Jean Paul Gaultier hat diese Idee Jahrzehnte später erneut aufgegriffen, indem er ein Damenparfum in ei-

Internationale Szene

In den USA emanzipierten sich nun langsam die Modeschöpfer von dem erdrückenden französischen Vorbild. Zu den Modeschöpferinnen, die hier Furore machten, gehörten Valentina, Elizabeth Hawes und Muriel King. Die Modeschöpfer für den Hollywood-Film, Adrian und Banton, wurden bereits genannt; ihre Kreationen fanden weit über Amerika hinaus Beachtung. Dennoch sollte es bis zu den 70er Jahre dauern, bis sich die amerikanische Mode fest auf dem europäischen Markt etablieren konnte.

In England existierte die lange Tradition der Herrenschneider einerseits und die der Hofschneider andererseits; letztere konnten aufgrund eines

Eine Gruppe englischer Radfahrerinnen, 1942

Mit den Zeichen eines noch eben aufrechterhaltenen Lebensstandards, mit dem man sich während des Krieges glücklich schätzte, präsentieren sich diese Damen fröhlich dem Fotografen. Das Fahrrad war ein seltenes Luxusgut geworden, modische Kleidung kaum mehr zu kaufen. 1941 war in England die Stoffrationierung durchgesetzt worden, begleitet von detaillierten Anleitungen zur geschickten Verwertung der zugeteilten Stoffmengen oder für die Abänderung alter Kleidungsstücke. Auch Designer wie der Brite Norman Hartnell, der Modelle für die Firma „Berkertex Utility" entwarf, trugen dazu bei, unter diesen Umständen noch bescheidene, aber elegante Kleidung zu ermöglichen. Typisch hierfür ist die schmale Silhouette mit betonter Taille sowie die reduzierte Rocklänge. Die sportliche Kombination von Rock und Bluse war nicht nur für das Fahrradfahren zweckmäßig, sondern war als oftmals einzige Möglichkeit zur Variation ohnehin aktuell.

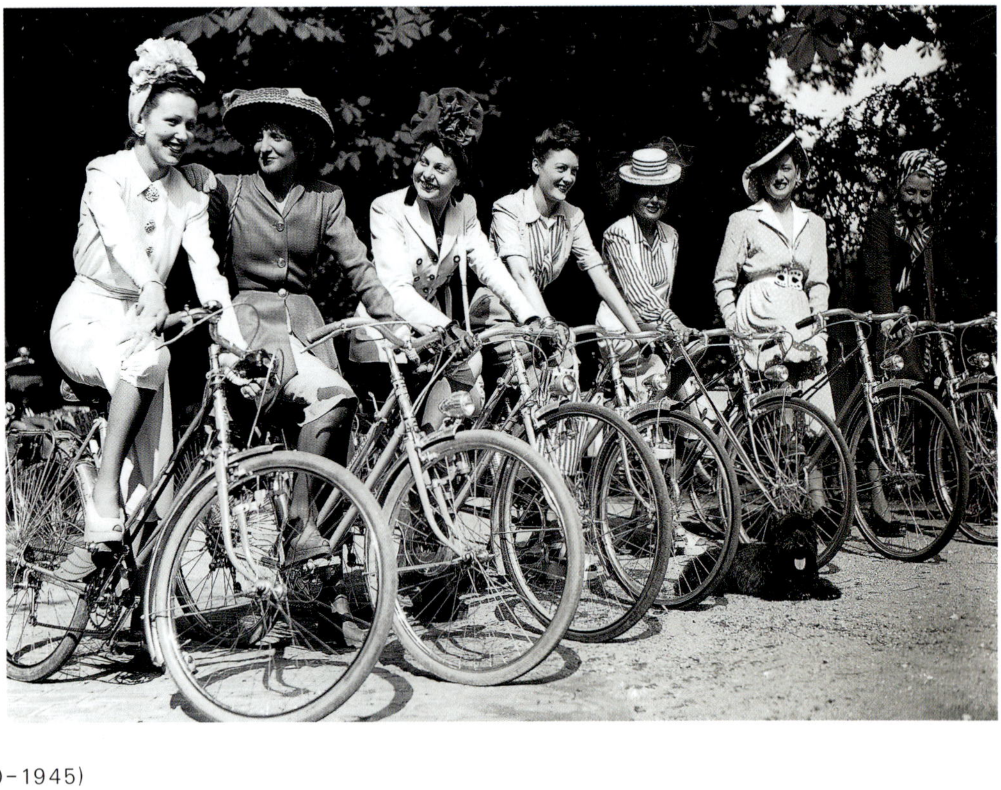

strikten höfischen Kleiderzeremoniells wenig Originalität entfalten. Norman Hartnell bildete eine Ausnahme; seine Mode für die Damen des Königshauses konnte durchaus mit der der französischen Modeschöpfer konkurrieren. Digby Morton und Hardy Amies verbanden die britische Tradition des „Country Life" mit romantischer Gesellschaftskleidung und wurden damit über die britischen Inseln hinaus berühmt.

Aber auch die Pariser Couture zeigte längst Ansätze zur Internationalisierung: Captain Molyneux, ein Ire, lebte und arbeitete wie der Amerikaner Mainbocher in Paris.

Modische Improvisationen im Krieg

Gegen Ende der 30er Jahre hatte sich die dominante, eher ornamentale Linie bereits wesentlich vereinfacht und bisweilen ins Kantige entwickelt. Damit war der Stil erreicht, der für die Kriegsjahre – nicht zuletzt aus praktischen Gründen – bestimmend bleiben sollte. Die Röcke waren nun wieder kürzer, bedeckten meistens gerade noch die Knie. Sie waren auch schmaler, manchmal in Falten gelegt, meist eng, und wirkten insgesamt strenger. Zu diesem Eindruck trugen nicht unerheblich die Kostümjacken und Mäntel bei, die teilweise stark gepolsterte Schultern aufwiesen, oft ganz im militärischen Stil der Zeit zusätzlich noch Schulterklappen hatten und meistens gegürtet waren. Robuste und wärmende Stoffe wie Tweed erlebten Triumphe. Auch die Kleider waren kürzer, enger und noch braver geworden. Die Hüte wurden unter den gegebenen Umständen dafür um so phantasievoller, denn die zunehmende Materialknappheit zwang die Frauen, die sich schmücken wollten, zu improvisieren. So gestalteten sie ihre eigenen modischen Hüte, aber auch andere Kleidungsstücke, aus allen möglichen, bis dahin völlig ungebräuchlichen Materialien. Die französische Schriftstellerin Simone de Beauvoir erinnert sich in ihrer Autobiographie *In den besten Jahren* an diese Zeit der Einschränkung: „Es bedeutete bereits eine beträchtliche Anstrengung, nicht völlig zu verkommen. Für Schuhreparaturen brauchte man einen Schein. Ich begnügte mich mit den Holzpantinen, die gerade auf den Markt kamen (...). Wegen der Stromsperren arbeiteten die Friseure unregelmäßig; eine Wasserwelle wurde zur Staatsaffäre: Deshalb kamen auch die Turbane in Mode, sie ersetzten Hut und Frisur."

Die Haute Couture stagnierte. Viele Häuser waren gleich bei Kriegsausbruch geschlossen worden, manche Designer gingen ins Ausland. Einige arbeiteten jedoch in Europa weiter, konnten aber nur noch für die politisch Einflußreichen tätig sein und entwickelten keine richtungweisenden neuen Ideen mehr, sondern beschränkten sich auf Variationen des Vorhandenen. Lucien Lelong erreichte als Präsident der Couture-Gewerkschaft, daß es überhaupt noch Stoffe zu verarbeiten gab, und vor allem konnte er die von den deutschen Machthabern geplante Verlegung der gesamten Haute Couture nach Berlin und Wien verhindern.

In Berlin waren inzwischen die Modesalons zusammengefaßt worden und arbeiteten für den Export. Auch Wien gewann an modischer Bedeutung. Für die Durchschnittsverbraucherin war das Wichtigste, Tips für die Aus- und Aufbesserung ihrer vorhandenen Kleidung zu bekommen: Wie konnte man das alte Kleid mit möglichst geringen Mitteln so aufpeppen oder reparieren, daß es weiterhin tragbar blieb? Wie konnte man aus einem Herrensakko einen Damenmantel machen? Solche Fertigkeiten blieben noch lange nach dem Krieg von größter Wichtigkeit für jede modebewußte, aber nicht wohlhabende Frau.

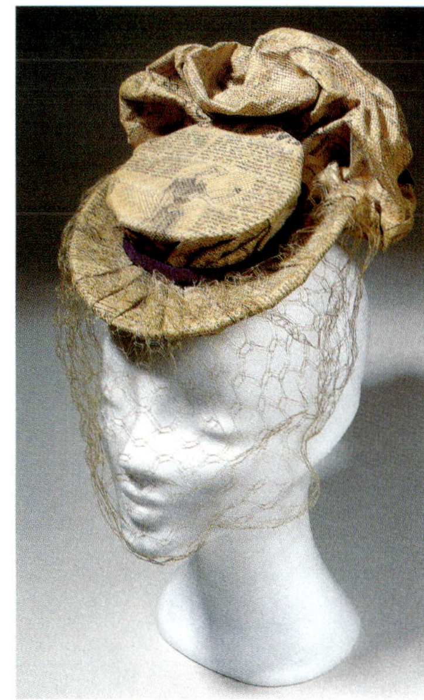

Damenhut aus Zeitungspapier, 1941

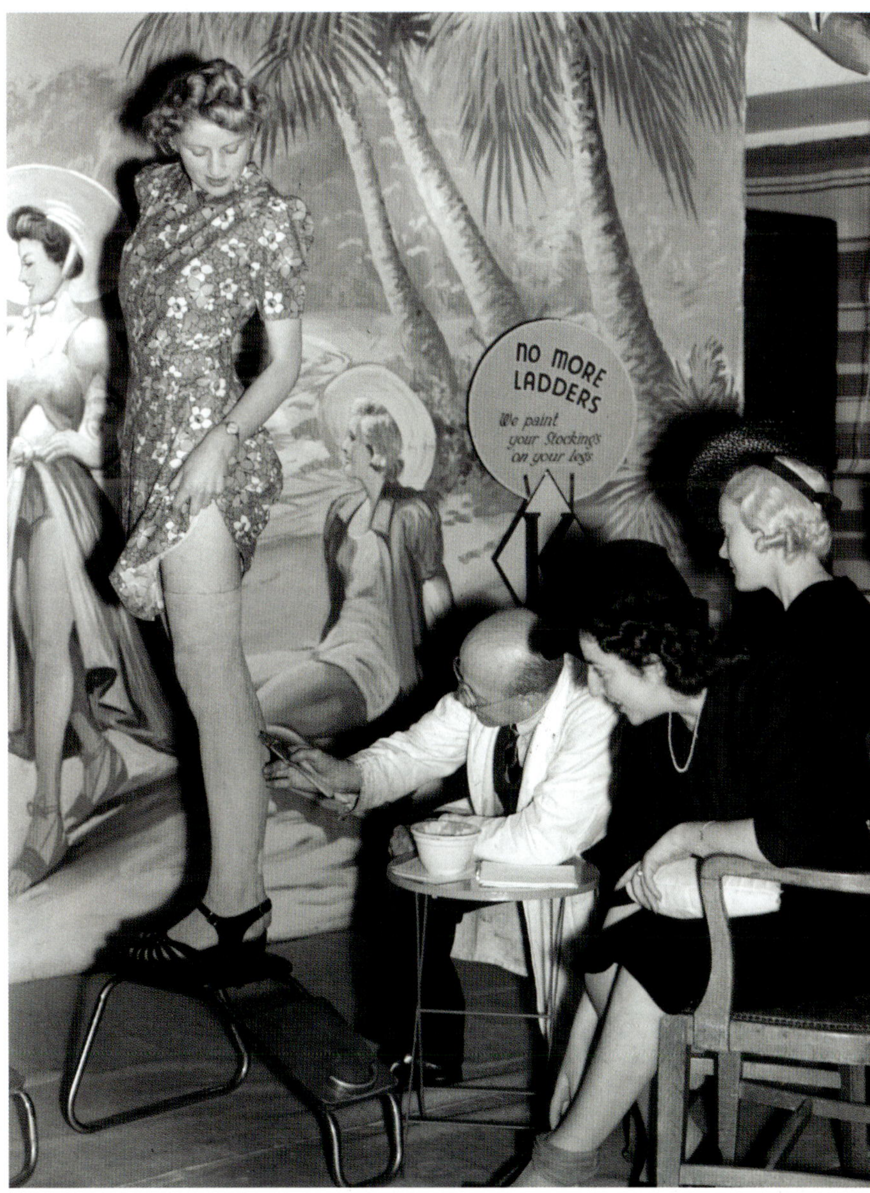
NO MORE LADDERS
We paint your Stockings on your legs

„Strumpfservice" in einem englischen Schuhladen, 1940

Als Ersatz für Nylonstrümpfe mußten farbige Creme und eine mit Augenbrauenstift gemalte „Naht" dienen.

Von der großen Robe zur Jeans

New Look im Aufschwung

1946–1959

Théâtre de la mode

Nach dem Krieg änderte sich in der Mode zunächst nicht viel. Es blieb, nicht zuletzt wegen der Materialknappheit, bei den schmalen, strengen, schulterbetonten, ein wenig kantig wirkenden kurzen Kleidern und Kostümen, auch wenn von der Haute Couture erste Versuche unternommen wurden, die Silhouette etwas weicher zu gestalten und insbesondere der Abendmode durch weite und lange Röcke eine klassische Eleganz zu verleihen, die die einfachen Kreationen mit der Stoffration vergessen lassen sollten.

Beides, sowohl den vorherrschenden Stil als auch die Tendenz zur Veränderung, kann man an einer Ausstellung ablesen, die unmittelbar nach Kriegsende in Europa und Amerika Furore machte: das „Théâtre de la mode". Während der Krieg im übrigen Europa noch tobte, beschloß man nach dem Ende der deutschen Besatzung in Paris, den Franzosen und der ganzen Welt zu zeigen, daß die französische Hauptstadt weiterhin kreativ und phantasievoll und noch immer wegweisend für die Entwicklung der Mode und der Kunst sei. Man kreierte eine Modenschau in Miniaturformat. Etwa 60 cm große Puppen aus Draht – dem einzig verfügbaren Material, das darüber hinaus leicht und transparent wirkte – mit modellierten Gipsköpfen und sorgfältig frisiertem Haar wurden von den führenden Modehäusern eingekleidet. Alles war echt: Die Puppenkleider waren ebenso sorgfältig gearbeitet wie die lebensgroßen Couture-Modelle, die Schuhe waren von Schuhmachern angefertigt, die Handtaschen ließen sich öffnen und waren mit einem originalgetreuen Innenleben ausgestattet. Die Hüte waren Kreationen von Hutmachern, später kam sogar noch echter Schmuck hinzu. Die Puppen wurden in farbenfrohen Dekorationen im Stil der Zeit inszeniert, die von Malern und Bühnenbildnern wie Christian Bérard oder Jean Cocteau geschaffen worden waren. Zu den Szenerien gehörte ein Theater mit Bühne, Zuschauerraum und Logen, angefüllt mit eleganten Zuschauerinnen und Schauspielerinnen; es gab Pariser Stadtszenen, private Interieurs und imaginäre Häfen.

Die Ausstellung wurde im März 1945 in Paris eröffnet und hatte trotz der allgemein herrschenden Armut großen Erfolg. Kohle, Lebensmittel, ganz zu schweigen von Kleidern, waren nach der Befreiung strenger denn je rationiert. Gerade deswegen besaß das phantasievolle Modetheater eine unglaubliche Anziehungskraft; denn es bot einen Blick in eine andere, schönere Welt und gab den Menschen Hoffnung für die Zukunft. Über 100 000 Besucher sahen die phantastische Modenschau, bevor sie nach Kriegsende eine Reise durch Europa antrat. 1946 wurden die Puppen nach der aktuellen Mode neu eingekleidet und nach New York und San Francisco versendet, damit sie auch in Amerika unter Beweis stellen konnten, daß Paris seine modische Vorreiterrolle nicht verloren hatte.

Nachdem die Puppen lange als verloren gegolten hatten, wurden sie 1980 wiederentdeckt und 1990 in einer großen Retrospektive in Paris und New York erneut gezeigt.

1946 Die CARE-Gesellschaft beginnt mit der Versendung von Hilfspaketen in die unter Kriegsfolgen leidenden Länder. Erster elektrischer Digitalrechner in den USA in Betrieb. Das Filmfestival in Cannes findet zum ersten Mal statt.

1947 Unabhängigkeit Indiens von britischer Herrschaft. Beschluß des Marshall-Plans zur Unterstützung Europas. *Die Pest* von Albert Camus erscheint. Maria Callas beginnt ihre Karriere als Opernsängerin.

1948 Sowjetrussische Blockade Berlins (bis 1949), die Westmächte versorgen die Stadt über eine Luftbrücke. Die Warschauer Konferenz führt zur Formierung des Ostblocks. Gründung des Staates Israel und israelischer Unabhängigkeitskrieg. George Balanchine gründet das New York City Ballet.

1949 Die Kommunistische Volksarmee unter Mao Tse-tung erobert ganz China, Ausrufung der Volksrepublik China. George Orwell veröffentlicht *1984*, einen Roman über einen totalitären Zukunftsstaat. Gründung der NATO.

1950 Koreakrieg (bis 1953). Erster Weltkongreß für Soziologie in Zürich. Jackson Pollock malt *Autumn Rhythm* in der Malweise des abstrakten Expressionismus.

1951 Marlon Brando wird mit *A streetcar named desire* zum Star. Kommunistische Weltjugendfestspiele in Ostberlin.

1952 König Hussein wird König von Jordanien. Uraufführung von Samuel Becketts *Warten auf Godot*.

1953 Niederschlagung des Volksaufstandes in Berlin am 17. Juni. Erstmalige Besteigung des Mount Everest. Marylin Monroe wird mit *Blondinen bevorzugt* zur Filmdiva. Krönung der Königin Elisabeth II. findet durch moderne Nachrichtentechnik weltweite Aufmerksamkeit. Tod Stalins.

1954 Beginn des Algerienkriegs.

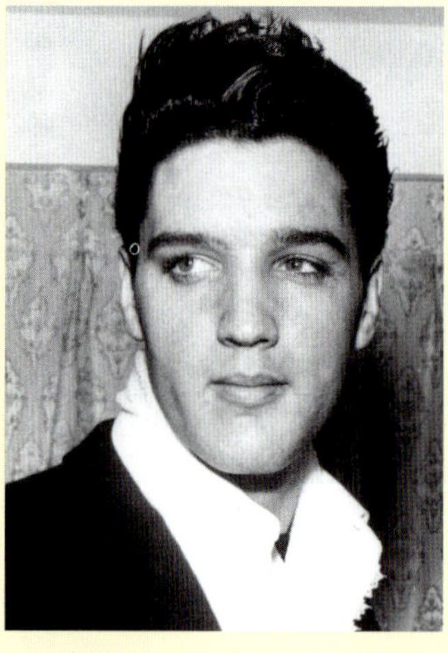

Rockidol Elvis Presley, 1956

Federico Fellini dreht *La Strada*. Gamalabd-el Nasser wird nach einem Putsch ägyptischer Staatspräsident.

1955 James Dean brilliert in *Jenseits von Eden* und wird zur Symbolfigur. Der Roman *Lolita* von Vladimir Nabokov wird veröffentlicht. Der Tod von James Dean stürzt die Jugend in Verzweiflung.

1956 Ägypten verstaatlicht den Suezkanal und löst damit den Krieg mit Israel, Frankreich und Großbritannien aus.

1957 Erster künstlicher Satellit (Sputnik, UdSSR) umkreist die Erde. Jack Kerouacs *Unterwegs* erscheint, wird zum Kultroman der Beatniks. Leonard Bernsteins Musical *The West Side Story* wird uraufgeführt. Anfänge der Bürgerrechtsbewegung in den USA.

1958 Erstes Zusammentreten des Europaparlaments. Hendrik Verwoerd, Ministerpräsident der Südafrikanischen Union, betreibt Politik der Rassentrennung (Apartheid).

1959 Revolution in Kuba führt zur Machtergreifung Fidel Castros. Die chinesische Armee marschiert in Tibet ein.

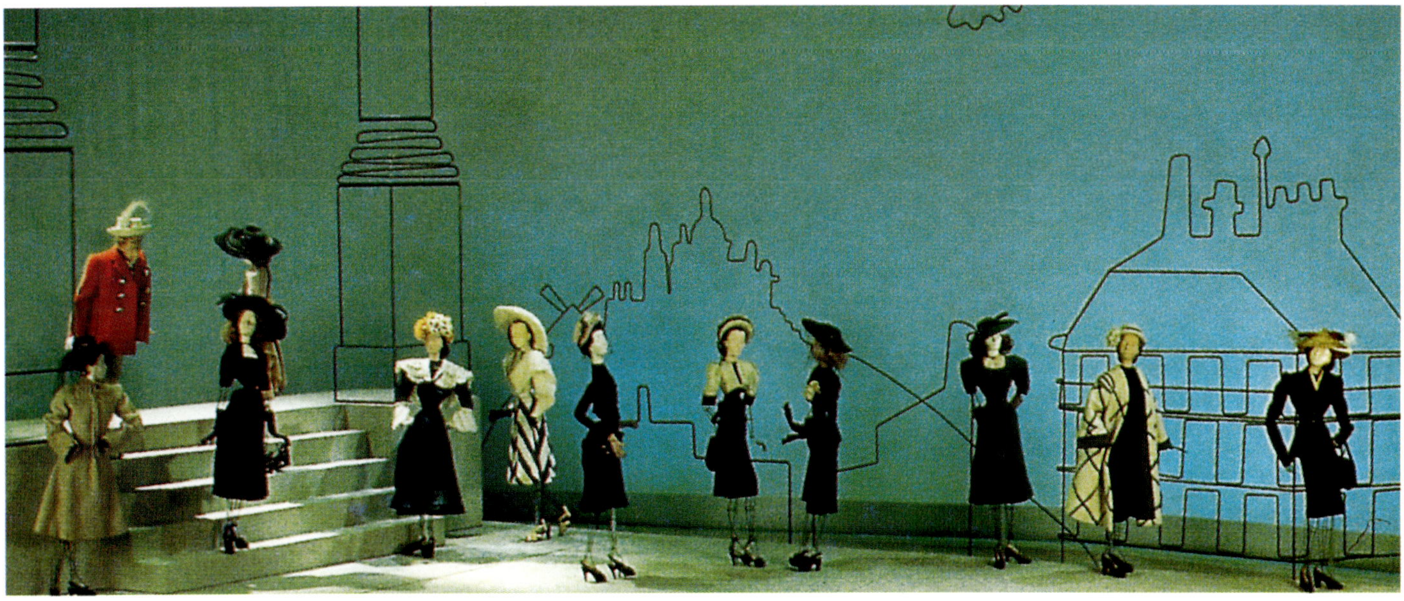

Ein Newcomer schafft den New Look

1947 geschah es: Christian Dior, bis dahin relativ unbekannt, revolutionierte die Mode Europas. Er zeigte seine erste Haute-Couture-Kollektion mit Entwürfen, die von der amerikanischen Presse sogleich „New Look" getauft wurden: eine durch und durch feminine, üppige, kurvenbetonende, überaus luxuriöse Mode, die sofort ein Riesenerfolg und überall nachgeahmt wurde. Die neue Linie unterschied sich deutlich von der Strenge der Vorkriegs- und Kriegsmode. Wadenlange, weite Röcke, Wespentaillen, enge Oberteile, gepolsterte Hüften und schmale, abfallende Schultern waren charakteristisch für die neue Weiblichkeit, die deutlich an Rollenbilder des 19. Jahrhunderts erinnerte: zarte Frauen, die nicht arbeiten müssen (oder denen man die Arbeit, die sie leisten müssen, wenigstens nicht ansieht), sondern in Muße ihre Tage damit verbringen, sich schön zu machen, die im Luxus leben können und nur „Frau" sein dürfen; die, um mit dem Soziologen Thorstein Veblen zu sprechen, demonstrativen Konsum betreiben, um den Reichtum ihrer Männer zu zeigen.

Es ist kein Zufall, daß diese Reminiszenz an das 19. Jahrhundert mit seinen veralteten Geschlechterbildern gerade in der Nachkriegszeit wieder auftauchte: Die Menschen hatten ein dringendes Bedürfnis nach einer neuen Realität, die sich wesentlich von der von ihnen erlebten abhob. Die Ruinen wurden beseitigt, neuer Wohlstand wurde angehäuft; man wollte das Elend, das Verderben und den Tod der vorangegangenen Jahre gern vergessen. Diors modischer Luxus stand für all das Neue, für das andere Leben, das man sich erhoffte. Damit ging eine Wiederbelebung traditioneller bürgerlicher Werte und Geschlechterbilder einher, die nach all der Zerstörung mit einem Mal wieder Sicherheit zu verheißen schienen.

Das auffälligste Merkmal der neuen Mode war die völlig veränderte Linie. Die Schultern der Frauen wurden wieder schmal und erhielten die natürliche Kontur, weil Schulterpolster weitgehend vermieden wurden; im Vergleich zu der Mode der Kriegszeit suggerierte allein dieses Element Zartheit und Weiblichkeit. Die Oberteile lagen eng an, die Taille wurde extrem betont, während die Röcke bis zum Boden reichten oder wadenlang und unglaublich weit waren. Eine andere Linie hob die weiblichen Formen – denen nun wieder mit Polsterungen und Mieder nachgeholfen wurde – durch einen besonders engen Schnitt hervor.

Théâtre de la mode, 1945. Paris, Musée des Arts Décoratifs

Das Theater der Mode war eine weltweite Werbemaßnahme der Handelskammer der französischen Couturiers, mit der auf die nach wie vor Maßstäbe setzende Kunst der französischen Haute Couture hingewiesen werden sollte. Die unterschiedlichen Settings glichen Puppenstuben, in der Mannequinpuppen, nach dem neuesten Schick gekleidet, Begegnungen auf der Straße und in Phantasieboutiquen darstellten.

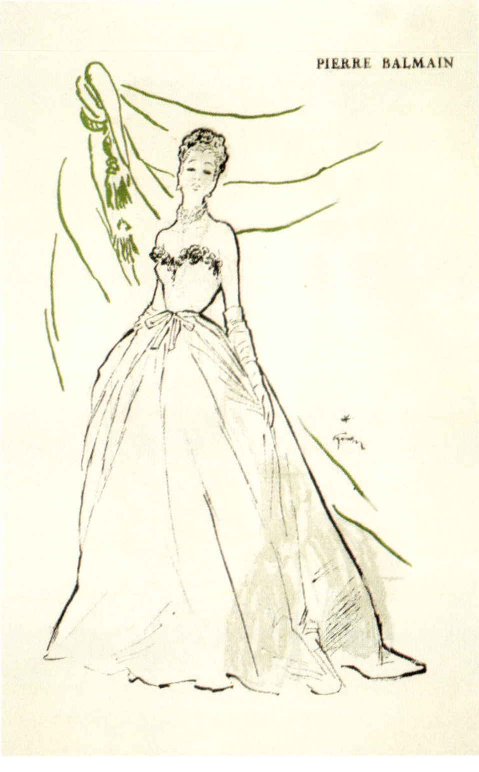

Pierre Balmain, Collection Robes Blanches, 1946. Zeichnung von René Gruau

Der Entwurf Pierre Balmains gehört zu einer Gruppe von 20 Modezeichnungen, die im Zusammenhang einer besonderen „Modenschau" zugunsten der Pariser Näherinnen-Vereinigung „Maison de la Midinette" herausgegeben wurde. Auf Initiative des französischen Dichters Paul Eluard arbeiteten die Leiter der berühmtesten Modehäuser, darunter auch Lelong, Patou, Fath und Balenciaga, für diese Veranstaltung zusammen und entwarfen je ein Modell eines ganz in Weiß gehaltenen Abendkleides. Am 10. Dezember 1945 wurden die „Robes Blanches" in der Halle des Théatre des Champs-Élysées vorgeführt, wobei die Mannequins einer Choreographie von Christian Bérard und Boris Kochno folgten. Balmains Entwurf mit weitem, überlangem Rock und tief dekolletiertem, schulterfreiem Oberteil, das herzförmig ausgeschnitten und dessen Kante von aufgesetzten Blüten dekoriert ist, zählt dabei zu den mädchenhaftesten Kreationen der Kollektion, die sonst von damenhafter Eleganz geprägt war.

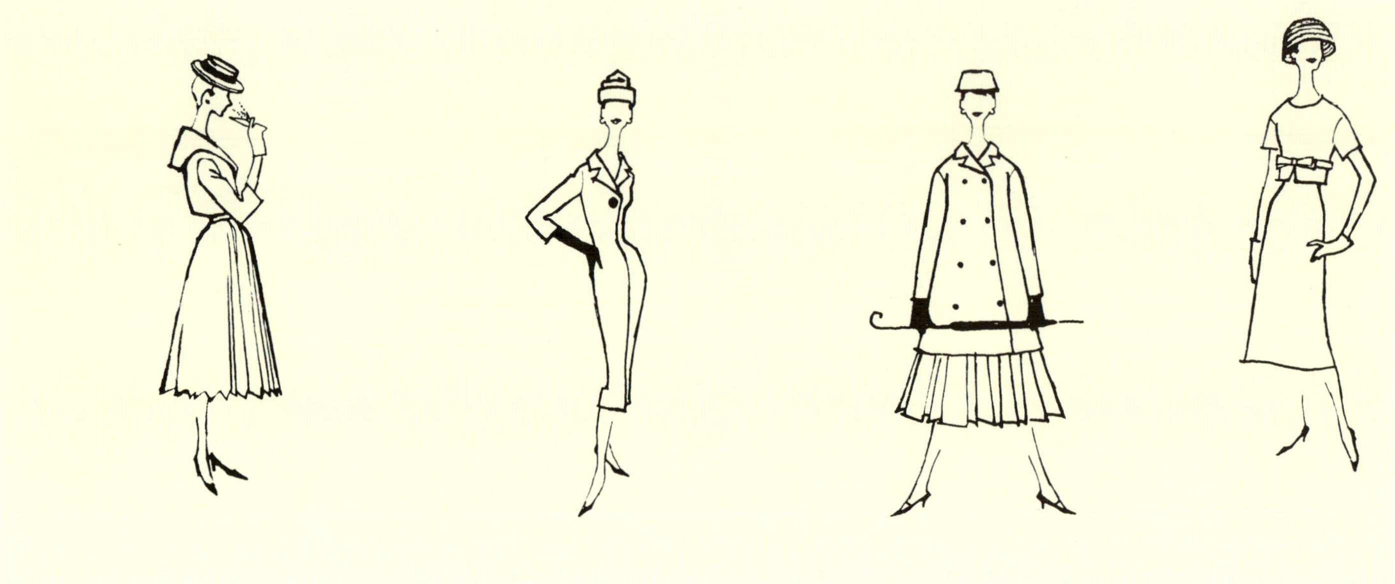

Modelinien von Christian Dior 1954–1956, von links nach rechts: Maiglöckchenlinie, A-Linie, Y-Linie, Pfeillinie

Mitte der 50er Jahre erschienen die berühmten und vielbeachteten „Linien" Diors, unter anderen die Maiglöckchenlinie (1954) mit enger Taille und Rock aus Sonnenplissee, die eng anliegende Y- und die zum Saum hin stark ausgestellte A-Linie (1954 und 1955), bei denen die Kontur des Modells der Form des jeweiligen Buchstabens entsprach und die Taille dessen Querbalken markierte; bei der Pfeillinie (1956) wurde diese Achse durch das offen über den Rockbund stehende Oberteil kaschiert.

Christian Dior, Sommerkleid „Schumann" aus Baumwoll-Tüll mit blassen Blumen aus Satin und Seide, 1950

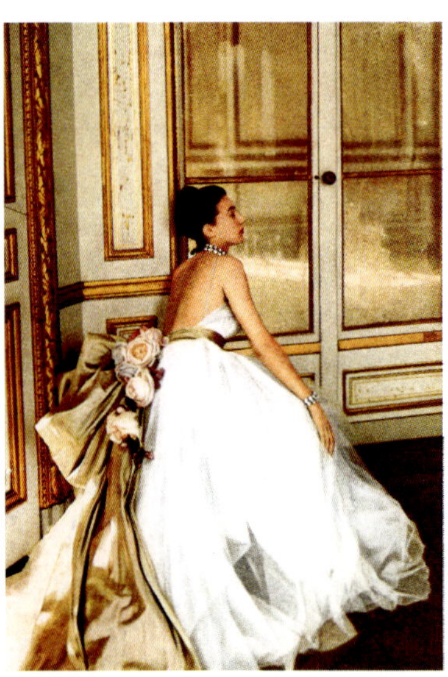

Für die neuen Kleider wurden große Stoffmengen benötigt, und die Stoffe wurden aufwendiger und kostbarer, als sie es seit Jahren gewesen waren. Deshalb löste der New Look zunächst heftige Kritik aus: Niemand könne sich so kurz nach dem Krieg diesen Luxus leisten, und es solle zuerst die Ernährung der Menschen gewährleistet sein, bevor man für wenige Privilegierte solche Kleider entwerfe. Doch die Kritik blieb ohne Wirkung, denn die Damen gefielen sich im Rausch der neuen Schönheit.

Und tatsächlich gab es mittlerweile auch durchaus erschwingliche Materialien, die sich für die neuen, eleganten Kleider eigneten. Es kamen verschiedene Synthetikstoffe auf den Markt, die den Glanz und die Beschaffenheit von Seide und Taft besaßen, aber wesentlich preisgünstiger und außerdem unempfindlicher waren als die herkömmlichen edlen Textilien.

Abendgarderobe wurde wieder wichtig, und sie war das ideale Feld, um die modischen Träume von luxuriöser Weiblichkeit auszuleben. Große Roben mit überweiten Röcken und tiefen Dekolletés, oft schulterfrei und mit stützenden Fischbeinstäbchen im Oberteil, waren aus edelsten Materialien wie goldbesticktem Taft gearbeitet. Für die weniger Betuchten gab es auch von diesen Modellen Varianten von der Stange, bedruckt statt bestickt und aus Synthetiks gefertigt.

Ein neuer Kleidertyp trat auf: das Cocktailkleid, feiner als ein Nachmittagskleid, aber weniger formell als eine Abendrobe, da es nie bodenlang und auch sonst weniger aufwendig gestaltet war. Cocktailkleider trug man zu vielen Anlässen, unter Umständen auch schon am frühen Abend. Es gab zwar wieder Kleidervorschriften, die von den Modebegeisterten sehr begrüßt wurden, aber angesichts der insgesamt sich lockernden Umgangsformen nach dem Krieg nicht mehr ganz so streng eingehalten wurden wie früher. Im Laufe der Zeit differenzierte man immer weniger fein zwischen den verschiedenen gesellschaftlichen Anlässen und den damit verbundenen Kleidervorgaben.

Doch nicht nur die Kleider, sondern auch alle ergänzenden Details wurden nun neu gestaltet: Die hochgebauschten Stirnlöckchen verschwanden, die Frisuren wurden kürzer und sanft gewellt. Die improvisierte Weiblichkeit der Kriegsjahre wich einer wohldurchdachten Eleganz. Der Look sollte, so wünschte es Dior, wieder von Kopf bis Fuß perfekt sein: Handschuhe gehörten zum Outfit, ebenso Hüte, passende Schuhe und Handtaschen. Kleine und dezente Hüte wurden im Wechsel mit großen, flachen und auffallenden Hüten getragen. Die Schuhe wurden schmaler, sie wirkten insgesamt sanft gerundet und erhielten hohe, aber vergleichsweise breite Absätze. Der Abendschuh war weit ausgeschnitten. Als besonders chic galt der Flamenco-Schuh mit einer kleinen Zehenöffnung, der den – idealerweise rot lackierten – Zehennagel sehen ließ. Im Verlaufe der 50er Jahre wurden die Schuhe mitsamt den Absätzen immer spitzer; die Entwicklung mündete in den spitzen Pumps mit Bleistiftabsätzen der 60er Jahre.

Alltagsmode

Die Silhouette des New Look spiegelte sich auch in der alltäglichen Kleidung wider. Kostüme gehörten weiterhin zur Basisgarderobe vieler Frauen. Die Röcke waren meistens eng und wadenlang, die Jacken tailliert, mit Schößchen und nicht sehr tiefgezogenen, aber betonten Revers, manchmal hatten sie asymmetrische Verschlüsse. Es gab auch die Variante mit glockenförmigem, weitem Rücken und kleinem Kragen. Es bewährten sich Kombinationen von Rock und Bluse oder von Rock und Twinset, dem zeitlos geschnittenen Pullover mit dazu passender Strickjacke meist in der gleichen Farbe, aus dünnem Faden maschinengestrickt. Kleider gehörten ebenfalls zum Standardoutfit der Frauen. Sie waren im Winter aus feinen Wollstoffen in gedeckten Farben oder im Sommer aus bunter Baumwolle, Seide oder den neu aufkommenden Kunstfasern gearbeitet und hatten die gleichen Silhouetten wie die Kostüme: wadenlang, entweder bleistifteng oder mit weitem, schwingendem Rock, der oft eingekraust oder plissiert war. Die enganliegenden, die Büste modellierenden Oberteile erforderten ein gutes Mieder. Die Ärmel waren in der Regel eng und lang bis halblang, im Sommer waren viele Kleider ärmellos und tief ausgeschnitten: Dekolletés waren wieder „in". Jedoch nur in der Abend- und Cocktailmode waren auch schulterfreie Kleider erlaubt, während die Dame tagsüber die Schultern bedeckt hielt. Eine elegante Neuerung waren ärmellose, aber hochgeschlossene Kleider.

Gegen Ende des Jahrzehnts wurden Röcke weniger weit und dafür etwas steifer, und die Taille wurde zuweilen schon wieder nach oben verlegt, ohne daß jedoch das Kleid so eng darauf zugeschnitten worden wäre wie bei einem Kleid mit weitem Rock. Wenn die Taillen höher angesetzt wurden, waren die Kleider insgesamt eher schmal. Nur für den Abend konnten sie sich wie ein Ballon unter dem Busen aufbauschen und einen weiten Fall haben. Ebenfalls am Ende der 50er und Anfang der 60er Jahre kam in der Jugendmode der Petticoat auf, der durch das steife Material, aus dem er gearbeitet war, die Röcke der Mädchen fast waagerecht abstehen ließ.

Die Freizeitkleidung der damaligen Zeit ist nicht mit derjenigen am Ende des 20. Jahrhunderts zu vergleichen, denn trotz der Befreiung von vielen Konventionen der Vorkriegszeit galten doch noch immer gesellschaftliche Regeln, die eine gänzlich individuelle Kleiderwahl nicht zuließen. Wichtig waren vor allem die sogenannten Fischerhosen, die sich besonders bei jungen Frauen großer Beliebtheit erfreuten. Die wadenlangen, engen Hosen wurden mit Mieder, Bluse oder Pullover getragen und hatten einen sportlichen Effekt. Badeanzüge hatten noch vergleichsweise lange Beine und oft ein kurzes Röckchen, während der Bikini, der kürzlich bereits seinen 50. Geburtst sich erst in den 60er Jahren wirklich du konnte. Für die Nacht (oder auch die Py ty) kam das Babydoll auf, mit Pumphös Puffärmeln nur für junge Frauen tragbar. Charakteristisch für die 50er Jahre ist da eleganten und stilbewußten, vielleich aber jedenfalls sehr erwachsenen Dame defotografie der Zeit zeigt kaum mehr kl nen, wie sie die Fotografie der 20er Jahre bevorzugt hatte. Nun wird die Frau selbstbewußt und ohne sich anzubied Betrachter präsentiert, eher einzeln und fektes Kunstwerk von kühler, unnahbare dargestellt. Nicht mehr die Bewegung, die statuarische Ruhe der vollkommen ten, unberührbaren Schönheit prägt da der Zeit. Beispielhaft dafür sind die Auf men Irving Penns von seiner Frau Lisa Fonssagrives oder Richard Avedons Fotos vom damaligen Starmannequin Dovima; sie gehören inzwischen zum Kanon nicht nur der Modefotografie, sondern der Fotografiegeschichte überhaupt.

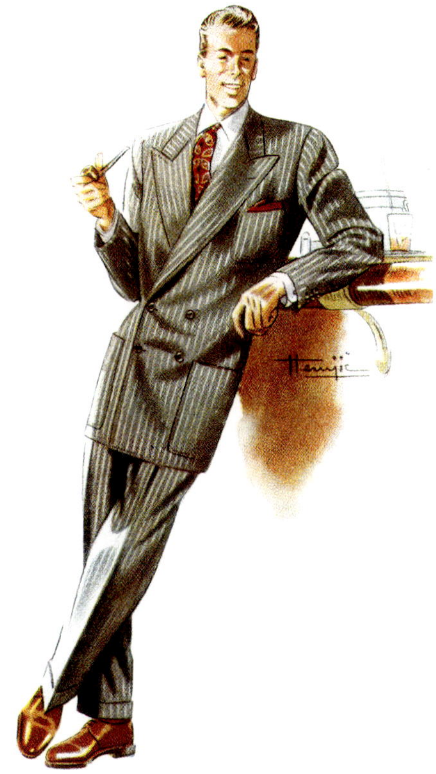

Straßenanzug 50er Jahre

Leger und doch elegant war der Anzug aus grauem Flanell mit weißen Nadelstreifen. Die Länge des Jacketts wird betont durch die großen aufgesetzten Taschen und die breiten Revers mit den weit nach oben gezogenen Spitzen.

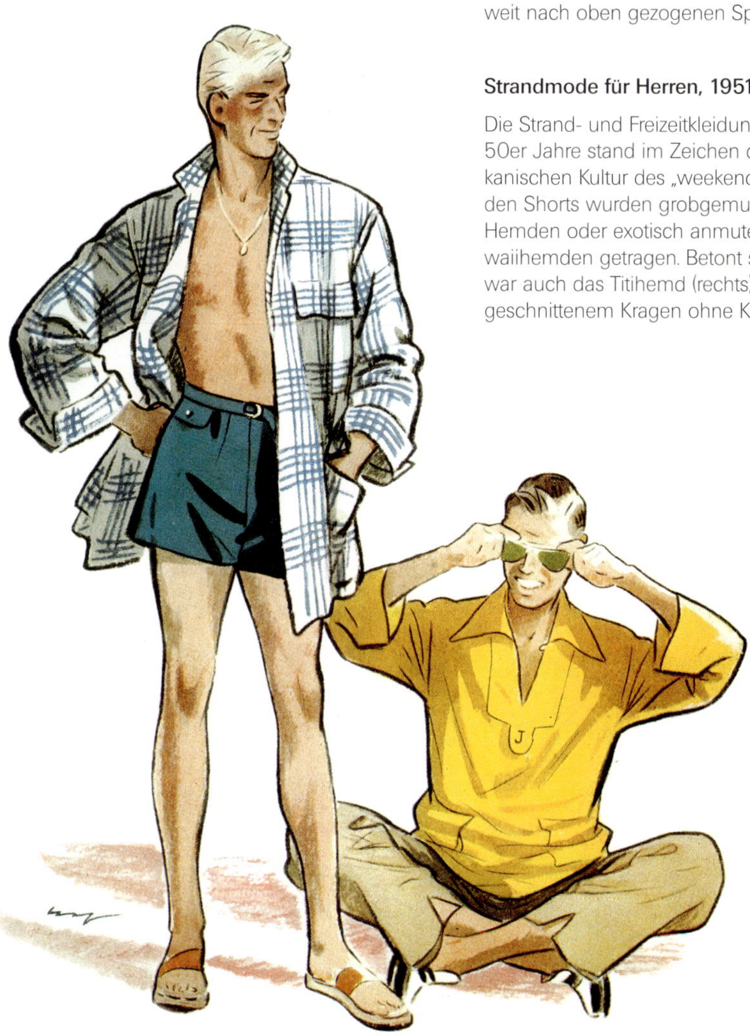

Strandmode für Herren, 1951

Die Strand- und Freizeitkleidung der 50er Jahre stand im Zeichen der amerikanischen Kultur des „weekend". Über den Shorts wurden grobgemusterte Hemden oder exotisch anmutende Hawaiihemden getragen. Betont sportlich war auch das Titihemd (rechts) mit ausgeschnittenem Kragen ohne Knöpfe.

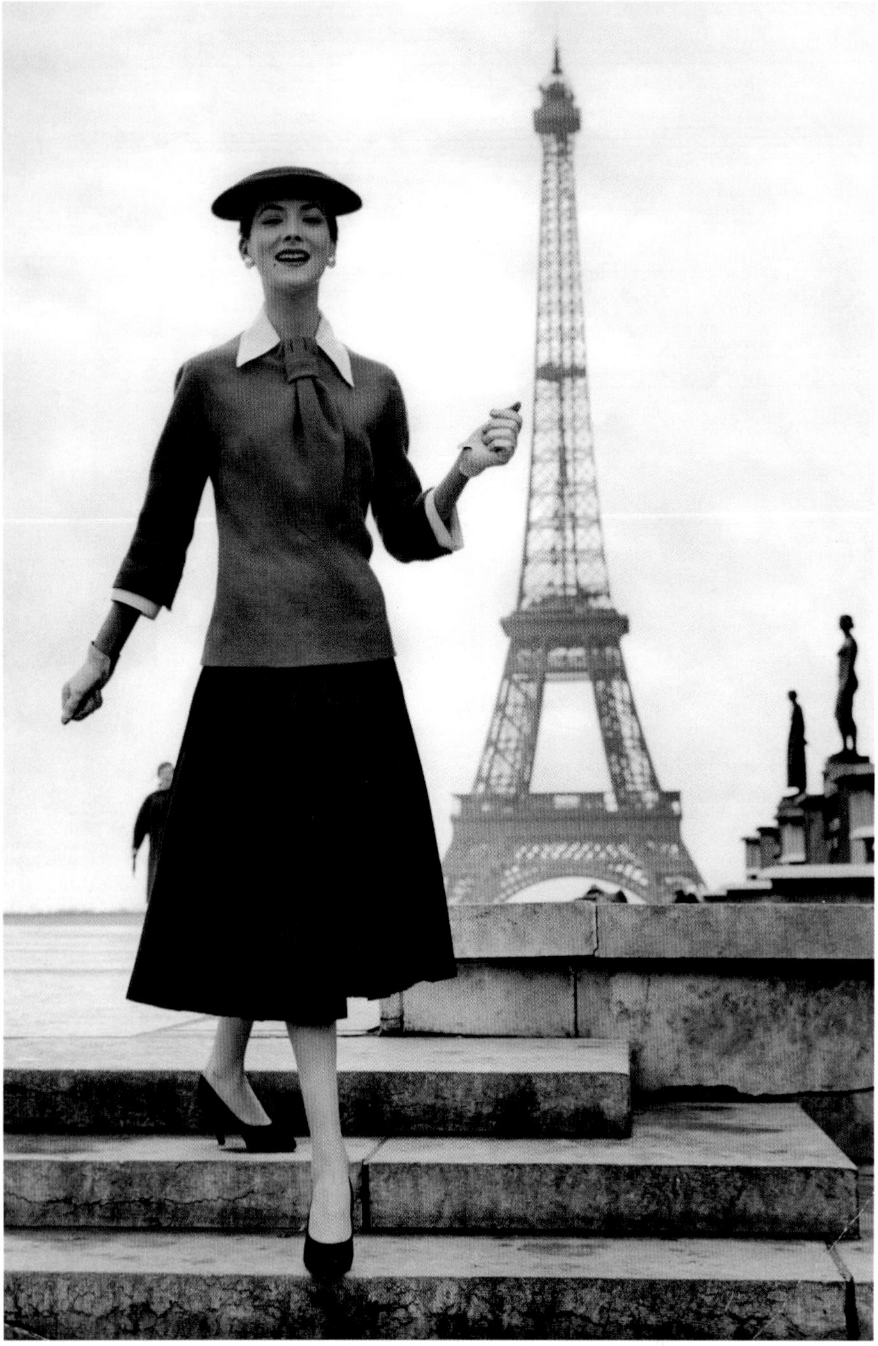

Jacques Fath, 1954

Jacques Fath entwickelte seine Entwürfe, indem er die Stoffe direkt am Körper eines Models drapierte, wodurch stets ein perfekter Sitz bei flexibler Beweglichkeit gewährleistet war. Die bei Faths Kreationen sonst meist stark betonte Taille wurde hier zugunsten einer natürlicheren Linie aufgegeben. Seine Kollektionen stellten eine große Bandbreite von sehr eigenständiger, glamouröser Kleidung für die elegante Städterin vor, die bei einer internationalen Käuferschaft Anklang fand.

Herrenmode

Unmittelbar nach dem Krieg trugen die meisten Männer alte Uniformen auf, die oft nur notdürftig – manchmal auch gar nicht – in Zivilkleidung umgeändert worden waren. Man ließ aus irgendwelchen Stoffresten, gleich welcher Provenienz, Kleidung nähen. Formelle Kleiderordnungen konnten in dieser Situation der Materialknappheit, in der modische Kleidung nicht das Wichtigste war, woran man denken mußte, selbstredend keine bedeutende Rolle mehr spielen. Die Kombination – Hose und Sakko aus verschiedenen, aber zusammenpassenden Stoffen – stellte sich als vielseitig einsetzbar heraus. Ende der 40er Jahre setzte sich die aus den USA kommende V-Linie mit breiten Schultern und schmalen Hüften durch. Damit kam auch die Herrenmode wieder in Bewegung, sie wurde körperbetonter und etwas vielfältiger. Wichtiger als der modische Effekt waren Zweckmäßigkeit und untadelige Korrektheit, gute Qualität und Langlebigkeit. Während für den Abend noch eine Kleiderordnung galt, trug der Herr tagsüber meist einen ein- oder zweireihigen Sakkoanzug in gedeckten Farben, darunter ein weißes Hemd und eine schmale, dezente Krawatte. In den USA hingegen waren die Krawatten bereits lebhaft gemustert oder mit Motiven bedruckt. Sakkos blieben im wesentlichen recht breit – zumal die Männer im Zuge des wachsenden Wohlstandes auch Gewicht zulegten.

Nylon- beziehungsweise Perlonhemden waren pflegeleichter als die herkömmlichen Oberhemden aus Baumwolle: Man konnte sie einfacher waschen und schneller trocknen, und sie brauchten kaum gebügelt zu werden. Sie erschienen als der Inbegriff der modernen Zeit. Hüte wurden wieder zum „must", sowohl in Kombination mit Mantel als auch zum Anzug. Die Freizeitmode bot eine legere Variante des Anzugs aus leichteren und manchmal auch bunten Stoffen an. Shorts jedoch oder Bermudas, die heute überall im Sommer auf der Straße getragen werden, blieben in den 50er Jahren noch dem Strand oder dem Garten vorbehalten.

Die neuen Meister

Viele der großen Modeschöpfer der 20er und 30er Jahre waren Frauen gewesen – in den 50er Jahren setzten sich die Männer wieder durch, was dem allgemeinen gesellschaftlichen Klima entsprach. Coco Chanel aber, die in den 50er Jahren wieder zu arbeiten begann, griff viele der neuen Modeschöpfer, allen voran Dior, heftig an: Dior kleide die Frauen wie Transvestiten. Er mache aus ihnen Phantasiegeschöpfe, statt das auszudrücken, was Frauen wirklich seien. Damit redete Chanel natürlich deutlich in eigener Sache, denn ihr Stil war in Europa nicht mehr in dem Maße wie vor dem Krieg gefragt. Erst gegen Ende des Jahrzehnts gelangte sie in den USA zu neuem Ruhm. Weniger Erfolg hatte Elsa Schiaparelli, die zwar ihren Salon nach dem Krieg wiedereröffnete, der es aber nicht gelang, sich in ihren Entwürfen auf die neue Zeit einzustellen, und die sich daher 1954 aus dem Geschäft zurückzog. Das Haus Schiaparelli wurde 1977, vier Jahre nach dem Tod der Meisterin, wiedereröffnet, und man ist bemüht, es in ihrem Geiste weiterzuführen. Madeleine Vionnet und Madame Grès arbeiteten weiterhin für einige exklusive Kundinnen. Beide jedoch schlossen sich nicht

dem Trend zum Prêt-à-porter an, und so konnten sie ihren Rang in der Modewelt nicht behaupten.
Nach dem Tod Diors gingen von dem 21jährigen Yves Saint Laurent als neuem Leiter des renommierten Hauses revolutionäre Signale aus. 1958 lancierte er die Trapezlinie, die in krassem Gegensatz zu den bisherigen taillenbetonten Linien stand und wegweisend für die Mode der 60er Jahre werden sollte. 1962 eröffnete er sein eigenes Haus, um seine avantgardistischen Ideen umzusetzen, was ihm im Hause Dior nicht möglich war. Seither ist er einer der ganz Großen der Branche.

Pierre Balmain

Pierre Balmain wurde 1904 geboren, sein Vater besaß ein Stoffgeschäft. Der Sohn studierte eine Weile Architektur und arbeitete dann für die Modeschöpfer Captain Molyneux und, zusammen mit Dior, für Lucien Lelong. 1945 eröffnete er sein eigenes Haus, 1953 entwarf er die erste Prêt-à-porter-Kollektion für die USA.
Seine Schöpfungen werden von Ingrid Loschek beschrieben als „feminine, figurbetonte Kleider von untertreibendem Luxus". Balmains Arbeiten waren weniger sensationell als die Diors, aber sie gefielen dem Publikum, denn es waren elegante und durchaus tragbare Kleider in zarten Farben. Namen wie „Jolie Madame", mit dem er eine seiner Kollektionen in den 50er Jahren bezeichnete, zeigen seine Absicht, in der Haute Couture Leichtigkeit mit Eleganz zu verbinden. Balmain selbst verglich seine Arbeit mit der eines Architekten. Der eine arbeite in Stein, der andere in Musselin; Mode sei Architektur in Bewegung.
Nach Balmains Tod 1982 übernahm sein langjähriger Assistent, der Däne Erik Mortensen, die künstlerische Leitung des Hauses; 1992 ging sie an den Amerikaner Oscar de la Renta über, der die Tradition nun fortführt und neue Märkte erschlossen hat.

Jacques Fath

Auch Jacques Fath kam auf Umwegen zur Mode. Er lernte Buchhaltung, ging auf eine Schauspielschule und zeichnete Theaterentwürfe, bevor er sich 1937 der Mode zuwandte. Schon bald galt er als einer der meistversprechenden Nachwuchsdesigner. Während des Krieges führte seine Frau das Modehaus weiter. 1948 schloß Fath einen lukrativen Vertrag für Prêt-à-porter-Mode mit einem amerikanischen Hersteller. Damit war er vielen seiner Kollegen voraus, die sich ganz der Haute Couture verschrieben hatten und es versäumten, den breiten Markt zu nutzen. Seine Entwürfe bewegen sich „immer hart am Rande des allzu Gewagten", wie Caroline Rennolds Milbank schreibt. Sexy und elegant zugleich, sprachen sie eine jugendliche Kundschaft mit dem Wunsch nach leicht provokantem Glamour an – so entwarf Fath das Kleid, in dem Rita Hayworth Ali Khan heiratete. Fath arbeitete, wie Chanel oder Madame Grès, direkt am lebenden Modell und entwickelte daher ein besonderes Gespür für Kleider in Bewegung. Falten und Asymmetrien, Zacken und Zickzacks betonen die Dynamik seiner Entwürfe ebenso wie die Farben und Muster der Stoffe. Wenige Jahre nach Faths frühem Tod 1954 schloß seine Frau das Haus.

Hubert de Givenchy

Nach Stationen bei Jacques Fath, Lucien Lelong und Elsa Schiaparelli eröffnete Hubert de Givenchy 1952 sein eigenes Modehaus. Nicht zuletzt durch seine Kreationen für Audrey Hepburn, für die er auch das Parfum „L'Interdit" schuf, gelangte er schnell zu großem Ruhm. Givenchy kleidete sie nicht nur für viele Filme wie *Funny Face* (1957) oder *Frühstück bei Tiffany* (1960), sondern auch mit ihrer persönlichen Garderobe ein. In den Filmen konnte der Couturier sämtliche Register seiner Kunst ziehen und zeigen, daß er alle Entwürfe von der Fischerhose über das Cocktailkleid bis hin zur wallenden Abendrobe in unübertrefflich edler Manier beherrschte.

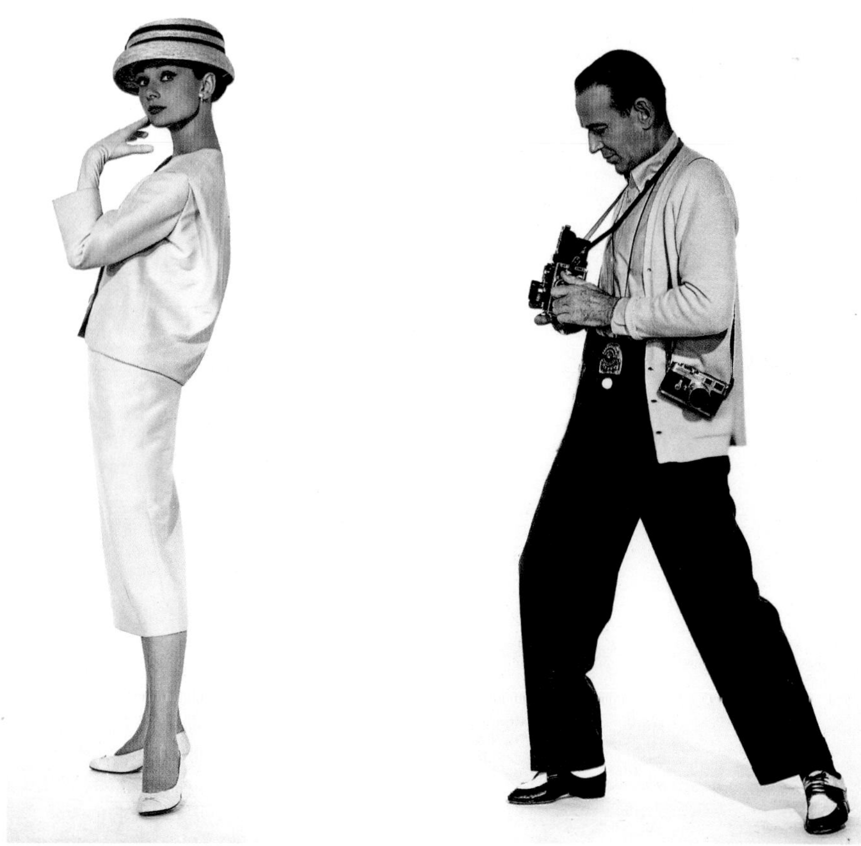

Audrey Hepburn und Fred Astaire in *Funny Face*, 1957

Hintergrundstory für das im Deutschen unter dem Titel *Ein süßer Fratz* bekannte Film-Musical ist die Lebensgeschichte des Modefotografen Richard Avedon, der auch als Berater mitwirkte. Auf der Suche nach einem neuen Gesicht für die Kollektion eines Pariser Couturiers entdeckt ein Modefotograf eine junge Buchhändlerin aus Greenwich Village, die die Rolle annimmt, weil die Aufnahmen sie nach Paris führen. Gespielt von Audrey Hepburn, einem Modeidol der Zeit, erlebt sie dort die Verwandlung vom Aschenputtel zur eleganten Dame in den Kleidern Hubert de Givenchys. Ein schmaler langer Rock und die im Rücken locker fallende, hüftkurze Jacke sowie ein Glockenhut bestimmen das Bild.

Inbegriff der Haute Couture

CHRISTIAN DIOR

(1905–1957)

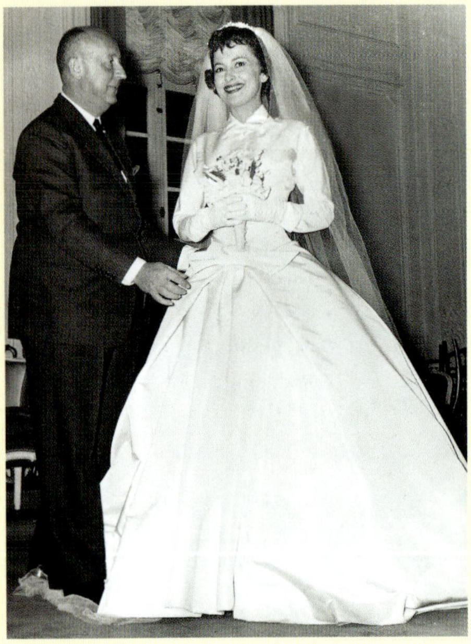

Christian Dior legt letzte Hand an ein Brautkleid von 1951

unten: Nadja Auermann in einem Kleid von Galliano für Dior, Frühjahr/Sommer 1996

unten rechts: Entwurf von Dior, Zeichnung von René Gruau, 1946

Christian Dior war einer der größten französischen Modeschöpfer des 20. Jahrhunderts. Das Signet – CD – ist zum Inbegriff von weiblicher Mode und Eleganz geworden und setzte international Standards für die Haute Couture. Nach den Entbehrungen in der Zeit des Zweiten Weltkriegs schuf Dior in den 50er Jahren eine Mode, die feminin und anspruchsvoll war. Die High Society ließ sich von ihm einkleiden und folgte seinem Modediktat.

Seiteneinsteiger aus gutem Hause

Der 1905 in der Normandie geborene Christian Dior war der Sohn eines wohlhabenden Chemiefabrikanten. 1910 zog die Familie nach Paris und lebte in einer prunkvollen Wohnung, eingerichtet ganz im Stil Louis XVI. Der Sohn Christian wollte Architekt werden, doch die Familie hatte die Laufbahn eines hohen Staatsbeamten für ihn vorgesehen. Er kam dem Wunsch seiner Eltern nach und begann das Studium, doch die meiste Zeit verbrachte er in Pariser Künstlerkreisen. Vom Kubismus begeistert, eröffnete er mit Jacques Bonjean 1928 eine winzige Galerie und verkaufte dort Werke von Meistern der klassischen Moderne.

Doch während der Wirtschaftskrise in den 30er Jahren verlor sein Vater sein gesamtes Vermögen an der Börse, und auch die Galerie mußte schließen. Innerhalb kurzer Zeit war Christian Dior fast mittellos und ohne Wohnung. Er verkaufte die noch verbliebenen Kunstwerke, um zu Geld zu kommen.

Als er bei seinem Freund Jean Ozenne wohnte, begann er wie dieser Zeichnungen von Kleidern und Hüten anzufertigen und konnte sich als begabter Zeichner mit Modellzeichnungen über Wasser halten. Besonders seine Hutentwürfe erregten Aufsehen, und bald zeichnete er für die berühmte Modistin Agnès sowie für den Modeteil des *Figaro Illustré*. Michel de Brunhoff, Chefredakteur von *Vogue*, gab ihm Anregungen für die Verbesserung seiner Zeichnungen.

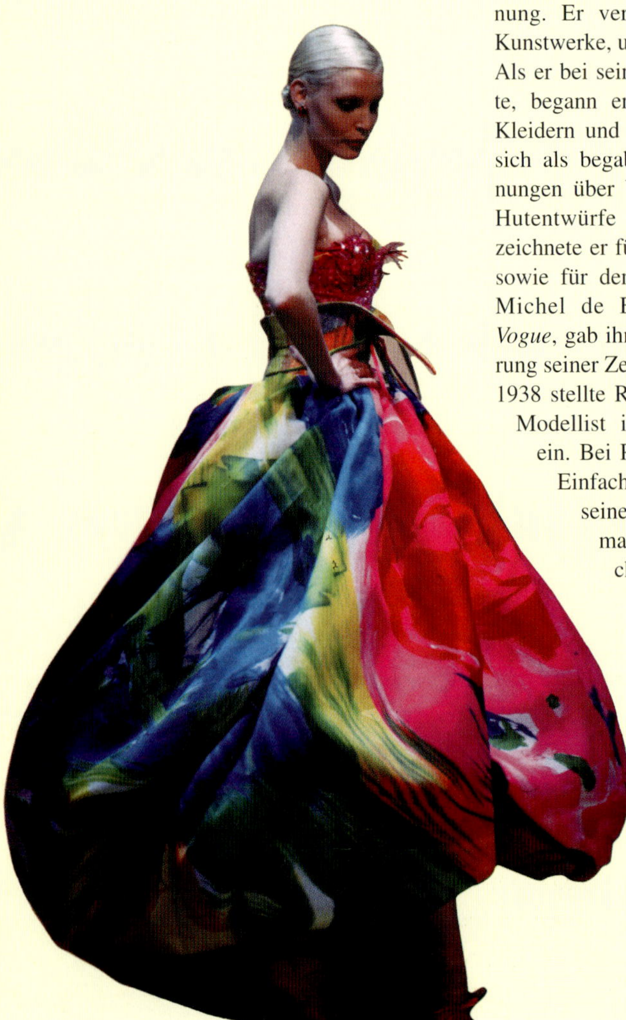

1938 stellte Robert Piguet den 33jährigen als Modellist in seinem Haute-Couture-Haus ein. Bei Piguet lernte Dior die Kunst der Einfachheit und des Weglassens, die seine eigenen Kollektionen berühmt machen sollten. Entgegen der üblichen Silhouette, die mit geraden Linien einen strengen Frauentyp prägten, entwarf Dior bereits damals Abendkleider mit enger Taille und weitem Rock. Nach seinem Militärdienst wechselte Dior 1942 zu Lucien Lelong. Der Textilfabrikant Marcel Boussac bot ihm schließlich die Chance, ein eigenes Haus zu eröffnen. In der Avenue de Montaigne wurden drei Ateliers geschaffen, und Dior stellte Mitarbeiter und Mannequins ein.

Die Geburt des New Look

Mit seiner ersten Kollektion wurde Christian Dior im Frühjahr 1947 über Nacht berühmt. Die amerikanische Zeitschrift *Life* gab seiner Mode einen Namen: „New Look". Es war die Wiederentdeckung einer lang vergangenen Pracht und die Gestaltung der neuen, eleganten Frau. Christian Dior sollte in den folgenden Jahren die Mode der Frauen wie kein anderer vor ihm diktieren.

1947 kam die sogenannte Blütenkelchlinie heraus: runde Schultern, kurze Jacken mit Schößchen, Wespentaille und weite, wadenlange Röcke. Dazu entwarf er Schuhe mit dünnen Plateausohlen und Riemchen, die kreuzweise um die Fersen geschlungen waren. Hohe, aber breite Absätze vollendeten die Silhouette. Klare Formen wie die A-Linie oder die Y-Linie waren sein Trumpf. Jede Saison überraschte und begeisterte er die Modewelt mit neuen Kreationen – allein dies galt schon als Novum in einer Zeit, da der modische Wechsel sich noch langsamer vollzog.

Seine Modelle benötigten zwischen 10 und 25 Meter Stoff, die Abendkleider beanspruchten bis zu 80 Meter. Für die weiten Röcke verwendete er Stoffe wie Taft, Satin und Duchesse, die die notwendige steife Beschaffenheit hatten und im Gegensatz zu dem in anderen Häusern häufig verwendeten fließenden

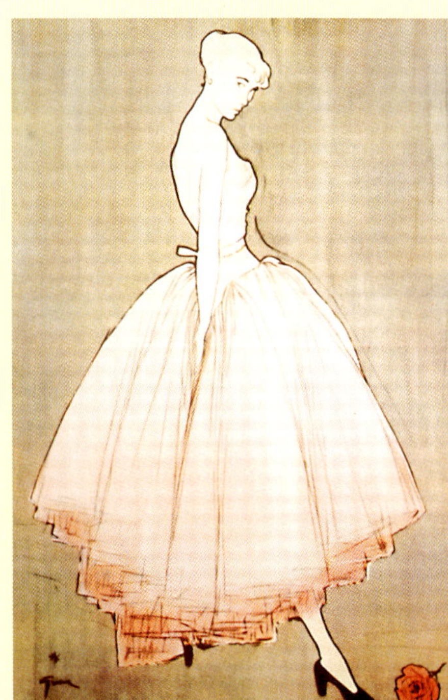

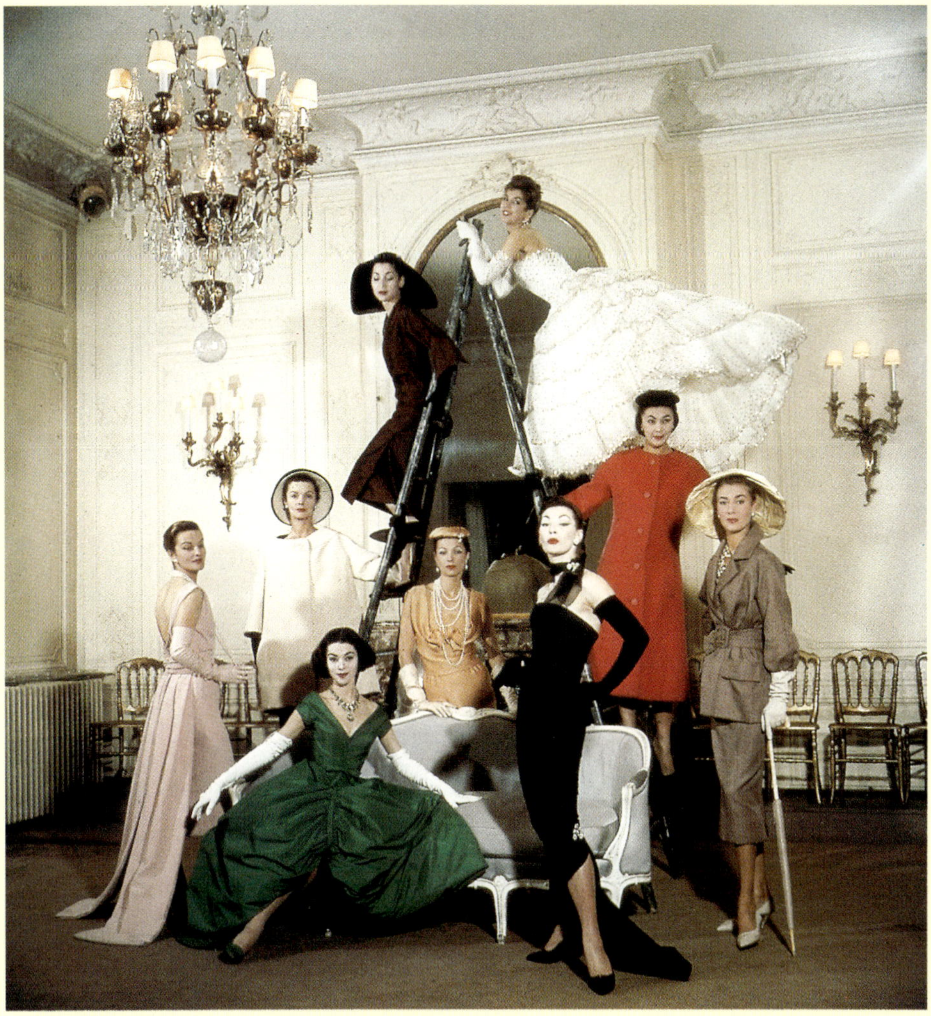

Komplette Garderobe der Jubiläumskollektion 1957

Jersey oder den weichen Wollstoffen standen. Anfangs gab es auch kritische Stimmen, die angesichts dieser Verarbeitung von Stoffverschwendung oder maßlosem Luxus sprachen, doch konnten sie sich gegen die neue Lust an der Pracht nicht durchsetzen.

1948 stellte Dior schmale, enge Röcke vor, die jedoch mit einem Gehschlitz versehen waren, der ein bequemes Laufen ermöglichte und durch die Unterlegung mit dem Stoff des Kleides eine neue Kreation darstellte. Der Dior-Schlitz wurde von dem Talent Marguerite Carré ausgearbeitet, die zu Diors engsten und wichtigsten Mitarbeiterinnen zählte. Für Christian Dior war Haute Couture eine künstlerische Arbeit, die er mit der Architektur oder Malerei verglich. Besonders die Kunst des richtigen Schnitts und der Paßform war ihm neben der ästhetischen Gestaltung wichtig, deshalb galten ihm Madeleine Vionnet und Jeanne Lanvin immer als Vorbilder.

Expansion im großen Stil

Dior stellte pro Jahr sieben Kollektionen vor: zwei für die Haute Couture, zwei Kollektionen für Prêt-à-porter, je eine für die Boutiquen, für die USA und für die Pelzmoden. Zusätzlich empfing das Haus Dior jährlich an die 25 000 Personen. Um seinem Namen auch international Anerkennung zu verschaffen, begann Dior schon 1948 mit der Gründung erster Tochterunternehmen. Zunächst war dies Dior Parfums, das mit „Miß Dior" seinen ersten Erfolg verzeichnete. 1949 wurde für exquisites Prêt-à-porter Christian Dior Inc. gegründet, 1950 folgte die Vergabe der ersten Lizenzen für Accessoires. Die erste Filiale im Ausland wurde 1952 in London gegründet – es folgten unzählige auf der ganzen Welt. Im Laufe von nur zehn Jahren gelang es Dior, ein Imperium aufzubauen, dessen internationales Renommee nicht zu überbieten war; seit 1987 gehört das Haus zu dem Konzern Louis-Vuitton-Moët-Hennessy.

Die Nachfolger

Seit 1954 hatte der junge Yves Saint Laurent bei Dior als Zeichner und Designassistent gearbeitet. Er wurde nach dem Tod Diors 1957 mit nur 21 Jahren zum neuen Chefdesigner des Hauses ernannt. Der neue Star der Modewelt trennte sich jedoch bereits 1961 vom Hause Dior. Weder die Direktion noch die traditionelle Dior-Kundschaft konnte sich mit den avantgardistischen Entwürfen, mit denen Saint Laurent der neuen Zeit gerecht werden wollte, anfreunden. Sein Nachfolger wurde 1962 Marc Bohan, der das Haus bis 1989 betreute. Er bewahrte das Image der Firma Dior, das auf der erlesenen Haute Couture beruhte, doch gelang es ihm nicht, das Prêt-à-porter weiterhin erfolgreich zu vermarkten. Gerade in dieser Hinsicht erwartete man sich Auftrieb durch die Ernennung des Italieners Gianfranco Ferré zum künstlerischen Leiter, der bereits mit Prêt-à-porter unter seinem eigenen Namen hervorgetreten war.

Doch erst der Brite John Galliano brachte das Haus wieder ins Gespräch mit seiner ersten Kollektion, die er zum 50jährigen Jubiläum 1997 vorstellte. Auf spektakuläre Weise kombiniert er die Freiheit des individuellen Stils – Street Style, Kitsch und Sportmode – mit der Rückbesinnung auf die Opulenz der großen Roben vergangener Zeiten. Provokant und spielerisch bedient er sich in der Haute Couture alter Schnitte und Materialien und erweist dem großen Meister durch die Rückgriffe auf Designs aus den 50er Jahren immer wieder seine Reverenz, wodurch er sein Talent, die Tradition mit Neuem kreativ zu verbinden, unter Beweis stellt.

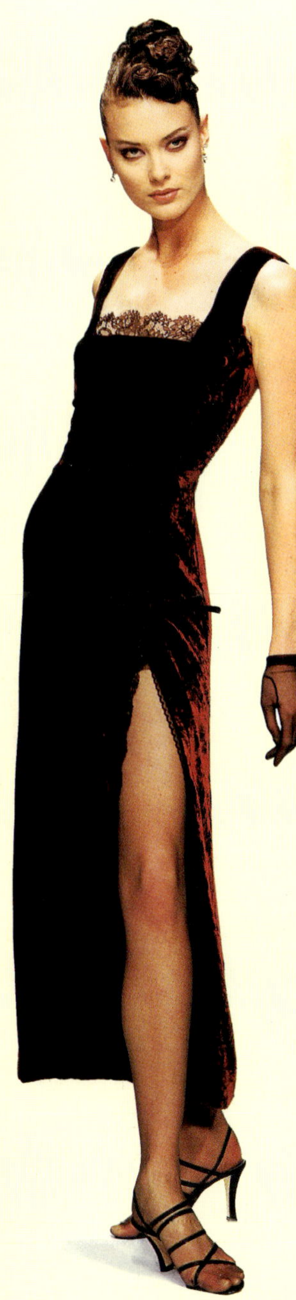

Frühjahr/Sommer 1998

Brigitte Bardot, 1956

Die französische Schauspielerin Brigitte Bardot prägte das Frauenbild der späten 50er und frühen 60er Jahre entscheidend. Das scheinbar natürliche Mädchen hatte Sex-Appeal durch naive Freizügigkeit: Mit wirren, blonden Haaren, Schmollmund und großen dunklen Augen zeigte sie eine betörende Mischung aus Kindchenschema und Femme fatale. Ihre Initialen B. B., auf französisch als Bébé (Baby) gelesen, unterstützten dieses Image noch. Sie kleidete sich in dicke, schwarze Pullover oder leichte, enge Kleider, z. B. im aktuellen Vichykaro, einem Muster aus weißen und pastellfarbenen Karos. Sie war die erste Schauspielerin, die in ihren Filmen keine Strümpfe trug – auch dies wurde von den Zeitgenossinnen gern aufgenommen.

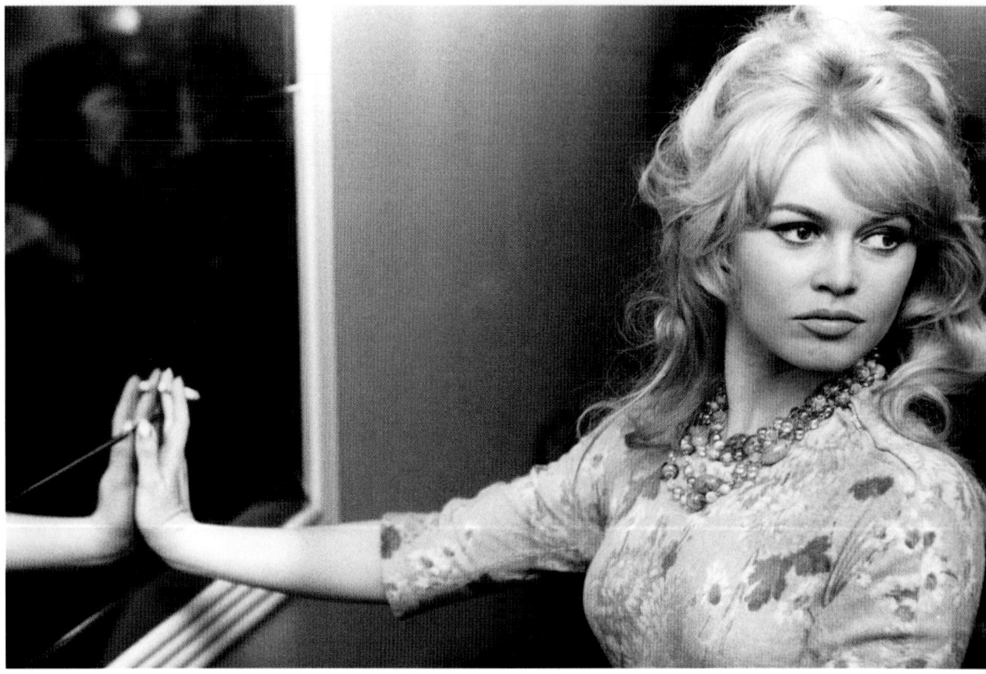

Das Starmannequin der frühen 50er Jahre, Bettina Graziani, übernahm die Öffentlichkeitsarbeit; sie führte selbst seine Modelle vor und engagierte außerdem die berühmten Mannequins der Zeit, womit sie entscheidend zum Erfolg der ersten Kollektion beitrug. Nach ihr benannte Givenchy eine weiße Baumwollbluse mit Volantärmeln und Stickerei. Leuchtende Farben und fröhliche Muster wurden zu seinem Markenzeichen. Er arbeitete zeitweise eng mit Balenciaga zusammen, behielt aber seine eigene Handschrift.

1996 wurde zunächst der 1960 geborene Brite John Galliano, der dann zu Dior wechselte, und ein Jahr später der erst 28jährige Brite Alexander McQueen als Chefdesigner engagiert. Nach einigen Versuchen, den Kreationen des Hauses Givenchy einen neuen, sehr britischen Look zu verleihen, wandte er sich in den Kollektionen von 1998 und 1999 wieder einer etwas traditionelleren Linie zu, indem er erlesene Stoffe in aufwendigen Schnitten verarbeitete.

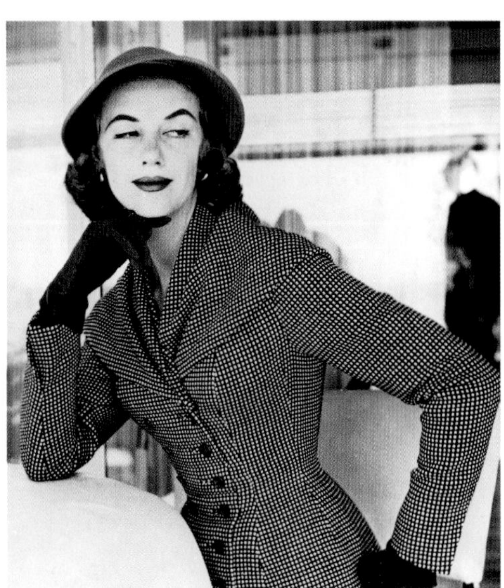

Fernandi, Schneiderkosküm, 1954

Das Schneiderkostüm galt als weibliches Pendant zum offiziellen Herrenanzug. Es gehörte zur Reisegarderobe, auch weil es eine Vielzahl an Kombinationsmöglichkeiten bot. Mit der stark taillierten, zweireihigen Jacke und dem weichen Schalkragen über den Schultern präsentiert das Schneiderkostüm wohl am besten die kühle Eleganz der 50er Jahre, wobei der Hut je nach Typ der Trägerin eine zusätzlich strenge Note verleihen oder aber einen spielerischen, weichen Akzent setzen konnte.

Jacques Griffe

Jacques Griffe wurde 1910 in Carcassonne geboren. Er begann seine Karriere mit einer Schneiderlehre, arbeitete einige Jahre bei Madeleine Vionnet und eröffnete in den 40er Jahren sein eigenes Haus. Er liebte kräftige Farben und solche Stoffe, die Farben auf besondere Art zur Geltung bringen, wie Moiré oder Lamé. Der Einfluß von Vionnets Schnittechnik auf sein Werk ist unverkennbar, er arbeitete ebenfalls mit dem Diagonalschnitt, drapierte und knotete die Stoffe und gehörte zu den ersten, die in den 50er Jahren wieder nicht gänzlich auf Figur geschnittene Kleider herstellten.

Jean Dessès

Jean Dessès wurde berühmt für seine plissierten Chiffon-Abendkleider, bei deren Entwurf er sich häufig von den Gewändern der griechischen Antike inspirieren ließ. Mit seinen langen, schmalen Kleidern, deren Linie häufig durch bodenlange Schals betont wird, bot er seinen Kundinnen eine Alternative zu den ausladenden Formen des New Look und fand eine Überleitung von der Mode vor dem Krieg in die neue Zeit.

Cristobal Balenciaga

Bereits in den 30er Jahren hatte der gebürtige Spanier Cristobal Balenciaga seinen Weltruhm begründet. Sein Haute-Couture-Haus existierte bis 1968, der Höhepunkt seines Schaffens fällt in die 50er Jahre. 1937 verließ der ausgebildete

Schneider, der bereits einen Haute-Couture-Salon in Madrid gehabt hatte, Spanien und eröffnete einen Salon in Paris, wo er sehr rasch mit seinem zukunftsweisenden, eleganten und gleichzeitig hochdramatischen Stil Erfolg hatte. Für Balenciaga war es immer wichtig, den künstlerischen Charakter von Mode nicht in Vergessenheit geraten zu lassen. Er vertrat den Standpunkt, daß der Modeschöpfer nicht den Frauen diene, sondern eigenständige künstlerische Formen sowie ein eigenes Bild vom weiblichen Körper schaffe. Konsequenterweise schloß er daher sein Haus endgültig in einer Zeit, als Haute Couture immer problematischer wurde und sich die Aktivität vieler Modemacher auf das Prêt-à-porter konzentrierte. Der Name Balenciaga lebte jedoch 1986 wieder auf, und seit 1997 sorgt der Franzose Nicolas Ghesquière, der mit strengen und eleganten Entwürfen an die Tradition anknüpft, für einen neuen Auftritt des Hauses.

Trendsetter Jugendkultur

Schon in den 50er Jahren begann sich unter der Jugend Widerstand zu regen gegen die mit der Wiederherstellung des Wohlstands beschäftigte ältere Generation. In Frankreich stellte der Existentialismus seit Mitte der 40er Jahre ein intellektuelles Gegengewicht zu der als „saturiert" kritisierten Gesellschaft dar. Er wandte sich gegen die bürgerlichen Wertvorstellungen und setzte ihr eine individualistische Definition des menschlichen Lebens entgegen, die jeden einzelnen dazu verurteilt sah, den Sinn seiner Existenz ohne Bindung an althergebrachte Werte selbst zu bestimmen. Juliette Gréco besang das neue Lebensgefühl, Jean Paul Sartre, Simone de Beauvoir und Albert Camus philosophierten darüber. Schicke schwarze Kleidung brachte die existentialistische Haltung zum Ausdruck; berühmt wurden vor allem die schwarzen Rollkragenpullover.

Weniger intellektuell, aber um so einflußreicher waren die Anregungen, die aus den USA nach Europa kamen. Besonders wichtig für die Jugend der westlichen Welt wurden der Rock 'n' Roll und sein Idol Elvis Presley. Dessen provokante, sexualisierte Tanzbewegungen und seine Glitzerkostüme begeisterten die Jugend und lösten bei dem vorwiegend weiblichen Publikum eine regelrechte Massenhysterie aus, während die Älteren Presley als obszön empfanden. Auch andere berühmte Musiker wie Little Richard, Jerry Lee Lewis oder Chuck Berry hatten nicht nur Einfluß auf den Musikgeschmack ihrer Zeit, sondern ebenso auf den Kleidungsstil ihrer Fans.

Rock 'n' Roll war für viele gleichbedeutend mit Rebellion gegen das Althergebrachte; er trug selbst den Ruch des Verbotenen, Kriminellen, der Unterschicht. Die provozierende Musik konnte nur in Verbindung mit den ausgefallenen, phantasievollen Kostümen der Stars und deren Sex-Appeal ihr Charisma begründen und ein Identifikationsangebot für Jugendliche aller sozialen Schichten schaffen. Anders auszusehen war ebenso wichtig wie sich anders zu benehmen oder andere Musik zu machen. Die bunten, glitzernden Kostüme standen in eklatantem Gegensatz zu den seriösen Herrenanzügen, die inzwischen erwachsene Männer aller Schichten trugen, und sie waren entsprechend anstoßerregend.

Rundfunk und Schallplatten brachten die neue Musik in alle Wohnungen. Es war aber vor allem das Fernsehen, das sich in den 50er Jahren epidemieartig in den amerikanischen Haushalten ausbreitete und auch in Europa langsam Fuß faßte, das dazu beitrug, diese bewegenden Neuerungen der amerikanischen Unterhaltungsindustrie in sämtliche Bevölkerungsschichten zu transportieren. Die Jugend wurde zu einem bedeutenden Marktfaktor, den niemand mehr ignorieren konnte.

Natürlich verbreitete auch das Kino das neue Lebensgefühl und die neue Mode. Ein Film, der als Prototyp das jugendliche Lebensgefühl vermittelte, ist *... denn sie wissen nicht, was sie tun* mit James Dean: ein sanfter Outsider mit trotzigem Gesicht, der die vermeintlich oberflächlichen und heuchlerischen Werte der bürgerlichen Mittelschicht in Frage stellt. Als Jugendidole sind Presley und Dean charakteristisch für den in den 50er Jahren einsetzenden Trend, die Adoleszenz zu verlängern. Wie Peter Pan wollen sie nicht erwachsen werden, das heißt, sie akzeptieren das vernunftgeprägte Erwerbs- und Familienleben der Elterngeneration nicht mehr und lehnen das Wohlstands- und Anstandsdenken, die Banalität und Langeweile der kleinbürgerlichen Welt ab. Die Adoleszenz wird nicht nur zu einer dominanten Phase des individuellen Lebens, sondern auch zu einem prägenden Faktor für die Gesellschaft als Ganzes. Die adoleszente Gesellschaft bzw. die Infantilisierung der westlichen Gesellschaften, von der man heute spricht, hat ihren Ursprung in der Überflußgesellschaft der 50er Jahre und im Protest der jugendlichen Rebellen.

Die weiblichen Filmstars dieser Jahre, die zu Vorbildern wurden, unterscheiden sich erheblich von den Vorbildern früherer Jahre wie Greta Garbo oder Marlene Dietrich, aber in mancher Hinsicht

James Dean, um 1955
In den Filmen *Jenseits von Eden*, *... denn sie wissen nicht, was sie tun* und *Giganten* (alle 1955) präsentierte James Dean die Garderobe der „Halbstarken" mit meist hautengen Jeanshosen, T-Shirts oder Hemden mit aufgekrempelten Ärmeln und weiten, kurzen Jacken. Die melancholischen Charaktere, die er darstellte, und sein Tod im Alter von 24 Jahren machten ihn zu einer Kultfigur der internationalen Jugend, die seinen Kleidungsstil kopierte.

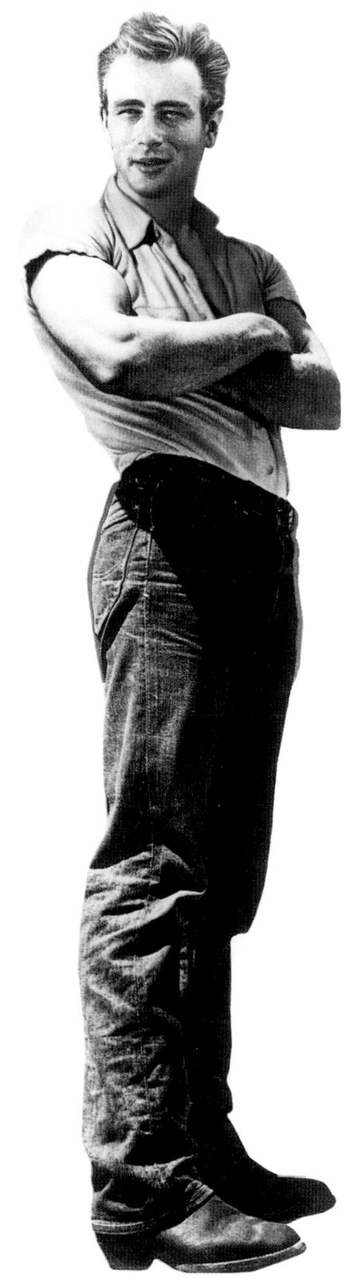

Bild-Lilli in ihrem 50er-Jahre-Wohnzimmer, 1959

Bild-Lilli – die Vorläuferin der Barbie-Puppe – war eine Kreation der *Bild*-Zeitung, die zuerst als gezeichnete Figur in Karikaturen erschien und in den Jahren des Wiederaufbaus ein neues Bild von Weiblichkeit vermitteln sollte. Ihr makelloser Körper strahlte Sex-Appeal aus, ihre zu einem Pferdeschwanz gebundenen blonden Haare, die hochhackigen Schuhe, rote Lippen und gemalten Augenbrauen sowie ein frivoler Blick signalisierten Selbstbewußtsein und Unabhängigkeit. In der plastischen Variante von 1955 wurde sie zum Mannequin, das in alle Moden der Zeit gehüllt und in die verschiedensten Umgebungen gesetzt wurde. Auch in vielen Berufen wurde sie gezeigt, als Krankenschwester, Stewardeß oder Bardame – und als Hausfrau, die sich mit dem 50er-Jahre-Hund, dem Pudel, mit einem einfachen Wollkostüm in ihrem Wohnzimmer mit Nierentisch und Tütenlampe ausruht.

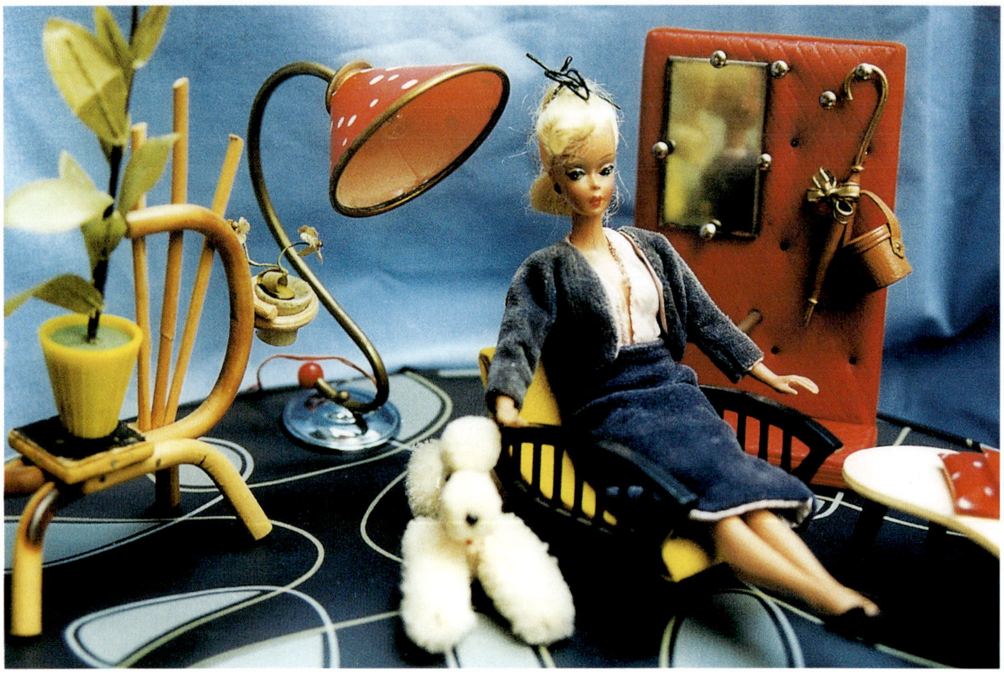

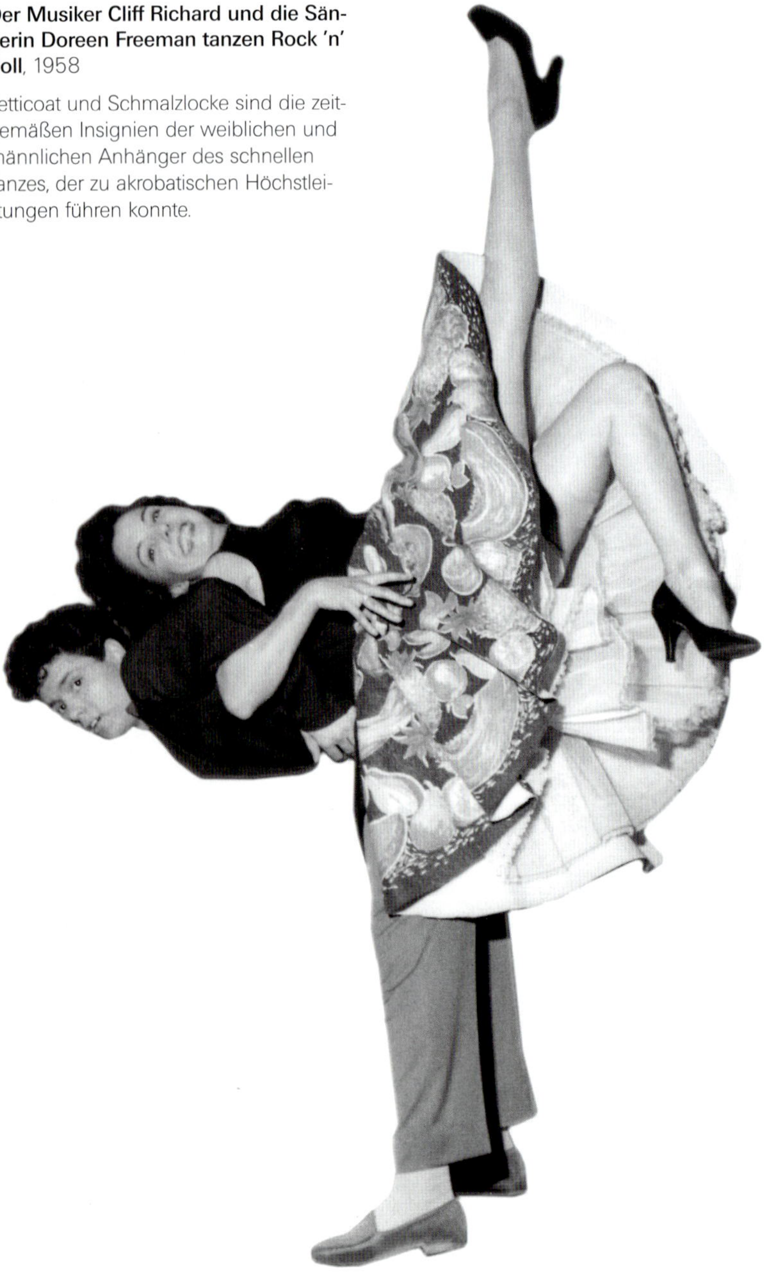

Der Musiker Cliff Richard und die Sängerin Doreen Freeman tanzen Rock 'n' Roll, 1958

Petticoat und Schmalzlocke sind die zeitgemäßen Insignien der weiblichen und männlichen Anhänger des schnellen Tanzes, der zu akrobatischen Höchstleistungen führen konnte.

auch von den kühlen Schönheiten der Modefotografie – auch in der Darstellung von Rollenbildern und Frauentypen in den Medien gab es also eine Unterscheidung zwischen der konventionellen, aber sehr eleganten Dame und der „verwegenen", jugendlichen Frau. Marilyn Monroe, Sophia Loren oder Brigitte Bardot wurden zu Idolen der ganzen westlichen Welt. Sie waren, anders als die Frauen auf den Modefotos, durchaus lebendig und signalisierten deutlich Erotik und sexuelle Attraktivität. Ausgeprägte Kurven, betont durch enge Kleider und Pullover; ein entsprechender Gang und entsprechende Gesten, üppige Haare, ganz gleich ob kurz oder lang, und ein sinnlicher Mund gehörten zu den unverwechselbaren Kennzeichen der Stars. Sie verkörperten selbstbewußte, verführerische Frauen, von denen viele zugleich kindliche Unschuld zu signalisieren schienen. Bereits hier bereitet sich der Typus der Kindfrau vor, der in den 60er Jahren großen Erfolg haben sollte und dessen literarisches Vorbild, Vladimir Nabokovs Roman *Lolita*, 1955 erschien.

Barbie

Kaum ein Zufall ist es, daß gerade in jenen Jahren die Barbie-Puppe in den USA entwickelt wurde und 1959 auf den Markt kam (wenig später wurde sie auch nach Europa exportiert). Zu Beginn der 50er Jahre unter dem Namen Lilli als Cartoon für eine deutsche Boulevardzeitung entworfen, wurde das kesse junge Mädchen aufgrund ihres Erfolges bald auch als Puppe von 19 und 29 cm Größe hergestellt und in verschiedenen Outfits als Werbegag für Erwachsene verkauft. Die Firma Mattel kaufte das Copyright und produzierte eine fast identische Puppe in den USA. Barbie trat sofort ihren Siegeszug um die Welt an, und entgegen allen Erwartungen hatte sie einen durchschlagenden Erfolg bei Kindern, denn die erwachsene Puppe ermöglichte ihnen ein Rollenspiel mit weiblichen Lebensentwürfen, statt sie auf das Mutter-Kind-Modell festzulegen. Allerdings verkörperte (und verkörpert noch heute) Barbie für viele Erwachsene ein unrealistisches, wenn nicht ordinäres Bild der Frau, das mit seiner übertrieben weiblichen Figur – Riesenbusen, Wespentaille, endlose Beine – einem Playboy-Bunny näherkommt als der Wirklichkeit. Trotz dieser Kritik hält der weltweite Erfolg von Barbie bis heute an. Von Anfang an war das Outfit der Puppe bis ins kleinste Detail perfekt gestylt: Alle Accessoires – Strumpfhalter, BH, Handschuhe, Handtasche – wirkten lebensecht und waren auf die Kleidung der Puppe abgestimmt. Diese wiederum entsprach allen nur denkbaren gesellschaftlichen Anlässen: vom Morgenspaziergang über den Collegebesuch, den Freizeitsport oder den Einkauf bis hin zum großen Ball konnte man Barbie und ihre Freundinnen passend einkleiden. So lernten die kleinen Mädchen beizeiten, wie man sich dem Anlaß angemessen kleidet; ihnen wurde ein bestimmter Geschmack und sicher auch die Lust am modischen Konsum vermittelt. Heute entsprechen das äußere Erscheinungsbild der Puppe und ihre Garderobe mehr der gängigen Jugendkultur und dem Freizeitstil. Da sich Barbies Rollen ebenso wie ihre Kleidung dem Zeitgeist gemäß gewandelt haben, ist die Puppe ein wertvolles Zeugnis für die Weiblichkeitsbilder und die Moden der letzten 40 Jahre.

Jeans und amerikanisches Lebensgefühl

Seit den 30er Jahren wurden in den USA Jeans, die ursprünglich nur als Arbeitskleidung gedacht gewesen waren, auch in der Freizeit getragen. In den 50er Jahren wurden sie in dieser Funktion nach Europa exportiert, und dort setzten sie sich aufgrund ihrer gefühlsmäßigen Besetzung mit Werten wie Freiheit und Männlichkeit rasch durch. Die Jeanshose suggerierte ein bestimmtes – das amerikanische – Lebensgefühl, das zu Zeiten, als man noch nicht so selbstverständlich in die weite Welt reisen konnte, besonders wichtig war. Die Jeans konnte, gerade weil sie so informell war und ihren Ursprung in der Arbeiterkleidung hatte, wunderbar als Ausdruck des Protests gegen das etablierte Bürgertum eingesetzt werden. Außerdem war sie praktisch und strapazierfähig. Inzwischen gehören Jeans zur jederzeit passenden Grundgarderobe der meisten Menschen; ihr rebellisches Potential haben sie vollkommen verloren.

New Edwardian-Mode und Teddy Boys

Einige junge Männer aus privilegierten sozialen Schichten setzten gegen die Spießigkeit ihrer Väter und die Entbehrungen der zurückliegenden Kriegsjahre einen opulenteren Kleidungsstil, der sich an die Herrenmode der Zeit des englischen Königs Edward VII. anlehnte: enge Hosen, Gehröcke oder taillierte Sakkos mit Samtmanschetten und -revers; das Ganze wurde nach Möglichkeit ergänzt durch Monokel, Uhrenketten und Krawattennadeln mit Brillanten.

Im London der frühen 50er Jahre tauchten plötzlich die Teddy Boys auf, junge Männer meist aus dem Arbeitermilieu, die ihre Freizeit auf den Straßen in Gangs verbrachten und den edwardianischen Stil spöttisch kopierten: Sie trugen viel zu weite, dunkle, einreihige Sakkos mit gepolsterten, überbreiten Schultern, dazu weite Hosen, die sich nach unten verengten und um die Knöchel Falten schlugen, später dann auch enge Jeans. Dazu gehörten ein gestärktes Hemd, eine Weste, eine sehr schmale Krawatte oder Schleife, Schuhe mit dicken Kreppsohlen beziehungsweise etwas später spitz zulaufende Schuhe und als Krönung des Ganzen eine mit Brillantine zum „Entenpo“ frisierte Haarpracht. Gegen Ende der 50er Jahre verlor sich die Teddy-Boy-Mode; sie wurde als breite Strömung verdrängt von Einflüssen aus der neuentstehenden Popkultur, wird aber bis heute in manchen Kreisen als Kultmode lebendig gehalten.

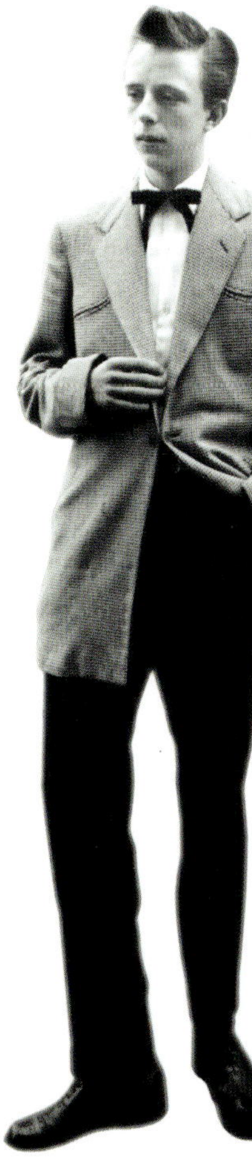

Teddy Boy in London, 1954

Salz-und-Pfeffer-Jackett, schwarze enge Hose und korrekter Haarschnitt sind unverkennbare Stilmerkmale des „Teds“.

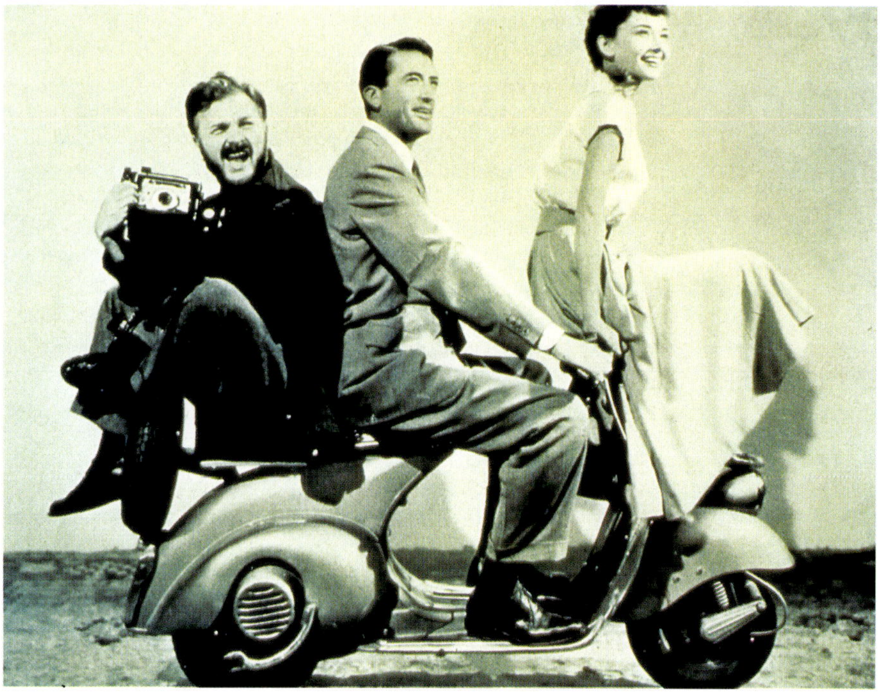

Ein Herz und eine Krone mit Audrey Hepburn, Gregory Peck und Eddie Albert, 1953

Langer, weiter Rock, kleines Halstuch und kurzgeschnittenes Haar mit Pony machen in diesem Kultfilm aus der von Audrey Hepburn verkörperten Prinzessin Anne ein normales junges Mädchen.

Highheels und Leisetreter

DER SCHUH

Nicht nur Kleider, sondern auch Schuhe machen Leute. Der Fuß kann noch so wohlgeformt sein, die nötige Eleganz bekommt er erst durch das Schuhwerk. Viele Frauen, aber auch Männer sind geradezu besessene Schuhliebhaber, deren Schränke mit Hunderten von Schuhpaaren gefüllt sind. Bei echten Sammlern hat natürlich die Notwendigkeit keine Bedeutung mehr für den Erwerb eines zusätzlichen Paares: Es geht um die genaue Abstimmung feinster Nuancen im gesamten Erscheinungsbild oder auch um eine Erweiterung von Ausdrucksmöglichkeiten in der Kleidung – für jede Stimmung einen Schuh. Viele Modelle haben jedoch den Status eines Accessoires längst hinter sich gelassen. Es gibt den Schuh, der keine Existenzberechtigung braucht, sondern als Kunstwerk geschaffen wurde und als solches getragen oder in der Vitrine ausgestellt wird.

Der Schuh des Adels

Die Wirkung eines Schuhs wurde schon immer entscheidend durch die Form der Sohle und des Absatzes bestimmt. Hohe Absätze lassen die Trägerin nicht nur größer erscheinen, sondern dienen auch häufig dem Zweck, ihre erotische Ausstrahlung zu erhöhen. Im 20. Jahrhundert haben meist nur Damenschuhe hohe Absätze, während schon in der Antike reich verzierte, goldbesohlte Schuhe von Männern getragen wurden und der Absatz am Herrenschuh bis ins 18. Jahrhundert hinein üblich war; am Hofe Ludwigs XIV. wurden gar rote Absätze bevorzugt, die besonders deutlich demonstrieren sollten, daß die Aristokraten es nicht nötig hatten, auf staubigen Straßen zu laufen, sondern in Kutschen gefahren wurden und keine körperliche Arbeit zu verrichten hatten. Auch die Pumps, heute die alltäglichsten Frauenschuhe, wurden ursprünglich von Herren getragen: Als Teil der Lakaienuniform erhielten sie ihren Namen nach dem Geräusch, das sie auf den gebohnerten Parkettböden der Herrschaft hinterließen.

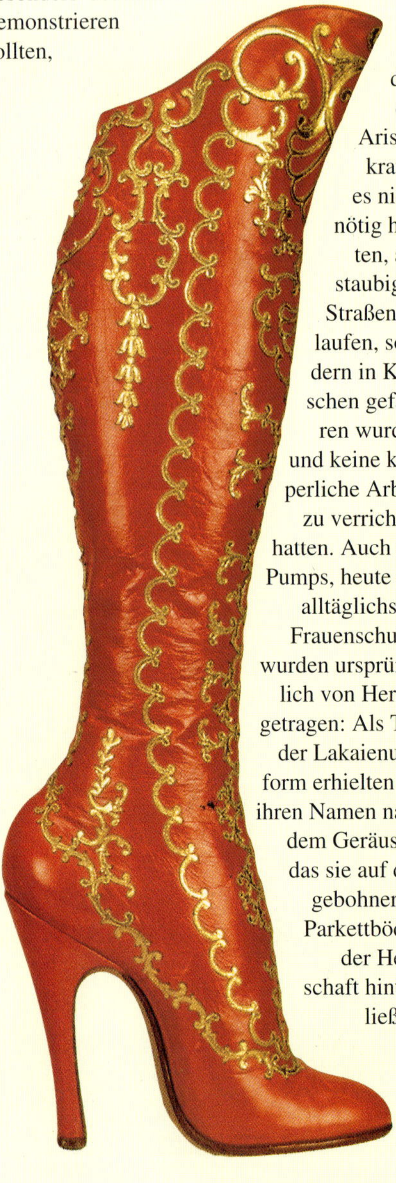

Stiefel aus Schweden, um 1910

Absatzformen

Extravaganz und Reichtum verkörpern Schuhe auch im 20. Jahrhundert. André Perugia ist einer der größten Schuhdesigner gewesen. Seine Schuhe besaßen den Chic und die Extravaganz der französischen Mode. Der Modeschöpfer Paul Poiret holte den Schuhmacher, von dessen Modellen die Damen der Gesellschaft hingerissen waren, von Nizza nach Paris. 1920 eröffnete er sein Atelier im Faubourg St. Honoré, wo er längst nicht mehr nur für Poiret, sondern auch für andere namhafte Modeschöpfer arbeitete. Perugia kreierte aber auch immer wieder Einzelstücke, wahre Kunstwerke, für seine exklusiven Kunden, zu denen viele internationale Filmstars gehörten.

Etwa zur gleichen Zeit machte sich Salvatore Ferragamo einen Namen. Der Italiener ging 1914 in die USA und begann bald mit Entwürfen für die Großen des Filmgeschäfts. Er gehörte zu den umtriebigsten und einfallsreichsten Schuhdesignern der 20er bis 50er Jahre, und sein Umgang mit neuen Materialien war zukunftsweisend. Die Rohstoffknappheit während des Zweiten Weltkriegs und das Verbot, Leder für Zivilistenschuhe zu verwenden, behinderten ihn nicht, sondern regten im Gegenteil seine Phantasie noch an. Zellophan, Bast, Fischhaut für korkbesohlte Schuhe und Sandalen verarbeitete er mit unnachahmlicher Eleganz. Ferregamo schuf bereits 1936 den Keilabsatz aus Kork, der trotz anfänglicher Ablehnung in den 40er Jahren zur typischen Schuhform wurde. 1938 entwarf er eine aufsehenerregende Sandale mit Plateausohle, deren Absatz aus Korkschichten mit verschiedenfarbigem Veloursleder überzogen war.

Plateauschuhe waren stets umstritten, die einen liebten sie, die anderen fanden sie häßlich und plump. In den 70er Jahren trugen Frauen sie gleichermaßen zu weiten Hosen wie zu schwingenden Röcken. In der Retromode der 90er Jahre tauchten die knöchelgefährdenden Sohlen wieder in vielen Formen auf: Nahezu jede Schuhform vom Pumps bis zum Wanderschuh war auch mit Plateausohle zu haben. Die Designerin Vivienne Westwood, berühmt für ihre anarchischen und provokativen Schuhmodelle, entwarf 1994 einen 20 Zentimeter hohen Stelzschuh aus blauem Leder, der selbst ein geübtes Model wie Naomi Campbell zu Fall brachte.

Innovative Absätze waren das Markenzeichen von Roger Vivier. Der stark gebogene „Komma"-Absatz und der eckige „Prisma"-Absatz wurden weltweit kopiert. Roger Vivier, der Bildhauerei studiert hatte, entwarf Formen, die eine solide und ausgewogene Basis hatten. Die einmal entworfenen Grundformen konnte er mit bemerkenswertem Geschmack fast spielerisch verzieren und schmücken. Für die Krönungsfeierlichkeiten von Elisabeth II. schuf er einen eleganten Schuh mit granatbesetztem Absatz. Und Marlene Dietrich bekam eine zierliche Riemensandale, auf deren Absatz eine Straßkugel aufgespießt war. Nach dem

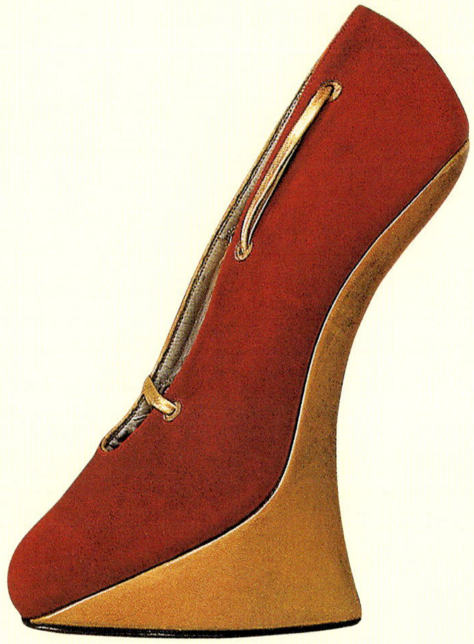

André Perugia, absatzloser Velourspumps mit polierter, vergoldeter Korksohle, 1937

Zweiten Weltkrieg arbeitete er für Christian Dior und verlieh der Kleidersilhouette des New Look mit seinen hochhackigen Schuhen die ausgewogene und attraktive Ergänzung.

Hochschaftige Stiefel mit hohen Absätzen haben eine lange Geschichte als Lustobjekte. Die frühesten „Pin-up"-Fotografien aus dem 19. Jahrhundert zeigen Damen im engen Kor-

Salvatore Ferragamo, Regenbogen-Plateausandale mit Korksohle, 1938

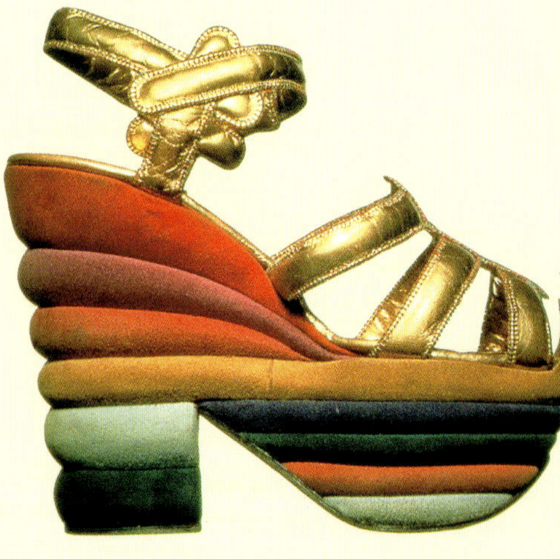

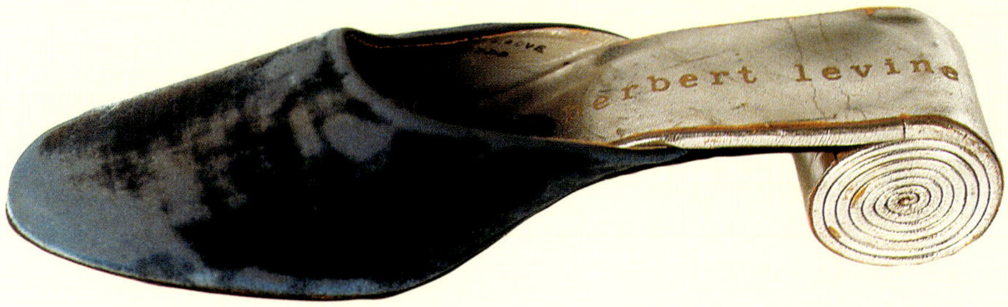

Herbert und Beth Levine, Schlupfschuh aus Ziegenleder und Samt, 1954

Doc Martens, Lederstiefel mit säurefester, luftgepolsterter Sohle, 1996

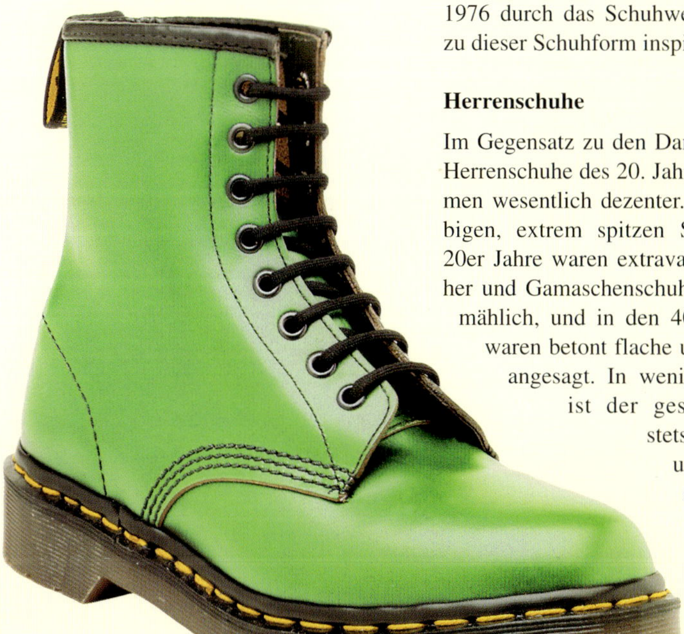

sett mit fast kniehohen Stiefeln. Bis heute gilt der unfunktionale Schuh vielen als Fetischobjekt, dessen Reiz in dem spitzen, langen Absatz und der zum Öffnen herausfordernden Verschnürung liegt.
In den 50er Jahren eroberten Stöckelschuhe das Parkett und blieben lange Zeit unschlagbar. Eine Frau in hochhackigen Schuhen habe immer erotische Ausstrahlung und zeige damit ihr Modebewußtsein, hieß es. Mit dem Stiletto, – der extremsten Form, zehn Zentimeter hoch und bleistiftdünn –, lebte jede Frau gefährlich, weil sie stets umzuknicken, steckenzubleiben und den Absatz zu verlieren drohte. Dennoch wird er immer wieder getragen.
Der Dramatiker George Bernhard Shaw soll einmal gesagt haben: „Wenn ihr gegen hochhackige Schuhe rebelliert, dann nur mit einem sehr schicken Hut auf dem Kopf.“ Doch diese Form des Protests wählten die emanzipierten Frauen der 60er und 70er Jahre nicht. Sie lehnten hohe Absätze ab und gingen auf flachen Sohlen. Wie attraktiv auch diese sein können, hatte schon Audrey Hepburn bewiesen, die Ballerinas zu Fischerhosen trug und damit einen neuen Stil prägte. Auch die flachen Tods, für Männer und Frauen entworfene Mokassins mit Noppensohle und -ferse haben sich durchgesetzt. Diego Della Valle ließ sich 1976 durch das Schuhwerk von Rennfahrern zu dieser Schuhform inspirieren.

Herrenschuhe

Im Gegensatz zu den Damenschuhen sind die Herrenschuhe des 20. Jahrhunderts in den Formen wesentlich dezenter. Einzig die mehrfarbigen, extrem spitzen Shimmy-Schuhe der 20er Jahre waren extravaganter. Die Überzieher und Gamaschenschuhe verschwanden allmählich, und in den 40er und 50er Jahren waren betont flache und bequeme Schuhe angesagt. In wenig variierten Formen ist der geschnürte Halbschuh stets passend zum Anzug und daher die vorherrschende Form, neben dem Klassiker des Mokassins, dem ausgeschnittenen Schlupfschuh aus meist feinerem Leder. Die Asphaltcowboys Dennis Hopper und Peter Fonda lösten mit dem Kultfim *Easy Rider* Ende der 60er Jahre den Mythos des Filmcowboys ab, blieben aber beim Schuhwerk und machten den Cowboystiefel dauerhaft auch zum Stadtschuh.
Der belastbare Alltagsschuh für die Jugend, der Farbe in die Fußbekleidung brachte, war der Doc Martens. Der Arbeiterschuh wurde in den 70er Jahren von der Punkmode entdeckt und als Halbschuh oder Stiefel zum gängigen Modeartikel und Identifikationsobjekt von Jugendgruppen. Auch Frauen machten den Doc Martens zu ihrem Schuh; zum kurzen Röckchen wurde er als Kontrast verwendet, der Unabhängigkeit und selbstbewußte Standfestigkeit der Frauen symbolisieren sollte.

Sportschuhe

Auch der Turnschuh ist zu einem zentralen Element des wirklich modischen Outfits geworden. Noch vor Material und Design wird der Hersteller beachtet, dessen Popularität durch bisweilen wegweisende Werbekampagnen unterstützt wird. Ähnlich wie bei Namen der Haute Couture werden bestimmte Sportlabels zu einer Art Weltanschauung, und es gehört zum „guten Ton“, Markenturnschuhe zu tragen.
Die Laufschuhe oder auch Sneakers wurden zuerst in den USA straßenfein. Selbst Frauen im Business-Kostüm trugen morgens auf dem Weg zum Büro gerne die bequemen Turnschuhe und tauschten sie im Büro gegen elegante Pumps aus.

Kunstschuh

Neben Gebrauchs- und Modeschuhen gab es im 20. Jahrhundert immer wieder Modelle, die nur Kunstobjekte waren. Die meisten Designer entwarfen Unikate, die entweder von der bildenden Kunst oder den Vorlieben eines Kunden inspiriert waren. Eine elegante Illusion schuf der Meister der Schuhkunst André Perugia bereits 1937 mit seinem ersten absatzlosen Schuh, der förmlich zu schweben schien, weil der Fuß nur noch auf einem kleinen Sockel ruhte. In Amerika machte Beth Levine seit Ende der 40er Jahre von sich reden. Sie kreierte Objekte, denen oft kaum mehr anzusehen war, daß sie am Fuß zu tragen sein sollten, oder untragbare Varianten wie den Pumps, der nur aus Sohle und Absatz besteht. Daneben aber kommen aus ihrem Atelier in Manhattan auch hochelegante Modelle, etwa die Samt-Pantolette mit Schneckenabsatz von 1954 oder glamouröse, paillettenbesetzte Pumps für Liza Minelli.
Auf jedem Niveau der Fußbekleidung gilt, daß ein Schuh immer mehr ist als ein funktionales Kleidungsstück. Die Mode und die Phantasmagorien der jeweiligen Zeit finden ihren passenden Schuh.

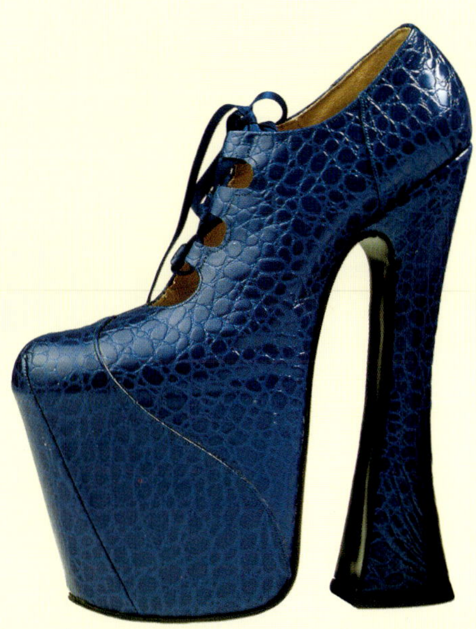

Vivienne Westwood, Plateauschuh mit blauem Krokodillederimitat bespannt, 1994

Minirock und Hippielook

Modische Revolutionen

1960–1969

Jugend als Gesellschaftsideal

In den 60er Jahren wurde in Europa die erste Nachkriegsgeneration erwachsen, was einschneidende Veränderungen der bis in die 50er Jahre hinein gültigen Vorstellungen bedeutete. Nie zuvor hatte der Jugendkult so radikal alle Bereiche des Lebens ergriffen: Die Jugend wurde jetzt in der westlichen Welt zum absoluten Modevorbild und zum gesellschaftlichen Leitbild schlechthin. Es hatte sich eine starke jugendliche Käuferschicht gebildet, die keinen Bezug zur Haute Couture hatte, sondern eine Mode wollte, die dem jugendlichen Lebensgefühl entsprechen und außerdem bezahlbar sein sollte. So verlor die Mode ihren elitären Charakter und wurde zum Jugend- und Massenphänomen, durch das auch – verstärkt gegen Ende des Jahrzehnts – politische Stellungnahmen manifest gemacht wurden. Diese Generation richtete sich nicht mehr nach bürgerlichen Standards von Moral und Anstand, die sich für sie als Doppelmoral darstellten. Erstmals schien eine befreite, durch die Pille von den Ängsten ungewollter Schwangerschaften und bürgerlicher Ächtung unabhängige Sexualität möglich. Der Markt für Aufklärungsbücher und -filme boomte, Sexualität wurde quasi öffentlich, und nach der Prüderie der vorausgegangenen Dekaden entstanden nun neue Normen, aber auch ein neuer Druck: Wer „in" sein wollte, mußte sexuell befreit, und das hieß oft: sexuell freizügig sein.

Die elegante Dame wich den scheinbar naiven Kindfrauen, die aus großen Rehaugen in die Welt blickten. Jung und sexy sein um jeden Preis war die Parole; transparente Blusen und ultrakurze Miniröcke legen davon Zeugnis ab. Twiggy wurde zum ersten Topmodel, das mit seiner kindlich dünnen Figur ohne jede sichtbare weibliche Rundung Aufsehen erregte und auf die Älteren skandalös wirkte.

Lineare Ästhetik

Die 50er Jahre hatten nicht nur den New Look mit seinen engen Taillen und weiten oder bleistiftengen Röcken favorisiert, die uns heute als Inbegriff der Zeit erscheinen. Vielmehr hatten sie auch etliche andere Linien in die Mode eingeführt: die Ballon- und die A-Linie, die Tonnenlinie und die Y-Form. Wegweisend für die 60er Jahre wurde vor allem die Trapez-Linie, die der junge Yves Saint Laurent 1958 als künstlerischer Leiter des Hauses Dior gezeigt hatte: Taillenlose Hängerkleider oder Mäntel, oben schmal, nach unten weiter werdend, meist kurz über dem Knie endend.

Die überaus populären Hängerkleider der 60er Jahre stellten keinen direkten Rückgriff auf die Mode der 20er Jahre dar, denn zu Anfang des Jahrhunderts sahen die Hänger- und Sackkleider zwar ebenfalls betont jugendlich aus, blieben dabei jedoch stets elegant und damenhaft. Sackförmig oder den Körper umfließend, waren sie mindestens knielang, hatten häufig einen tief angesetzten Rock, der anmutig ausschwang, und sie waren oft aus feinen Stoffen, Spitzen und Seiden und in dezenten Farben gearbeitet. Für festliche Kleidung wurde viel Prunk mit Gold- und Paillettenstickereien entfaltet. Dagegen wirkten die Hän-

1960 John F. Kennedy wird Präsident der USA. Einweihung des Guggenheim-Museums in New York. *Psycho* von Alfred Hitchcock kommt in die Kinos. Das Ende der Kolonialherrschaft in Afrika wird durch die Unabhängigkeit von 17 Staaten besiegelt. Internationale Abrüstungskonferenz in Genf.

1961 Die Regierung der DDR veranlaßt den Mauerbau in Berlin. Erster bemannter Weltraumflug um die Erde (UdSSR). Elektrifizierung der Transsibirischen Eisenbahn. Entwicklung und Verbreitung der „Pille" zur Empfängnisverhütung. Der Versuch, Fidel Castro zu stürzen, löst die erste Kubakrise aus.

1962 Demontage der russischen Raketen auf Kuba beendet die Kubakrise. Unabhängigkeit Algeriens. Selbstmord von Marilyn Monroe. Erster James-Bond-Film. Uraufführung des *War Requiem* von Benjamin Britten. Frankreich macht unterirdischen Atomversuch in der Sahara.

1963 Ermordung des US-Präsidenten John F. Kennedy. Entwicklung einer Farb-Polaroidkamera. Der Künstler Joseph Beuys sorgt mit seinem *Fettstuhl* für Aufsehen.

1964 Der schwarze Bürgerrechtler Martin Luther King erhält den Friedensnobelpreis. Beginn des Vietnamkriegs. Pop-Art hält Einzug in die Werbung. Durchbruch der Beatles.

1965 Bob Dylan und Joan Baez als Symbolfiguren der Anti-Kriegs-Bewegung. Die internationale Kinderhilfsorganisation UNICEF erhält den Friedensnobelpreis.

1966 Nach Staatsstreich wird General Suharto Ministerpräsident von Indonesien. David Lean dreht *Doktor Schiwago*. Der Roman *Die Welt der schönen Bilder* von Simone de Beauvoir erscheint in Frankreich. In der „Kulturrevolution" mobilisiert Mao die chinesische Jugend gegen die Organisation der kommunistischen Partei.

1967 Sechstage-Krieg Israels gegen Ägypten, Syrien, Jordanien und Libanon. Der Berliner Student Benno Ohnesorg wird bei einer Protestkundgebung von einem Polizisten erschossen. Tod des sozialistischen Revolutionsführers Ernesto „Che" Guevara. Erste Herztransplantation gelingt in Kapstadt.

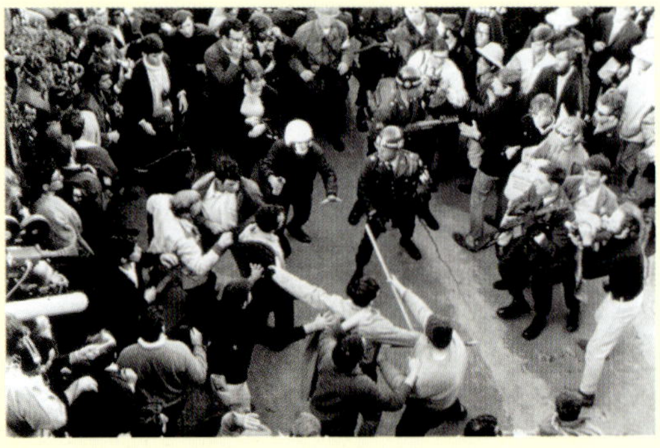

Ausschreitungen in New York bei einer Demonstration gegen den Vietnamkrieg, 1968

1968 „Prager Frühling": Truppen der UdSSR, Polens, Bulgariens und der DDR besetzen die Tschechoslowakei und schlagen Proteste blutig nieder. Studentenrevolte weltweit. Martin Luther King wird ermordet. Uraufführung des Musicals *Hair*. Atomwaffensperrvertrag zwischen USA, Großbritannien und UdSSR sieht den Stop der Verbreitung von Nuklearwaffen vor.

1969 Neil Armstrong betritt als erster Mensch den Mond. Musik-Festival in Woodstock. Peter Fondas *Easy Rider* kommt ins Kino. „Black is beautyful"-Bewegung in den USA. Willy Brandt deutscher Kanzler.

ger der 60er Jahre wie Kinderkleidchen. Sie zeigten kaum dekorative Details oder Raffinessen des Schnitts, sondern waren aus oft steifen (Synthetik-) Stoffen gerade oder ausgestellt geschnitten. Ihre Wirkung bezogen sie aus großflächigen grafischen oder floralen Mustern in bunten Farben. Sie waren viel kürzer als die Kleider der 20er Jahre und machten insgesamt einen recht schrillen Eindruck – von traditioneller (damenhafter) Eleganz konnte keine Rede mehr sein, und das war auch der Sinn der Sache. Die neuen Kleider und Mäntel sollten vor allem jung und unkonventionell wirken, witzig und respektlos, ganz gleich, wie alt die Trägerin wirklich war.

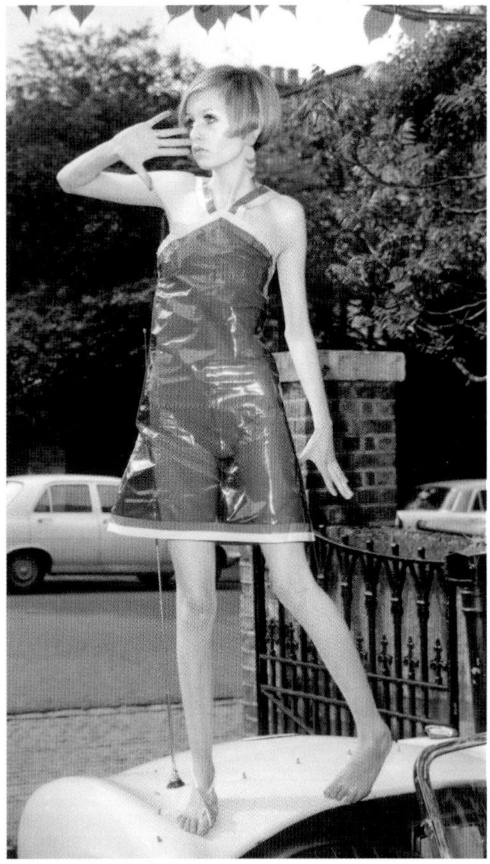

Twiggy 1966 im durchsichtigen Halterneck-Kleid

Twiggy posiert mit einem transparenten Halterneck-Kleid auf dem Heck eines Sportwagens. Als 15jährige wurde Twiggy, geboren als Lesley Hornby, von ihrem späteren Manager Justin de Villeneuve entdeckt oder besser: erfunden. Das supermagere Model mit zarter Teenagerfigur bekam den charakteristischen blonden Kurzhaarschnitt verpaßt, und das Ideal für Millionen Mädchen in aller Welt war fertig. Twiggy war das erste Topmodel, und ihre Karriere dauerte vier Jahre. Im Alter von 19 Jahren zog sie sich aus dem Geschäft der Reichen und Schönen zurück.

Rollenwandel

Wieder einmal änderten sich die Bilder von den Geschlechtern. Waren in den 50er Jahren die Kontraste zwischen beiden sehr deutlich gewesen, so verwischten sie sich nun, zumindest äußerlich. Die Männer trugen lange Haare und körperbetontere, sehr enge Kleidung, während die Frauen ihre traditionellen Geschlechtskennzeichen zugunsten eines geschlechtslos scheinenden Ideals verdeckten und tendenziell immer dünner und kindlicher wurden. Kurze Haare und Hosenanzüge, die in jener Zeit große Mode wurden, unterstützten diese Wirkung noch.

Es geschah etwas Ähnliches wie in den 20er Jahren. Die bisherigen Weiblichkeitsmodelle wurden zugunsten einer strengeren Silhouette aufgegeben, und sofort gerieten die herkömmlichen Bewertungskriterien durcheinander. Wie sollte man die kindlichen, scheinbar geschlechtslosen und gleichzeitig sexy wirkenden Geschöpfe nennen, die so gar nicht aussahen wie die Frauen in den Jahrzehnten zuvor? In den 20er Jahren hielt man sie für vermännlicht und sprach von der Garçonne, für die knabenhaften Frauen der 60er wurde der Begriff androgyn gängig.

Frisuren

Nur langsam kamen diesem neuen Erscheinungsbild auch die Frisuren entgegen: Zu Beginn des Jahrzehnts war es die Hochfrisur à la Farah Diba, die den Trend bestimmte. Mit viel Mühe hochtoupiert, unter Umständen mit künstlichen oder echten Haarteilen ergänzt und mit Unmengen von Haarspray fixiert, ließ sie die Köpfe proportional viel größer erscheinen als den restlichen, um so fragiler wirkenden Körper – deutlich wird der Trend zum Kindchenschema, der sich im Laufe des Jahrzehnts noch stärker ausprägen sollte. In John Waters Film *Hairspray* von 1988, dessen erste Einstellungen junge Frauen und Männer in der Mode der 60er Jahre zeigen, wie sie hingebungsvoll ihre aufgebauschten Frisuren mit Haarspray regelrecht betonieren, wird diese Mode unterhaltsam parodiert.

Vidal Sassoon schneidet Mary Quant die Haare, 1964

Die Modekünstlerin, die für die Verbreitung des Minirocks sorgte, läßt sich vom Meister der modernen Frisur den revolutionären „five-point-cut" schneiden.

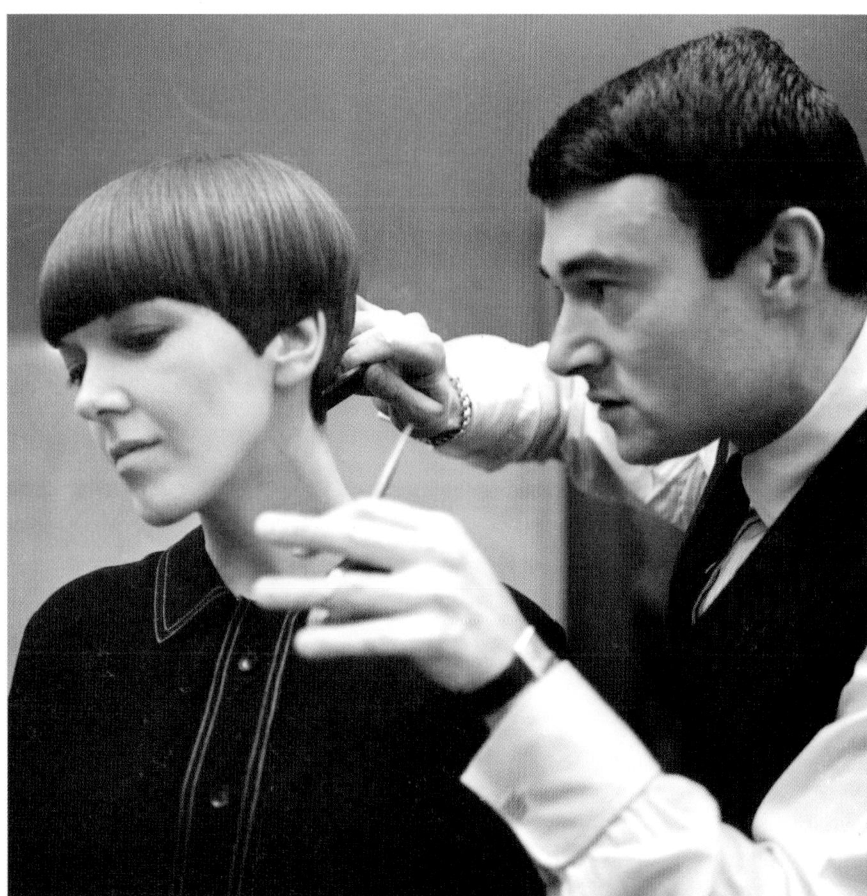

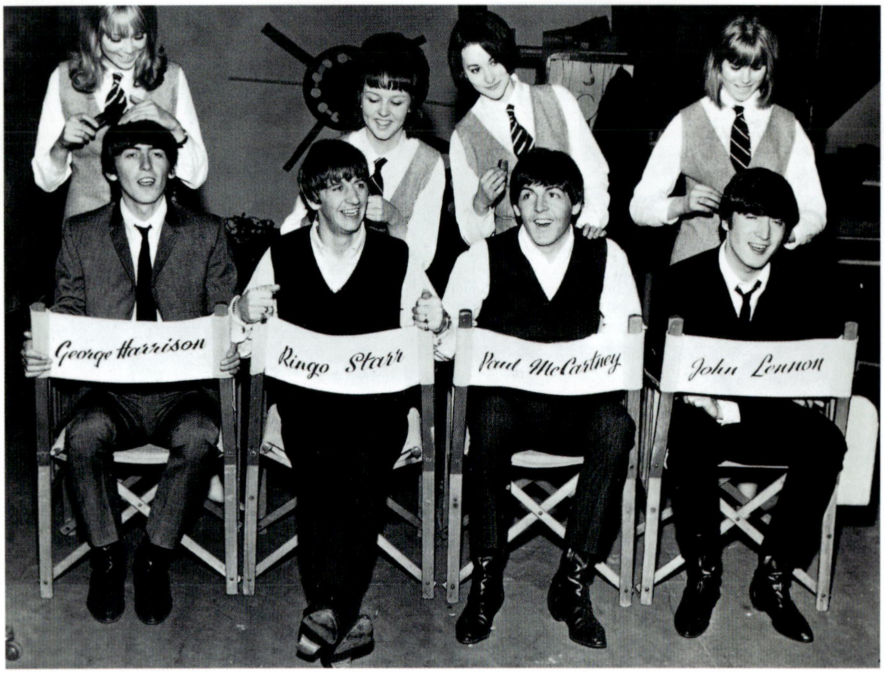

Die Beatles bei den Dreharbeiten zu ihrem ersten Film *Yeah! Yeah! Yeah!*, 1964

Nach und nach begannen die Frauen, ihre Haare zwar toupiert, aber offen zu tragen, was jugendlicher wirkte. Und Mitte der 60er Jahre fielen die weiblichen Mähnen erneut: Der Londoner Haarkünstler Vidal Sassoon machte Furore mit seinen glatten, geometrischen Kurzhaarschnitten. Diese paßten gut zur futuristischen Mode, die um diese Zeit aufkam. Ebenfalls in Abstimmung damit änderte sich das Make-up. Die dramatisch schwarz umrandeten Augen, die in der ersten Hälfte des Jahrzehnts üblich gewesen waren, wichen farbigen Lidschatten und falschen Wimpern. Erstmals kamen nun auch eigene Kosmetiklinien für Teenager auf den Markt.

Die Haare der Männer hingegen wurden länger. Die „Pilzköpfe" der Beatles – die uns heute sehr gemäßigt erscheinen – wirkten damals skandalös. Sie galten nach den strengen, kurzen Herrenschnitten der Jahre zuvor als unmännlich und schlampig, wurden jedoch zum einflußreichen Vorbild für viele Männerköpfe.

Auch hier wird sichtbar, wodurch die Moden inzwischen beeinflußt wurden: Es waren nicht mehr die großen Designer, die die modischen Linien vorgaben, sondern auch Popstars, Film und Fernsehen wurden nun endgültig zu einem wichtigen modischen Faktor.

Männermode

Bis Mitte der 60er Jahre gab es in der Männermode keine einschneidenden Veränderungen. Dann aber wurden die Anzüge enger und tailliert geschnitten, desgleichen die Mäntel, die oft einen Gürtel hatten, wie der immer beliebter werdende Trenchcoat. Zum Anzug konnte man nun statt Hemd und Krawatte einen Rollkragenpullover tragen. Als praktischer Kompromiß zwischen dünnem Hemd und dickem Pullover kam der ärmellose Pullunder auf, der über dem Hemd getragen wurde. Anzugjacken wurden – traditionell – geknöpft oder – äußerst progressiv – mit einem Reißverschluß geschlossen. Oft hatten sie keine Revers mehr, sondern Stehkragen im Nehru-Stil; aufgesetzte Taschen und Gürtel ließen sie sportlich wirken. Neben Tweed, dem traditionellen, robusten Stoff aus feinem Wollgarn, wurden nun auch neue Materialien wie etwa Cordsamt verwendet. Krawatten – wenn man sie denn noch trug – waren nun bunter und phantasievoller als zuvor. Der Hosenbund wurde von der Taille auf die Hüften verlegt, während die Weite der Hosenbeine einige Wandlungen durchlief. Gegenüber den weiten Hosen der 50er waren Anfang der 60er zunächst die engeren Hosen beliebt, später wurden zusammen mit den weiteren Jacketts auch die Hosenbeine weniger eng, bis in den 70er Jahren die unerhört weit ausgestellten Hosen mit „Schlag" in Mode kamen. Die schmalen Hosenbeine wurden oft in die Stiefel gesteckt, denn Stiefeletten und Stiefel erfreuten sich großer Beliebtheit. Die Jeans, deren Siegeszug bereits in den 50er Jahren begonnen hatte, setzte sich in den 60er Jahren als die Freizeithose schlechthin durch. Zum beliebten Freizeithemd avancierte das enge Polohemd.

The Thomas Crown Affair, 1966

Faye Dunaway als Versicherungsdetektivin verfolgt den Millionär und Kunstdieb Steve McQueen alias Thomas Crown. Mit filmischen Effekten und exquisiten, äußerst zeitgemäßen Kostümen sowie der aktuellen Thematik Geschlechterkampf wurde der Film zum Kinoklassiker und 1999 als Remake wieder aufgelegt.

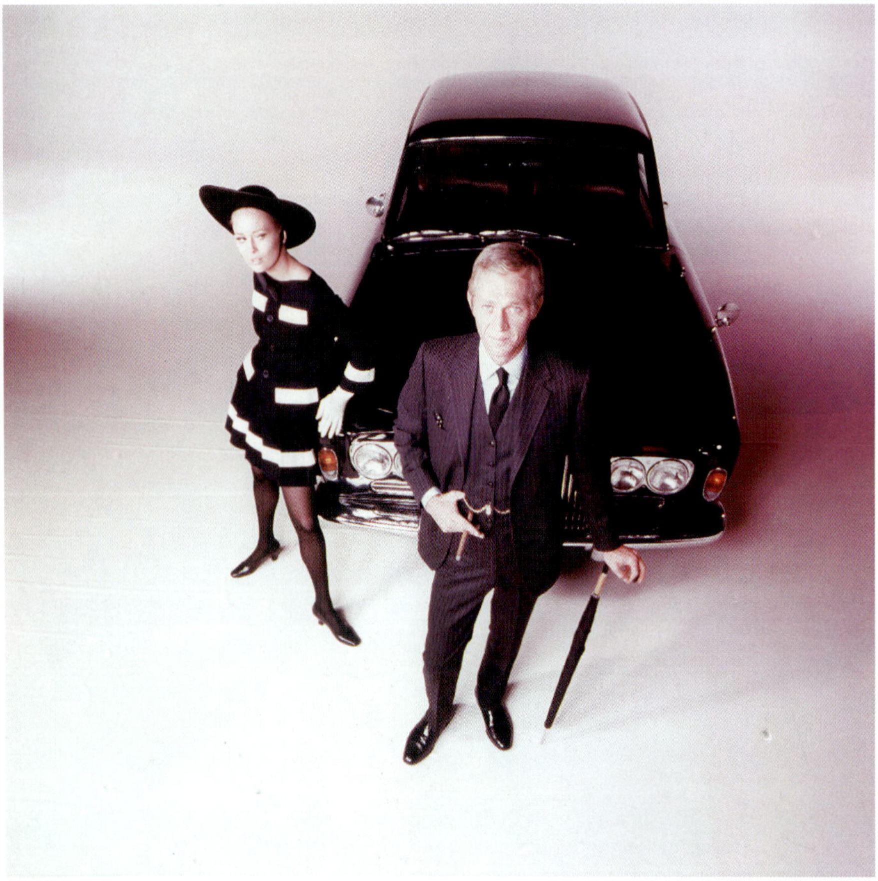

Hippie-Look

Im Zuge der Auseinandersetzung mit der Elterngeneration, aber auch angesichts sich zuspitzender internationaler Konflikte entwickelte sich eine starke Politisierung der Jüngeren. Sowohl in den USA als auch in Europa regte sich Widerstand gegen die Verhärtung der Positionen im Kräftemessen des Kalten Kriegs. Mit dem Leitspruch „Make love, not war“ meldeten sich Gegner des Establishments gegen den Vietnamkrieg zu Wort, und die Welle der Studentenunruhen bewegte sich gegen Ende des Jahrzehnts von den USA nach Europa und Japan.

Bei den Anhängern dieser Protestbewegungen bildete sich als äußeres Zeichen ihres Widerstandes der Hippie-Look heraus: Männer wie Frauen gingen barfuß, sie trugen lange Haare, Schmuck, Jeans und Hemden in bunten Blumenmustern; die Frauen zeigten sich häufig auch in langen, flatternden Blumenkleidern. Friedliebende Sanftheit und Naturverbundenheit sowie die Überzeugung, daß ein bedürfnisloses Leben sinnvoller sei als der allgemein übliche Konsumrausch, sollten dadurch nach außen sichtbar gemacht werden. Diese Anti-Mode war Ausdruck der weltanschaulichen Gesinnung. Vergleichbares gilt für die Gammler, die der bürgerlichen Leistungsgesellschaft abgeschworen hatten und sich betont ungepflegt, eben „gammelig“ kleideten. Hippies wie Gammler propagierten die freie Liebe und glaubten an die Möglichkeit erweiterter Bewußtseinszustände durch Drogenkonsum.

Diese beiden großen Jugendbewegungen des 20. Jahrhunderts überschritten bald nationale Grenzen und entwickelten sich zu einem weltweiten Trend. Damit ging die kommerzielle Ausbeutung ihrer äußeren Erscheinungsformen einher. Vor allem die Hippiekleidung wurde bald zur Mode auch für diejenigen, die mit den weltanschaulichen Hintergründen der Bewegung selbst nichts zu tun hatten. Bodenlange Röcke, flatternde Schals und Haarbänder, Spitzenblusen im Großmutterstil und ähnlich nostalgische Kleidungsstücke wurden rasch in billigen Massenauflagen in die Kaufhäuser gebracht und fanden reißenden Absatz; sie beherrschten für einige Zeit das Erscheinungsbild der jungen Menschen in Nordamerika und Europa. Ein in der Mode immer wieder zu beobachtendes Phänomen stellte sich ein: Entwickelt von einer gesellschaftlichen Minderheit, wurde die Kleidung dieser Gruppe durch den Faktor Masse zur Mode und verlor größtenteils die ideelle Bedeutung, die mit ihrem Ursprung verbunden war.

Fernsehen und Film

Auch wenn sich das Fernsehen im Laufe der 60er Jahre durchsetzte und in immer mehr Haushalten zu finden war, konnte es doch – zumindest in Europa – noch nicht den Film auf der Kinoleinwand ersetzen. Nach und nach wurde es jedoch zu einem ganz wesentlichen Faktor der Freizeitgestaltung und hatte bald eine Globalisierung des Wissens und der Lebensstile zur Folge. Auch in modischer Hinsicht begann das Fernsehen, Akzente zu setzen. Die englische Krimiserie *Mit Schirm, Charme und Melone* war eine regelrechte Modenschau: Emma Peel zog sich ständig um und war immer nach dem letzten Schrei gekleidet. Ihre Leder-Outfits gelten als erste fetischistisch inspirierte Mode; sie ließen sie als unschlagbare Powerfrau erscheinen und beeinflußten die Modeschöpfer späterer Jahrzehnte wie Gianni Versace oder Vivienne Westwood, die die fetischistische Mode gesellschaftsfähig machten.

Herrenmode 1965

Die Bandbreite der Alltagskleidung für Herren: Links ein dreiteiliger Glencheckanzug aus Wolle mit schmalem, kurzem Revers, die Jacke leicht tailliert. Der Polocoat in der Mitte ist ebenfalls schmal geschnitten. Das ausladende Revers ist mit einem Biberlammkragen besetzt, schon in den 60er Jahren beinahe ein Relikt aus dem ersten Drittel des Jahrhunderts, als Pelze für Herren üblich waren. Sportliche Rollkragenpullover waren unter Studenten beliebt, die damit ein Statement gegen das steife Oberhemd mit Krawatte machten. Der einreihige Mantel rechts, dem sogenannten Chesterfield ähnlich, wirkt durch den etwas engeren Schnitt, das schmalere Revers und die glatt fallende Kamelhaarwolle eleganter und prädestiniert für den „korrekten“ Herrn. Eine eher ironische Note verleiht die Frau im Vordergrund dem Foto, die sich mit Zigarre und Hosenanzug betont emanzipiert gibt. Tatsächlich orientierten sich die Damenanzüge in Schnitt und Reversform an der Herrenmode, konnten aber extravaganter im Material und in der Musterung ausfallen.

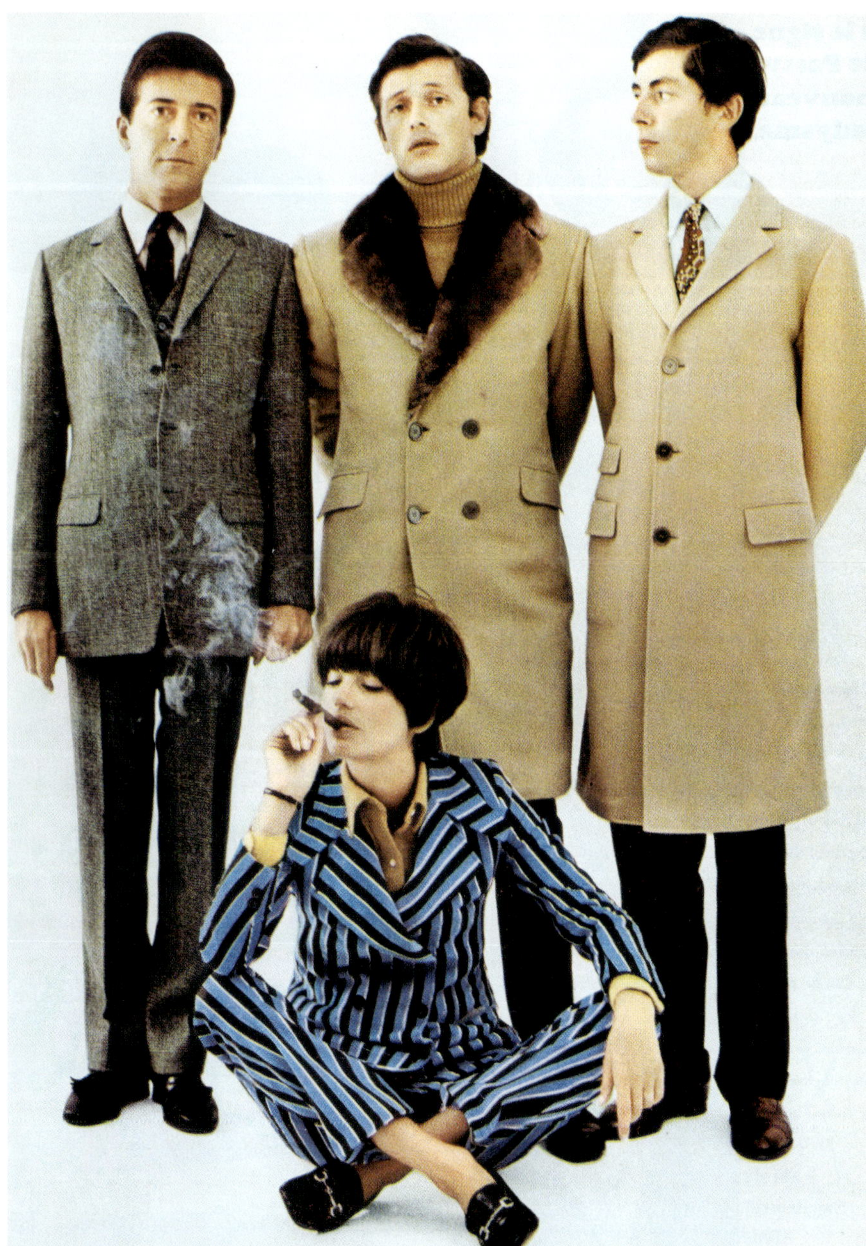

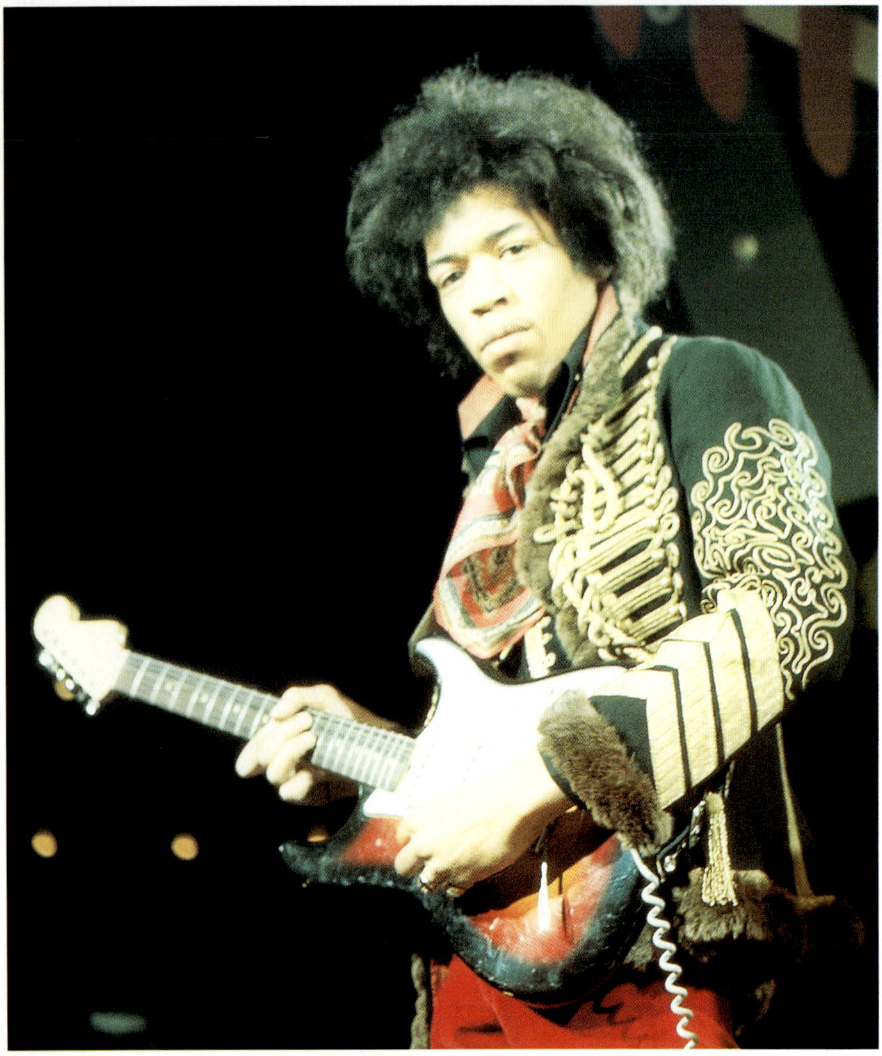

dels zum ersten Mal so stark ins Licht der Öffentlichkeit gerückt, daß sie als Superstars wahrgenommen wurden. In den 60er Jahren kamen sie, zusammen mit den Modefotografen und den Modeschöpfern, in der Gunst des Publikums erstmals den Filmstars gleich. Konsequenterweise wurde die Modewelt zum Thema des Films: Michelangelo Antonioni machte einen Modefotografen, der nach dem Vorbild des Starfotografen Bailey gestaltet war, zur Hauptfigur seines Films *Blow up* (1966) und ließ Topmodel Veruschka ein Model spielen.

Die Printmedien trugen ebenso wie das Fernsehen dazu bei, daß außerdem Persönlichkeiten des öffentlichen Lebens wie die amerikanische Präsidentengattin Jacqueline Kennedy zu modischen Leitbildern avancierten. „Jacky" galt als eine der schönsten Frauen ihrer Zeit und hatte einen unverwechselbaren Stil. Sie liebte Kostüme mit Kastenjacken, Etuikleider und Hosenanzüge in klaren Farben, bevorzugt Rosa. Dazu trug sie stets Handschuhe und Hut – die Pillbox, eine runde, krempenlose Hutform, wurde durch sie populär. Die Modepuppe Barbie mit der Bubble-Cut-Frisur, die ihr zu Beginn der 60er Jahre verpaßt wurde, wurde in viele Kleidchen und Kostüme gehüllt, durch die sie eine frappierende Ähnlichkeit mit der beliebten First Lady erhielt.

Jimi Hendrix, 1967

In jeder Hinsicht verkörperte Jimi Hendrix die Revolte der 60er-Generation gegen das Establishment. Berühmt geworden als Meister der Improvisation auf der Gitarre, übte er in seiner Musik offene Kritik an der amerikanischen Politik und demonstrierte durch seinen gesamten Lebensstil eine nichtkonformistische Haltung. Die bunte, reich bestickte Jacke, die er häufig trug, nimmt ironischen Bezug auf traditionelle Militäruniformen und bringt auf subtile Weise den Protest der Jugend gegen den Vietnamkrieg zum Ausdruck.

Gegenüberliegende Seite:
Antonio, Illustration in *Fashion of the Times*, 1967

Antonio, der zusammen mit seinem Partner Juan Ramos in Manhattan, umgeben von prominenten Künstlern, Fotografen und Figuren der Popkultur arbeitete, war als Illustrator für *Vogue* und *Harper's Bazaar* hervorgetreten. Anfang der 60er Jahre machte er sich unabhängig von der reinen Illustration und verlegte sich darauf, die Atmosphäre der Dekade einzufangen und – wie in dieser Graphik – psychedelische Improvisationen zum Thema Musik, Drogen und Kleidung zu gestalten. Er hatte ein besonderes Gespür für die aktuelle Ästhetik und wurde auch als „Entdecker" von Models wie z. B. Grace Jones zu einer zentralen Figur der 60er-Jahre-Kultur.

Im Film war noch immer Audrey Hepburn ein überaus populärer Star, und mit ihrer schmalen, grazilen Figur war sie die ideale Trägerin der zeitgenössischen mädchenhaften, aber höchst eleganten Mode. Das Gegenbild zur fragilen Audrey Hepburn war Brigitte Bardot, der „Kurvenstar", dessen Ruhm seit Jahren ungebrochen war. In *Viva Maria* (1965) spielte sie an der Seite von Jeanne Moreau, die mit einem keineswegs traditionell schönen, aber dafür um so ausdrucksstärkeren Gesicht ein prägnantes Gegenbild der Bardot darstellte. Jeanne Moreau arbeitete oft mit den Regisseuren Luis Buñuel und François Truffaut zusammen, nicht anders als die kühle, ebenmäßige, blonde Schönheit Catherine Deneuve, die durch Buñuels als skandalös empfundene Filme *Viridiana* (1961) und *Belle de Jour* (1966) zu weltweiter Berühmtheit kam. Auch Sophia Lorens Ruhm erreichte in diesem Jahrzehnt erst seinen Höhepunkt. All diese Stars haben das Bild der 60er Jahre entscheidend geprägt.

Neben den Schauspielerinnen waren es neuerdings auch Models wie Jean Shrimpton oder Twiggy, die den Status von Rollenvorbildern für viele Frauen erlangten. In dieser Zeit wurden Mo-

Musik

Seit den 50er Jahren nimmt die Popmusik Einfluß auf die Ausprägung spezifischer Jugendkulturen – eine Tendenz, die sich in den 60er Jahren noch deutlicher abzeichnet. Die Popmusik der 50er Jahre und ihre Stars trugen dazu bei, weite Sakkos, enge Krawatten, Wildlederschuhe und Entenschwanz-Frisuren für die Männer und Petticoats und Pferdeschwänze bei den Mädchen zu etablieren. In den 60er Jahren differenziert sich das Bild. Die Beatles beispielsweise begannen ihre Karriere in schwarzer Lederkluft, traten aber bald in Anzügen auf. The Who trugen zwar auch Jeans und T-Shirts, aber auch sie favorisierten den Anzug als Bühnenkostüm. Die Anzüge mit engen Hosenbeinen ohne Aufschläge, gemusterten Jacketts mit Stehkragen, Hemden mit Rüschen und Jabots setzten sie ab von der Alltagskleidung und wurden von den jugendlichen Fans vielfach kopiert.

Eher politisch engagierte Jugendliche zeigten sich wie ihre von der amerikanischen Folkmusik beeinflußten Idole Bob Dylan, Arlo Guthrie oder Joan Baez in Jeans und Parka. Alle diese Musiker traten 1969 beim inzwischen legendären Festival in Woodstock auf, das als Sinnbild für den Lebensstil der Hippie-Generation gilt. Neben berühmten Bands wie The Who und Santana spielten hier auch Janis Joplin und Jimi Hendrix, die nach ihrem frühen Tod ein Jahr später zu Kultfiguren avancierten. Jimi Hendrix' weltweiter Erfolg als Gitarrengenie markiert den internationalen Durchbruch schwarzer Musikstars und Jugendidole. Sein extravaganter und zugleich lässiger Kleidungsmix aus Uniform-, Ethno- und Patchwork-Elementen, kombiniert mit einer wilden Afro-Look-Frisur, stellte – ebenso wie seine verzerrte Version der amerikanischen Nationalhymne, die er auf dem Festival vorführte – in den USA eine ungeheure Provokation dar.

Neue Strukturen in der Modeindustrie

Immer mehr Menschen aus allen Einkommensschichten kleideten sich modisch, denn Kleidung konnte – besonders durch den engen Handelskontakt zu Niedriglohnländern – immer billiger produziert, versandt und verkauft werden. Kleidung war nun nichts mehr, was man sich für längere Zeit anschaffte, sondern sie war zur Eintagsware in den Warenhäusern geworden, die man rasch kaufte, konsumierte und ebenso rasch wieder wegwarf und durch etwas Neues ersetzte. Entsprechend schlecht war oft die Qualität dieser Stücke.

Die ersten Versandhäuser speziell für Jugendmode entstanden, und die großen Warenhäuser richteten eigene Abteilungen für sogenannte „junge Mode" ein. Boutiquen kamen auf, eine neue Ladenform für modische, jugendliche Kleidung, die sich auch durch laufende Musik und die Gestaltung der Räume entscheidend von den Kaufhäusern oder herkömmlichen Konfektionsgeschäften unterschieden.

Die großen Modehäuser spürten die Folgen dieser Veränderungen. Manche stellten sich darauf ein und erweiterten ihr Programm um Prêt-à-porter, die zwar industriell und in großen Mengen hergestellte, aber von einem bestimmten Modeschöpfer entworfene, hochwertigere und durchaus teure Konfektion. Mit der Haute Couture, der handgefertigten Maßarbeit, war nun nicht mehr das große Geld zu machen, wenngleich sie weiterhin für das Renommee eines Hauses wichtig blieb (und noch immer ist). In der zweiten Hälfte der 60er Jahre gab es kaum noch ein großes Haus, das auf eine Prêt-à-porter-Kollektion verzichtet hätte. Neben den Couture-Defilees fanden nun auch alljährlich zwei Prêt-à-porter-Schauen statt, und zwar sowohl in Paris als auch in Mai-

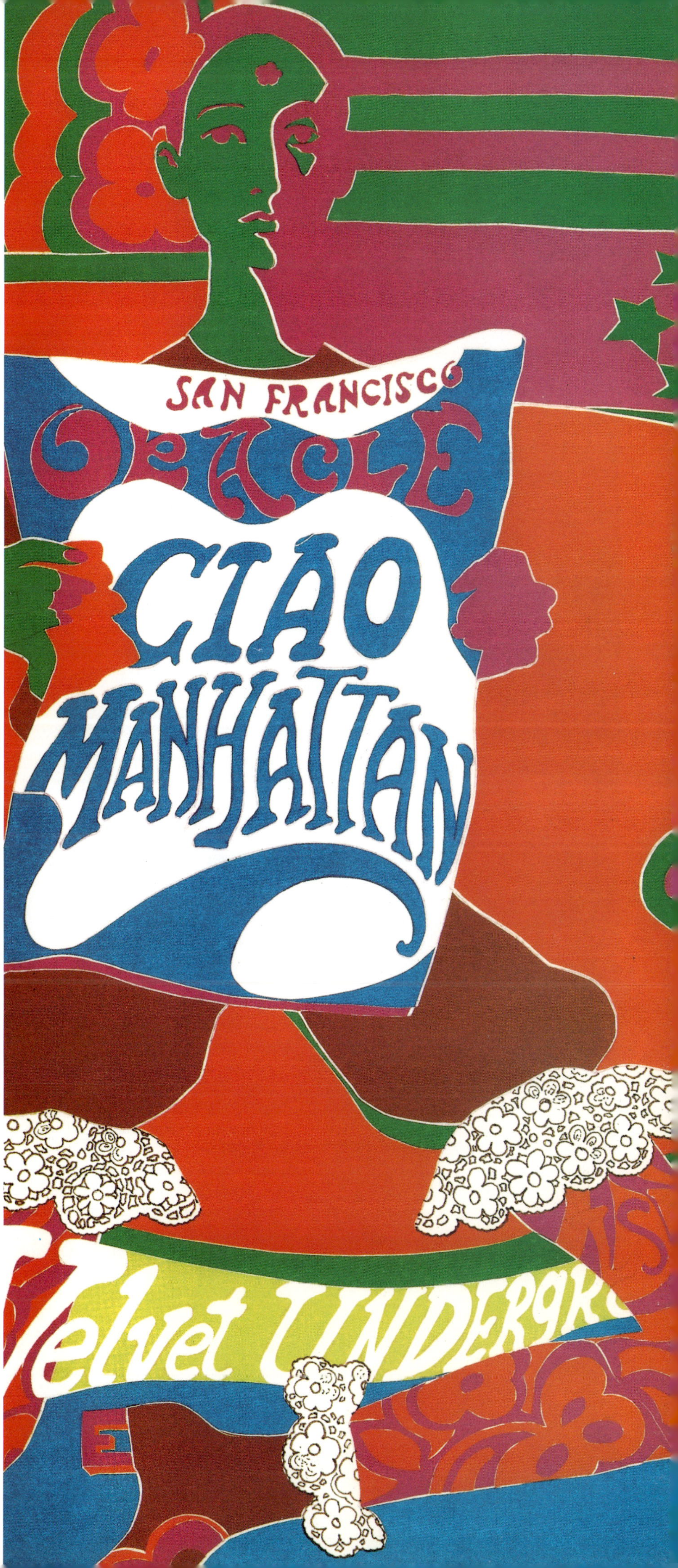

Der sanfte Revolutionär

YVES SAINT LAURENT

(geb. 1936)

Yves Saint Laurent gilt – neben Christian Dior, Coco Chanel und Elsa Schiaparelli – als einer der wichtigsten Modeschöpfer des 20. Jahrhunderts. Seine Entwürfe zählen seit mehr als 40 Jahren zu den einflußreichsten und am häufigsten nachgeahmten Schöpfungen in der Welt der Mode. Saint Laurent hat den Smoking für die Frau kreiert, die Pariser Mode mit dem „Nude-Look" provoziert und durch seine eigenwilligen Farbkombinationen überragenden Einfluß auf die Entwicklung des Geschmacks genommen.

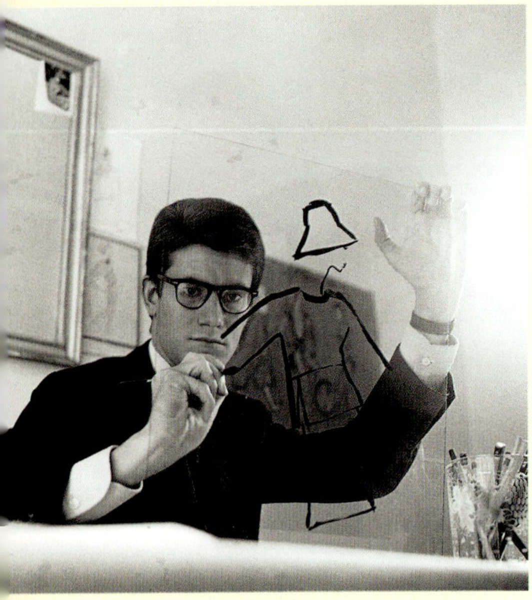

Yves Saint Laurent im Hause Dior, 1960

Ein „Wunderkind" der Haute Couture

Yves Henri Donat Mathieu-Saint-Laurent, der sich später nur noch Yves Saint Laurent nennen sollte, wurde am 1. August 1936 als Sohn wohlhabender französischer Eltern in Oran in Algerien geboren, wo er auch aufwuchs. Schon in jungen Jahren von Mode fasziniert, fuhr er nach Paris und gewann 1953 mit einigen Zeichnungen einen Preis beim Designwettbewerb des Internationalen Woll-Sekretariats. Nach dem Abitur zog er 1954 endgültig nach Paris, wo er einen Designkurs an der Schule der „Chambre syndicale de la Couture" besuchte. Schon ein Jahr später wurde Christian Dior, der mit seinem New Look die französische Nachkriegsmode zu glänzenden neuen Erfolgen geführt hatte, auf den jungen Designer aufmerksam und stellte ihn als Designassistenten an. Als Dior starb, wurde Saint Laurent, gerade 21 Jahre alt, am 15. November 1957 zum Chefdesigner des Hauses Dior ernannt. Gleich mit der ersten Couture-Kollektion, der Trapez-Linie, feierte man ihn am 30. Januar 1958 als neuen Star der Pariser Mode. Welche Bedeutung dieser Schau zukam, ist heute kaum mehr vorstellbar. Viele Moderedakteurinnen sollen vor Rührung geweint haben, eine französische Zeitung titelte: „Saint Laurent rettet Frankreich". Diese Aussage war kaum übertrieben: Fast die Hälfte der französischen Modeexporte wurde damals vom Haus Dior getätigt. Als Christian Dior gestorben war, schien die Blüte der Nachkriegsmode vorüber: Ein junger, genialer Designer mußte seinen Platz einnehmen.

Schon die „Ligne Trapèze" zeigte, mit welch handwerklichem Geschick und kostümhistorischer Kenntnis der junge Designer sich in die Modegeschichte einzuschreiben gedachte. Seine Entwürfe waren ebenso ausgewogen proportioniert und opulent wie die Diors, Organza und prächtige Stickereien verwiesen auf die Tradition des Hauses, und mit dem nach der Lieblingsblume Diors benannten Kleid „Maiglöckchen" erwies er dem großen Vorgänger direkt seine Reverenz. Aber Saint Laurent verzichtete auf Wattierungen und Versteifungen, legte Wert auf Leichtigkeit und Eleganz und schaffte mit den weit ausgestellten, bequemen Kleidern die als weiblich empfundene Taillierung ab, die Dior mit dem New Look erst durchgesetzt hatte. So blieb er in der Tradition des Hauses und trat gleichzeitig aus dieser Tradition aus – und zwar mit einem großen Schritt, denn die Trapezform war seit dem frühen 18. Jahrhundert nicht mehr in der Modegeschichte erschienen.

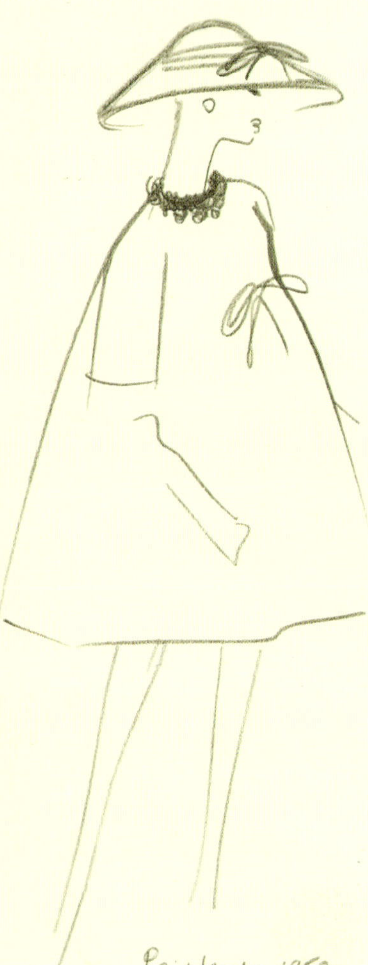

Entwurf für ein Trapezkleid, 1958

Die Trennung von Dior

Das Haus Dior brach im Jahr 1961 mit dem jungen Designer. Zuvor war Saint Laurent zur Armee eingezogen worden und hatte dort einen Nervenzusammenbruch erlitten. Als er nach einem Klinikaufenthalt, inzwischen vom Militär freigestellt, wieder zu Dior zurückkehren wollte, mußte er erkennen, daß seine Stellung bei Dior inzwischen von Marc Bohan eingenommen war, der am 26. Januar 1961 eine Kollektion zeigte, die ebenso begeistert aufgenommen wurde wie Saint Laurents Trapez-Linie drei Jahre zuvor. Die Firma Dior trennte sich von Saint Laurent zu einem Zeitpunkt, als er sich nicht nur in persönlichen Schwierigkeiten befand, sondern auch in Hinblick auf seine modische Linie neu orientiert hatte. Denn im Jahr 1960 war zu der Tradition die Revolution getreten: Saint Laurent hatte die konservative Kundschaft des Hauses mit dem „Beat-Look" und schwarzen Lederjacken schockiert.

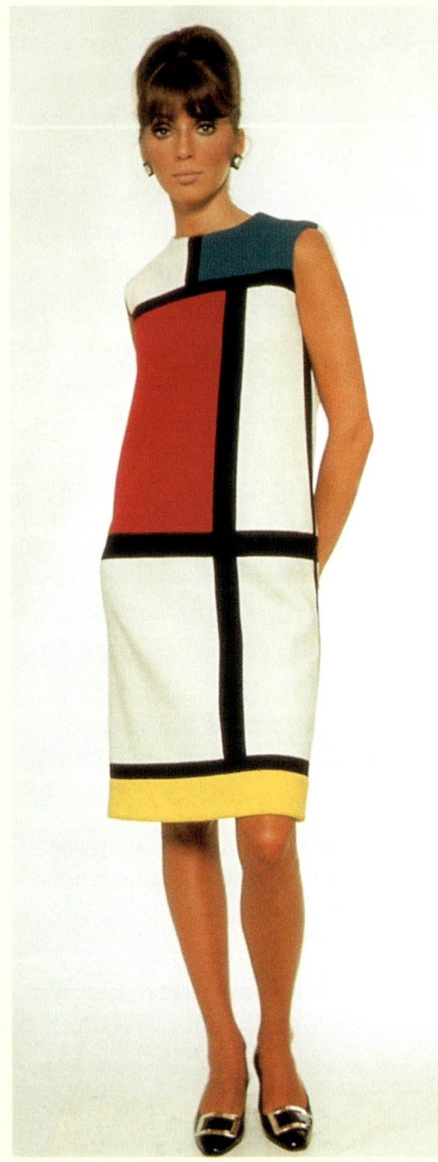

Mondriankleid, 1965

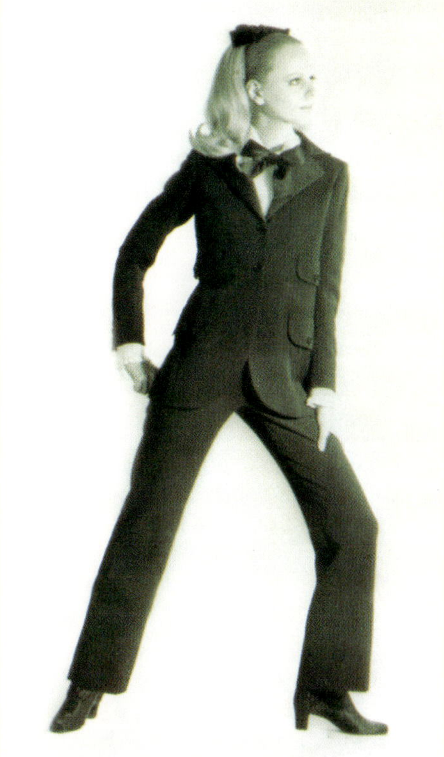

Damensmoking, 1966/67

Die 60er Jahre: Revolution mit Eleganz

Gemeinsam mit seinem für das Geschäftliche zuständigen Lebenspartner Pierre Bergé verließ sich Saint Laurent fortan auf den eigenen Namen und gründete seinen ersten Couture-Salon. Die erste Kollektion vom 29. Januar 1962 wurde ein Erfolg, und Saint Laurent konnte – vom Geschäftlichen durch Bergé befreit – die wegweisenden Entwürfe der 60er Jahre vorstellen: Hängerkleider mit großflächigen Mondrian-Dessins im Jahr 1965, den Smoking für die Frau im Januar 1966, die von Andy Warhol beeinflußte Kollektion im Sommer 1966, das umstrittene Transparentkleid mit der nur mit einer Straußenfeder besetzten Seidenchiffonbluse und die Anspielungen auf die protestierenden Studenten mit Dufflecoats und Fransenjacken im Sommer 1968. Seine Vorliebe für androgyne Formen wirkte bahnbrechend in einer Zeit, in der sich Frauen stärker als je zuvor zu emanzipieren suchten.

Yves Saint Laurent wurde zu einem Revolutionär der Pariser Mode, da er die aktuellen Tendenzen der Haute Couture durch die auf der Straße getragenen Trends anreicherte. „Hinwendung zur Straße, ohne jemals die Qualität, die Eleganz aus den Augen zu verlieren“ – das sei die einmalige Fähigkeit Saint Laurents, schrieb die deutsche Modemacherin Jil Sander. Saint Laurent setzte sich mit der Bohemien-Kultur des linken Seine-Ufers auseinander – was damals in der besseren Gesellschaft in Paris als unschicklich galt – und nannte seine Prêt-à-porter-Linie entsprechend „Rive gauche“. Doch trieb er seinen revolutionären Elan nie so weit, daß er die reichen Käuferschichten verprellte und sich selbst um das für einen Couturier lebenswichtige Publikum brachte.

Yves Saint Laurent und die Kunst

Der geradezu legendäre Ruf Saint Laurents gründet sich nicht nur auf seine handwerklichen Fähigkeiten und seinen Sinn für Entwürfe, die ihrer Zeit häufig voraus waren. Seine Reputation speist sich auch aus dem enormen künstlerischen Interesse, das ihn seit den 50er Jahren auch zu Arbeiten für Film, Theater und Oper anregte. Sei es Catherine Deneuves schwarzer Lackmantel in Luis Buñuels Film *Belle de Jour* (1965), seien es Entwürfe für Marguerite Duras' *Ganze Tage in den Bäumen* (1965), für Ballett-Choreographien Roland Petits (zwischen 1962 und 1965) oder für Jean Cocteaus *Cher Menteur* (1980): In den Entwürfen für Theater und Oper kann Saint Laurent offenbar seine Vorstellungen ebensogut verwirklichen wie in der Mode. Gerade seine künstlerischen Entwürfe dienen ihm zu einer erinnernden Suche nach historischer Selbstvergewisserung, mit der er sich in der Nachfolge Marcel Prousts versteht.

Den Kontakten zur Welt der Kunst, zu dem Tänzer Rudolf Nurejew, dem Maler Andy Warhol, der Schauspielerin Catherine Deneuve verdankt Saint Laurent wichtige Inspirationen. Er verfiel aber nicht der schlichten Übertragung künstlerischer oder ethnischer Entwürfe auf die Mode: Seine Op-Art-Modelle, der seit Ende der 60er Jahre entwickelte Safari-Stil, die „Ballets-Russes“-Kollektion (1976), die „Carmen“-Kleider (ebenfalls 1976) oder im Jahr 1993 seine Hommage an Nurejew, der an Aids gestorben war, suchten sich den Vorbildern anzugleichen, ohne es ihnen gleichzutun. Saint Laurent legt Wert auf die Eigenständigkeit der Mode, der er mit der ironischen Brechung der künstlerischen Vorbilder und mit einem vollendeten Schnitt ihren selbständigen Ausdruck sichert.

In den 80er und 90er Jahren erregten die Entwürfe Saint Laurents nicht mehr jenen Aufruhr der frühen Zeit. Zum Klassiker der Mode wurde Saint Laurent auch durch große Ausstellungen in New York (1983/84), Paris (1986) und St. Petersburg (1987). Seine Kreationen haben unter den zeitgenössischen Designern so prominente Verehrer wie Minuccia Prada, Christian Lacroix und Paul Smith gefunden. Er selbst, der sich nach eigenem Bekenntnis noch immer vor jeder Präsentation fürchtet, weiß inzwischen die Vorzüge des Klassiker-Daseins zu schätzen: „Mir geht es um die Perfektion meines Stils, ich brauche ihn nicht mehr zu entwickeln.“ Heute besticht Saint Laurent weniger durch innovative als vielmehr durch klassische Entwürfe, und nach wie vor rufen seine Prêt-à-porter- und Haute-Couture-Schauen in Paris wahre Stürme der Begeisterung hervor.

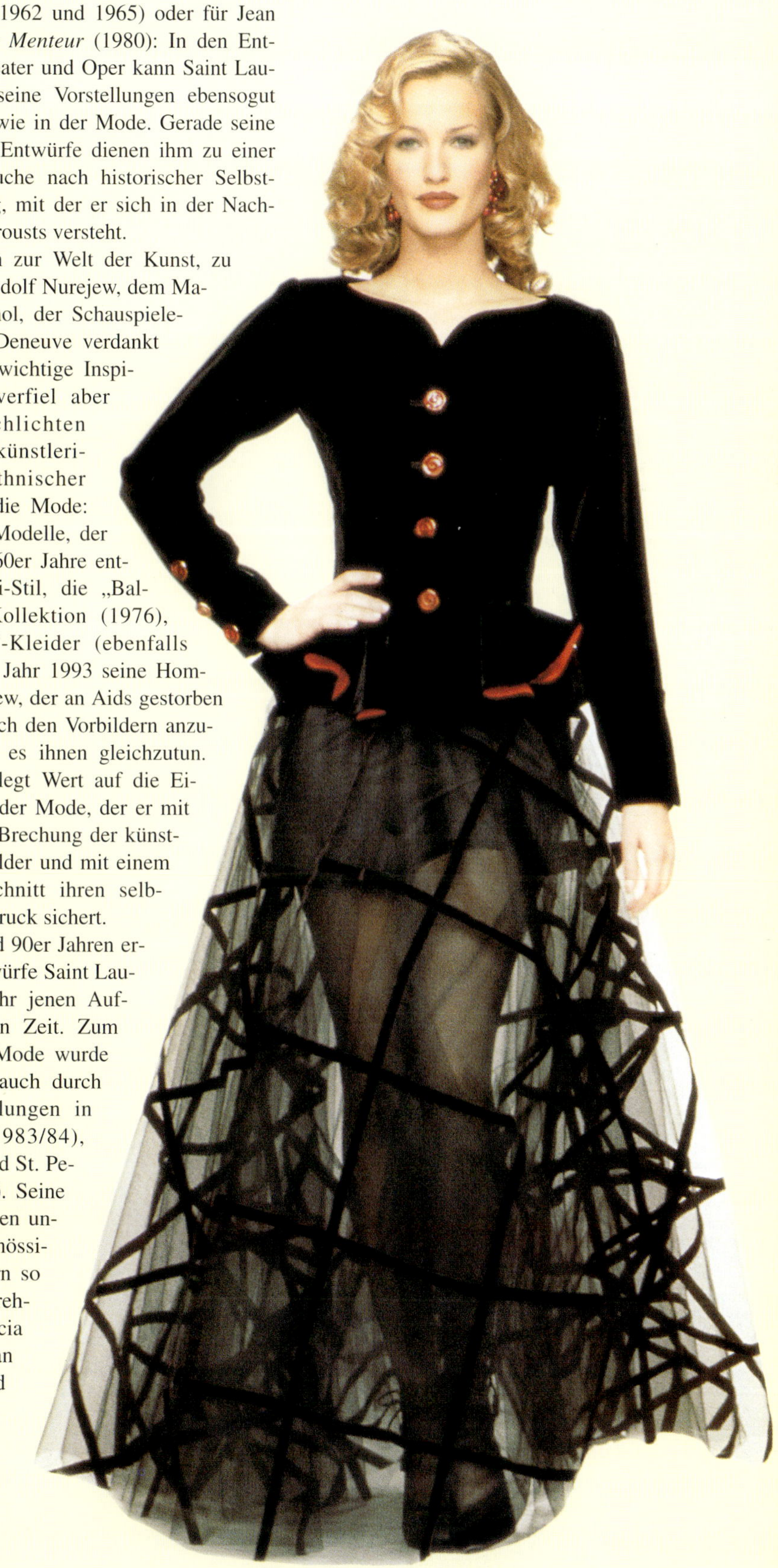

Prêt-à-porter, 1994/95

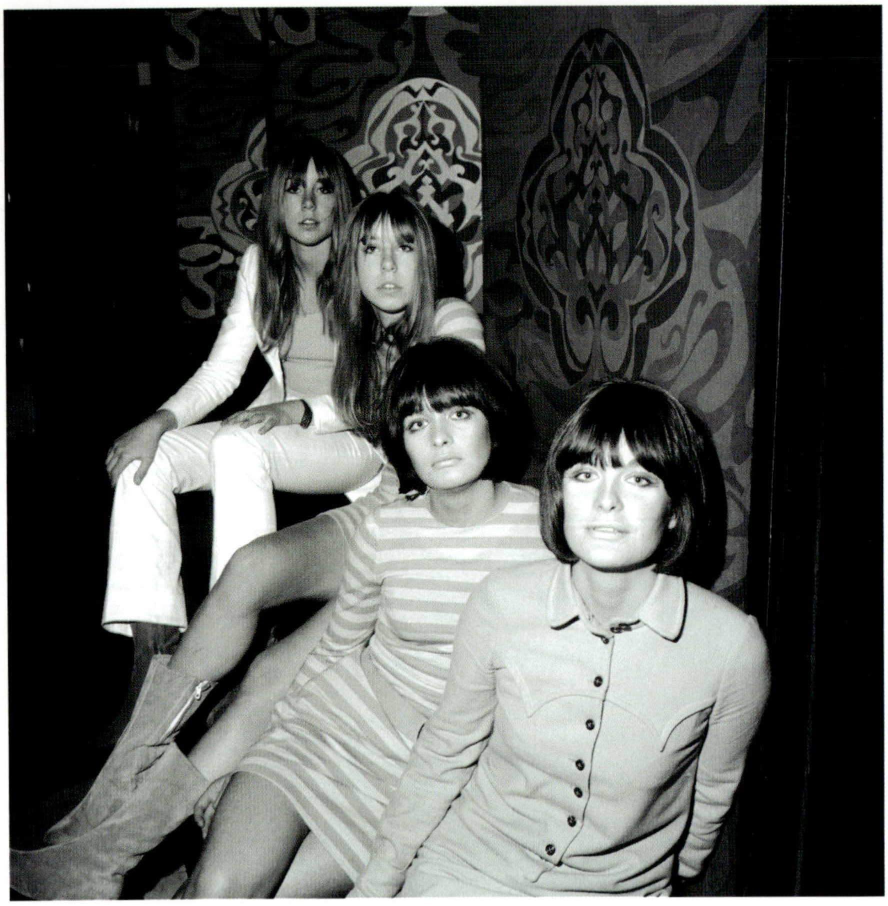

Zwei Zwillingspaare in der Biba-Boutique in Kensington, 1966

Als Werbegag hatte Barbara Hulanicki in einer ihrer Londoner Biba-Boutiquen zwei Zwillingspaare angestellt. Während die beiden Mädchen vorn mit Minikleidern und Pagenschnitt den Stil der frühen 60er repräsentierten, zeigten die Bellbottom-Jeans und die langen Haare des Pärchens im Hintergrund eine Tendenz zur Hippie-Mode, die auch durch Biba popularisiert wurde.

land (Alta Moda Pronta). Das neue, junge Publikum verlangte nach bezahlbarer Kleidung und nicht nach unerschwinglichen Einzelstücken. Die Modeindustrie kam diesen Wünschen nach und schürte sie noch durch immer schneller wechselnde Trends. Um die neuen, effizienten Produktionsmethoden ausschöpfen zu können, mußten neue Märkte geschaffen werden; diese wiederum wuchsen und erforderten immer bessere Fertigungstechniken. So schaukelten sich Bedürfnisse und Angebot in bis dahin ungekanntem Maße hoch. Den Möglichkeiten des Konsums schienen aus der Sicht der Hersteller keine Grenzen mehr gesetzt zu sein. Auch etliche der großen Modefirmen expandierten stark, um den Weltmarkt zu bedienen – ein gutes Beispiel dafür ist Pierre Cardin, der ganz neue Wege des Marketing beschritt.

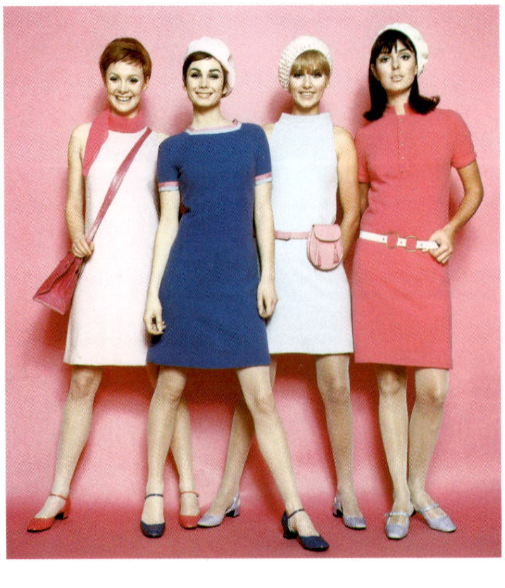

Vier Minikleider, *Brigitte*, 1967

Die geraden, einfarbigen Kleider in Pastellfarben zeigen die typischen Attribute der Konfektion des ausgehenden Jahrzehnts: gemäßigte Minilänge, ein farblich abgesetzter Gürtel zur Betonung der Taille, kleine Knopfleisten oder adrette, kontrastreiche Blenden am Halsausschnitt. Der schlichte Kleiderschnitt wird ergänzt durch feminin wirkende Accessoires wie die schräg aufgesetzten Baskenmützen, auffällige Handtaschen sowie die farblich abgestimmten Riemchenschuhe. Obwohl die jungen Frauen auf den ersten Blick alle fast gleich gekleidet scheinen, wird durch das Foto des Fotokünstlers F. C. Gundlach doch deutlich, daß sich das Minikleid zu dieser Zeit längst bei ganz verschiedenen Frauentypen durchgesetzt hatte.

Manche Modeschöpfer machten diese Entwicklung zur Massenproduktion nicht mit und zogen sich aus dem Geschäft zurück, wie beispielsweise Cristobal Balenciaga. Für ihn galt Mode nach wie vor als Kunstform, und er wehrte sich gegen ihre Banalisierung und Reduktion auf schnell zu konsumierende und ebenso schnell überlebte, billige Trends, indem er sich dem offenen Markt schlichtweg entzog.

Mode von der Straße

Am Phänomen der Massenmode wird deutlich, daß sich auch das Bild der Modeproduzenten gewandelt hatte. Es sind nicht mehr nur die großen (französischen) Modehäuser, die die Mode machen oder sie gar diktieren. Vielmehr bringen nun die Jugendkulturen ihre eigene Mode hervor, die von der Haute Couture oder von Prêt-à-porter-Kollektionen übernommen wird, statt daß sich deren Trends verbreiten. Mit Bezug auf das 19. und das frühe 20. Jahrhundert hatte der Soziologe Georg Simmel 1911 konstatiert, die Mode diene dazu, die privilegierten sozialen Schichten nach außen, das hieß natürlich vor allem gegen die wirtschaftlich schlechter Gestellten, abzugrenzen. Sobald eine Mode verbreitet sei und von allen nachgeahmt werde, erfülle sie ihren Zweck nicht mehr und müsse durch eine neue ersetzt werden. Für die zweite Hälfte des 20. Jahrhunderts trifft diese These nur noch bedingt zu, da die eigentlichen Innovationen häufig von der Straße und nicht mehr, wie früher, aus der Haute Couture kommen.

Mode aus England: Carnaby Street

Vor allem England wird in den 60er Jahren zum Trendsetter. Schon lange genoß die englische Schneiderkunst aufgrund ihrer Perfektion und Zeitlosigkeit international einen ausgezeichneten Ruf, und die Gentry-Mode hatte im 18. Jahrhundert die europäische Herrenbekleidung entscheidend beeinflußt. Doch nie zuvor hatte England eine vergleichbar große Rolle für die Verbreitung neuer Modeideen gespielt wie in den 1960er Jahren.

Das modische Zentrum der Welt in den 60er Jahren war nun nicht mehr ein distinguiertes Modehaus in Paris, sondern eine Londoner Straße, die Carnaby Street. Hier konnte die kauflustige Jugend alles erstehen, was „in" war, neue Sachen und alte, denn auch Secondhand-Kleidung wurde in dieser Zeit modern: Strickpullis in regenbogenfarbenen Spitzenmustern, gehäkelte Umhängetaschen oder Ledertaschen mit Fransen im indianischen Stil; Lederjacken und Jeans, Blumenkleider und Blusen mit auffallenden Op-Art-Mustern oder im „Oma-Stil" mit altmodischen Mustern und vielen Rüschen, Miniröcke und die passenden Strumpfhosen in allen Mustern und Farben, Knautschlacklederschuhe und -stiefel – alles, was das modische Herz begehrte, fand sich in der Carnaby Street.

Auch die modebewußten Männer konnten sich hier stilgerecht einkleiden. John Stephen gründete zu Beginn der Dekade die erste Boutique für Herrenmode in der Carnaby Street. Er behielt zwar vorerst das klassische Schema Anzug mit Krawatte bei, modernisierte es aber erheblich, indem er ihm mehr Farbe und Glanz verlieh. Die Männer fürchteten zu der Zeit, als schwul verdächtigt zu werden, wenn sie Farben trügen. Um dem entgegenzuwirken, setzte Stephen „starke" männliche Models wie den Boxer Billy Walker oder prominente Musiker der damals populären Popgruppen Moody Blues und The Kinks ein, die in seinen Knittersamthosen, Lederwesten oder Russenhemden posierten. Bereits Mitte der 60er Jahre war die Carnaby Street von Männerboutiquen gesäumt, von denen allein neun Stephen gehörten.

„Swinging London"

Seit 1959 finden alle zwei Jahre die Londoner Modewochen statt, während deren britische Modeschöpfer ihre Prêt-à-porter- und Konfektionskollektionen vorstellen. Die englische Mode hatte seit einigen Jahrzehnten immer wieder bedeutende Designer hervorgebracht wie Lucile, Worth oder Captain Molyneux (die jedoch alle in Paris arbeiteten) oder die Hofschneider Norman Hartnell und Hardy Amies. Aber erst in den 60er Jahren wurde die britische Mode zur internationalen Avantgarde und zu einer Konkurrenz für die französische Mode. Mary Quant, Barbara Hulanicki alias Biba, Ossie Clark und viele, die heute unbekannt sind, wurden Trendsetter der Mode nicht nur Englands, sondern ganz Europas. Man blickte nun nach „Swinging London", wenn man wissen wollte, was „in" war. Gleichzeitig existierte die englische Haute-Couture-Tradition weiter, die sich erheblich weniger als die französische von den jugendlichen Trends der Zeit beeinflussen ließ und klassische Maßarbeit für ältere, betuchte Damen fertigte.

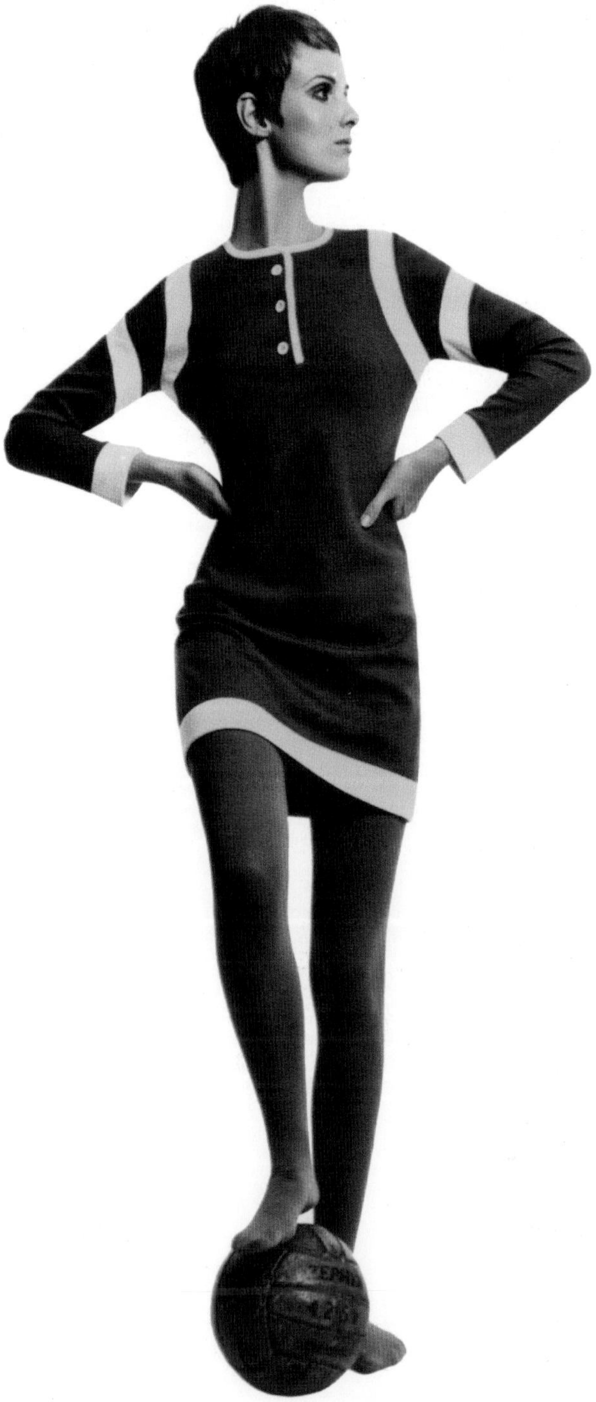

Mary Quant, „Football-Minidress", 1967

Das Minikleid aus Stretchmaterial erhält seine sportliche Note durch die weißen Abnäher, die deutlich an den Trikots englischer Footballspieler orientiert sind. Kombiniert mit dunklen Ballettstrumpfhosen, aus festerem Material als die Nylonstrümpfe, lancierte Mary Quant mit diesem Entwurf unter dem Label „Ginger Group" eine legere Variante des allgegenwärtigen Minis.

Mary Quant

1934 geboren, gilt Mary Quant als die Erfinderin des Minirocks – neben dem französischen Haute Couturier André Courrèges. Die Wahrheit wird wohl in einer Bemerkung von Mary Quant selbst liegen, weder sie noch Courrèges habe den Minirock erfunden, sondern das hätten die Mädchen auf der Straße getan.

Mary Quant fand den Stil der 50er Jahre zu erwachsen und zu langweilig. Bereits Mitte der 50er Jahre öffnete sie ihren ersten Laden in London, und da sie nicht die Art von Kleidung fand, die sie verkaufen wollte, begann sie, selbst Entwürfe anzufertigen. Von Anfang an ließ sie sich

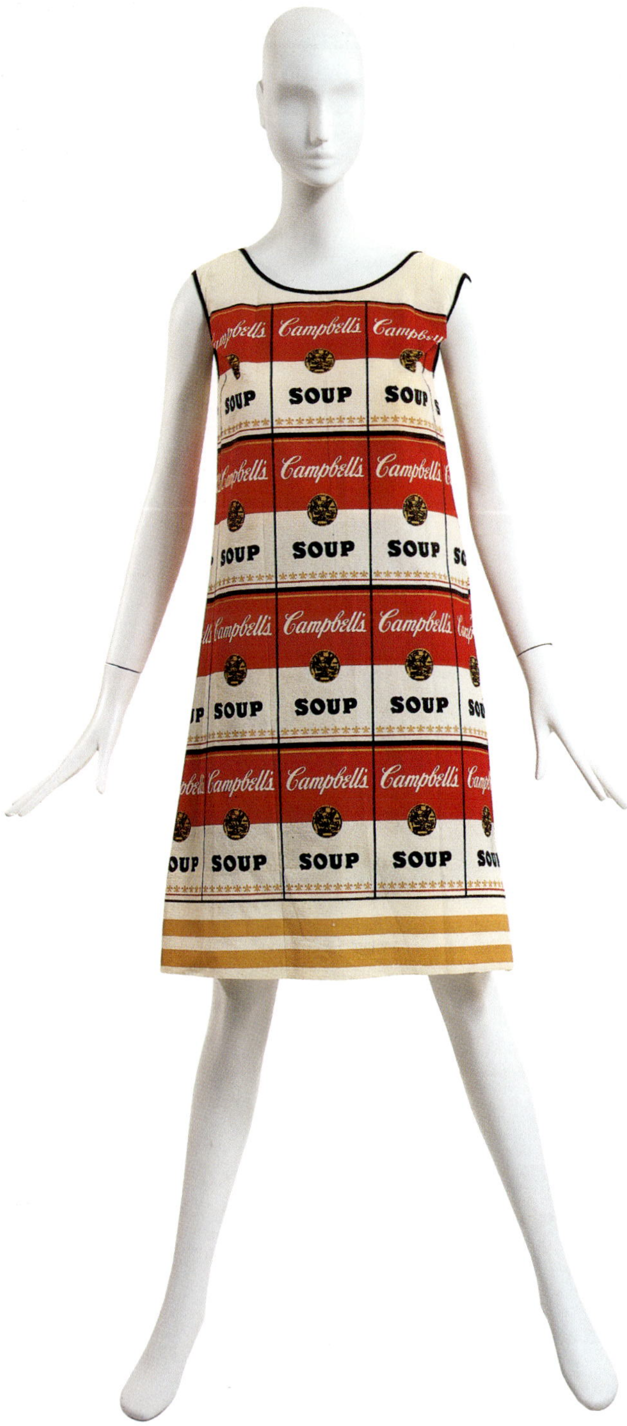

Andy Warhol, *Tomatensuppenkleid,* 1966/67, Druck auf Papier. Museum at the Fashion Institute of Technology, New York

Mit seinem Entwurf des leicht ausgestellten Minikleides manifestierte Andy Warhol gleich in zweifacher Hinsicht seine „message" als Vertreter der Pop-Art: Ebenso wie mit seinen berühmten Grafiken irritierte er den Betrachter durch die Erhebung einer Suppendose zum Kunstwerk; zusätzlich kann die Verwendung des zwar strapazierfähigen, aber hochbrennbaren Materials hier als kritischer Kommentar zur westlichen Konsumgesellschaft gesehen werden. Das Museumsstück fand in den 90er Jahren eine Neuauflage bei den mit Warhol-Motiven bedruckten Kleidern von Jean Charles de Castelbajac.

von der populären Kultur inspirieren, um eine dem Lebensgefühl der Jugend entsprechende Mode zu schaffen. Dabei versäumte sie nicht, sich außerdem auf die englische Schneidertradition zu beziehen, die sie in ihre eigenen Entwürfe einfließen ließ. Diese doppelte Inspiration ist übrigens ebenfalls charakteristisch für viele britische Designerinnen und Designer unserer Tage, denn auch die Kreationen von Vivienne Westwood oder John Galliano wären ohne den innovativen Bezug auf die Modegeschichte im allgemeinen und die britische Schneidertradition im besonderen nicht denkbar.

Der Durchbruch gelang Mary Quant um 1963, als einige ihrer kurzen Hängerkleider in *Vogue* vorgestellt wurden. Mary Quant war am Puls der Zeit. Sie unterschied nicht mehr zwischen Tages- und Abendkleidung und lehnte die saisonale Modeproduktion ab; statt dessen stellte sie das ganze Jahr über neue Entwürfe vor. Ihre Ideen verbreiteten sich rasch in ganz Europa: Regenmäntel aus PVC, Knickerbocker für junge Frauen, große Schultertaschen.

Ihr Mitte der 60er Jahre vorgestellter Minirock wurde sofort zum Tophit, auch wenn viele dagegen wetterten und ihn als unzüchtig verdammten. Coco Chanel fand, die Knie seien das Unattraktivste an einer Frau, das man tunlichst verbergen sollte. Dessen ungeachtet wurden die Röcke von Frauen aller Altersstufen in den 60er Jahren immer kürzer, bis sie kaum noch den Po bedeckten. Ermöglicht wurde die extreme Minimode nicht zuletzt durch die Erfindung der nahtlosen Strumpfhose, die nun in allen nur erdenklichen Mustern und Farben auf den Markt kam. Die auffallende Beinbekleidung wurde somit zu einem wesentlichen Bestandteil des modischen Looks.

Biba

Barbara Hulanicki fand wie Mary Quant und andere Designer der 60er Jahre die Mode der 50er Jahre viel zu „alt" und wollte daher an ihrer Revolutionierung mitwirken. Sie gründete „Biba", den ersten Modeversand für avantgardistische Jugendmode. Ihre Kreationen waren in sanften Farben gehalten und romantisch-nostalgisch, zuweilen exotisch inspiriert, und sie standen in klarem Gegensatz zu der futuristischen Mode vieler Designer der 60er Jahre, etwa Courrèges' oder Cardins. Ihre streng geschnittenen Hosenanzüge waren mit riesigen Rosenmustern bedruckt oder aus anschmiegsamem Samt gearbeitet; zu langen Kleidern mit weiten Ärmeln gehörten altmodische Samthalsbänder und eine lange Lockenmähne. Biba brachte als erste Kleider in Midi- und Maxilängen auf den Markt, womit sie genau zum richtigen Zeitpunkt den nostalgischen Geschmack traf. Das Kaufhaus im Art-Déco-Stil, das Barbara Hulanicki 1973 eröffnete und in dem sie auch Herrenkleidung und Innenausstattung verkaufte, mußte sie jedoch 1975 wieder schließen.

Laura Ashley

Auch Laura Ashleys zeitlos-romantischer Stil entwickelte sich in den 60er Jahren. Sie hatte mit dem Bedrucken von Stoffen begonnen und verlegte sich unter dem Einfluß der Hippiemoden auf Kleiderentwürfe im ultrafemininen Landhausstil: Blumendrucke, Rüschen, weite Röcke und enge Spenzer charakterisieren auch heute noch den typischen Ashley-Stil, der inzwischen weltweit verkauft wird und sich nach wie vor nur zum Teil an aktuelle Modetrends anlehnt.

Mode und Kunst

Op-Art, Pop-Art, Rockmusik, Beatles – auch im Bereich der Künste überwog das Experiment, der Bruch mit dem Alten, die Suche nach dem spektakulären Neuen. Auch hier wurde das Schnelle, Reproduzierbare und Konsumfreundliche zum Konzept. Charakterisiert werden die verschiedenen Künste der Zeit durch eine deutliche Neigung, die starre Trennung zwischen sogenannter hoher und niedriger Kultur zu überwinden. Respektlos ließen die Beatles ein Violinorchester den Hintergrund für ihre Musik spielen, und der umstrittene, aber international anerkannte Popkünstler Andy Warhol produzierte Platten mit Velvet Underground, für die er auch – wie später für die Rolling Stones – Plattencover entwarf. Er malte Tomatendosen aus dem Supermarkt und erklärte das Resultat zum Entsetzen der Bildungsbürger zu Kunst. Serielle Reproduktion wurde ebenso zum künstlerischen Prinzip erhoben wie Fotorealismus und Rastertechnik. Die „Aura" des einmaligen Werks war einer neuen Auffassung von Kunst und der Aufgabe der Künstler in der industriellen Gesellschaft gewichen, Themen und Techniken mußten sich der veränderten Welt anpassen. Im Happening wurde eine ganz neue Repräsentationsform gefunden, die zugleich absolut gegenwärtig, anti-museal und schockierend war und ebenfalls eine Annäherung von hoher Kunst und alltäglicher Lebenswelt aneinander intendierte. Der neue Realismus präsentierte lebensechte Nachahmungen von Menschen und Dingen, während Victor Vasarelys Op-Art die Augen der

Pierre Cardin, „Weltraum-Kollektion", 1968

Ein immer wiederkehrendes Motiv in der „Weltraum-Kollektion" von 1968 waren schwarz unterlegte Fenster, Einschnitte und Öffnungen in den Kleidern. Sie brachten die kontrastfarbigen Kleiderstoffe zum Leuchten. Eine spezielle, von Cardin entwickelte Faser, Cardine, half, die Form der zuweilen kompliziert geschnittenen Öffnungen zu bewahren. Die Formen dieser Fensterchen im Oberstoff erinnern an die Embleme auf den Kostümen der erfolgreichen Science-Fiction-Serie *Star Trek*, und auch die Farben und scheinbar rein funktionalen Entwürfe in harten Linien zeigen eine Ähnlichkeit der „futuristischen" Gestaltungen. Die Herrenkollektion ist durch kastenförmige, einfarbige Anzüge charakterisiert, mit groben Zierreißverschlüssen und großen silbernen Gürtelschnallen. Zu der Damenkleidung gehörten weiterhin Bodysuits, kniehohe, schwarze Stiefel sowie Helme, die auf die glatten Kurzhaarfrisuren gesetzt wurden.

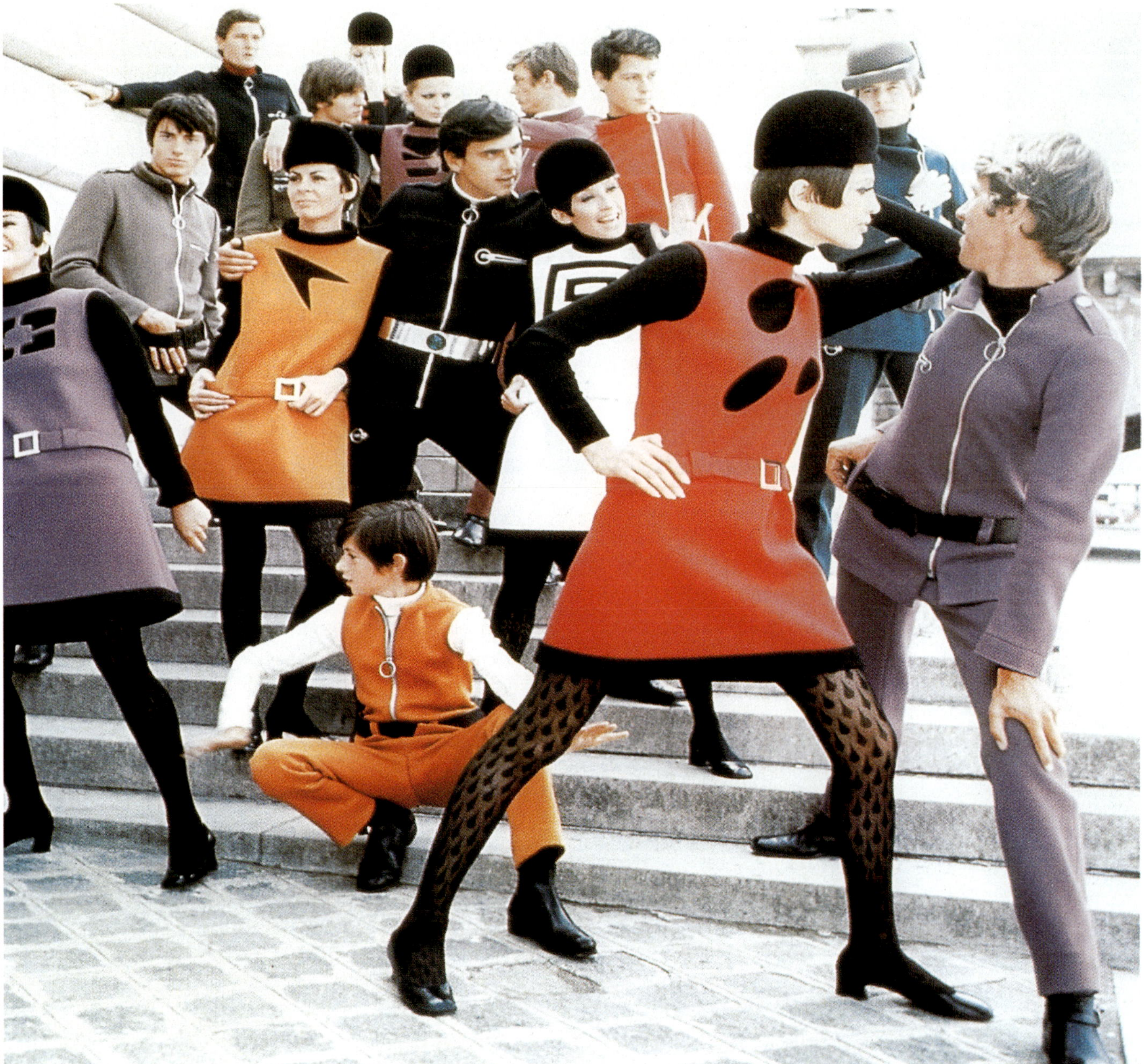

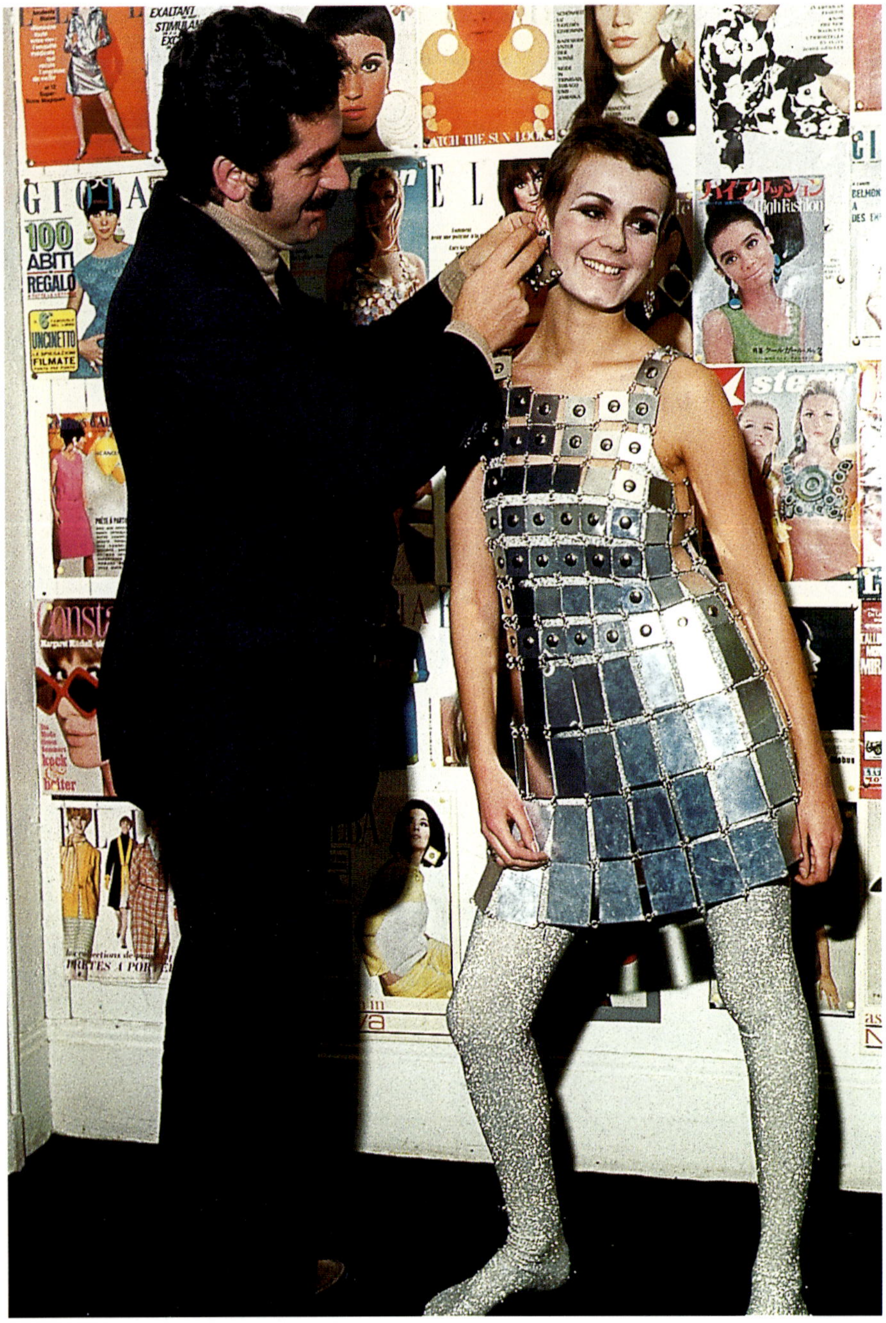

Paco Rabanne mit einem Mannequin in einem Kleid aus Aluminiumplättchen, 1968

Mit seinen utopischen Kollektionen zeigte auch Paco Rabanne seine Begeisterung für die Science-Fiction-Ästhetik. Aluminium- oder Plastikplättchen fügte er mit Kettengliedern zu schwerfälligen Texturen in modischen Kleiderformen zusammen und vervollständigte die Garderobe durch den Modeartikel der 60er Jahre schlechthin: Strumpfhosen in gänzlich neuer Optik, in der technischen Anmutung jeweils passend zum Kleid.

Betrachter mit optischen Täuschungen verwirrte. Sein geometrisches Formenvokabular fand ebenso wie das anderer künstlerischer Tendenzen Eingang in die Mode.

Vor allem Yves Saint Laurent machte Furore mit Kollektionen, in denen er Anleihen bei Kunstrichtungen der Klassischen Moderne und Gegenwart machte. Eine berühmte Kollektion von 1965 zeigte gerade geschnittene Jersey-Kleider, deren Stoffteile so zusammengesetzt waren, daß sie Bildern von Piet Mondrian glichen. Diese strengen geometrischen Formen, so Saint Laurent, paßten sich dem weiblichen Körper perfekt an. Und tatsächlich sehen die Kleider alles andere als unförmig aus. Die Reihe seiner „Pop-Art-Kleider" wiederum wurde inspiriert von Bildern Andy Warhols oder Roy Liechtensteins. Große, flächige Muster auf geraden kurzen Kleidern in bunten, ungebrochenen Farben oder aber Trompe-l'œil-Effekte wie eine Körpersilhouette im Profil auf der Vorderseite eines Kleides sorgten für visuelle Überraschungen und ließen die Kleider sehr zeitgemäß erscheinen. Modernität wurde durch den Schock des Neuen und Spektakulären erfahrbar und erschien wichtiger als Schönheit im traditionellen Sinne.

Futuristische Mode

Als Gegenpol der Hippiemode erscheint die futuristisch anmutende Mode, die vor allem unter den französischen Designern große Anhänger fand. Eine Ähnlichkeit zum Flower-Power-Stil lag vielleicht allenfalls in der Phantasie, die den Entwürfen zugrunde lag, formal jedoch trennten sie Welten. Zu einer Zeit, da Science Fiction in Literatur und Film die Beatniks beschäftigte und die erste Mondlandung vorbereitet wurde, versuchte man auch in der Mode, Elemente des Utopischen, einer vollends technisierten Welt oder des Weltalls einzuführen.

André Courrèges konkurrierte mit Mary Quant um den Ruhm, den Minirock erfunden zu haben. Mit Sicherheit war er derjenige, der den Mini Haute-Couture-fähig machte. André Courrèges hat es geschafft, zum Inbegriff der Haute Couture der 60er Jahre zu werden. Seine geometrisch strengen, kurzen Kleider aus festen Stoffen, wenig anschmiegsam, dafür oft taillenfrei, wurden ebenso bejubelt wie die Leder- und Knautschlederjacken, die weißen Stiefeletten, die man winters wie sommers zu Hosen wie zu Kleidern trug, und raumfahrtähnliche Kopfbedeckungen, unter denen das Gesicht der Trägerin kaum noch zu erkennen war. Courrèges machte Hosen für Frauen zum Basiskleidungsstück für jeden Anlaß. Er orientierte sich jedoch nicht mehr an Herrenhosenschnitten, sondern entwarf auf der Hüfte sitzende, schlanke Röhrenhosen, die kombiniert wurden mit eckig geschnittenen kurzen Oberteilen, die die Taille frei ließen. Er ließ einteilige enge Hosenanzüge stricken und entwarf Einteiler mit kurzen Hosen.

Caroline Rennolds Milbank nennt Courrèges den Corbusier der Mode und betont seinen Sinn für Proportionen, den der gelernte Bauingenieur während seiner Lehrzeit bei Balenciaga ausgebildet hatte. Absolute Schlichtheit des Entwurfs bei gleichzeitig sichtbarer Funktionalität ließen Courrèges' Mode futuristisch aussehen. Die von ihm bevorzugten Farben – Weiß, Rosa, Türkis, Eisblau – und die einfachen, klaren Muster (breite Streifen, Karos oder angedeutete Blumen)

machen seinen Stil unverwechselbar, revolutionierten die Mode und ließen sie als perfekten Ausdruck des Zeitalters der Raumfahrt, in dem man zu leben glaubte, erscheinen.
Auch Paco Rabanne hatte bei Balenciaga gearbeitet, nachdem er Architektur studiert hatte. Mit seinen Plastik- und Metallkleidern, die er erstmals 1965 vorstellte, führte er ein ganz neues Material in die Mode ein, das zeitgemäß und zukunftsweisend sein sollte, sich aber in dieser Form letzten Endes nicht durchsetzte. Kleider aus Metallplatten oder -ringen oder aus Metall oder Plastik gepreßte Kleider waren sein Markenzeichen, das man heute vor allem in Museen bewundern kann. Denn so futuristisch sie auch aussahen (gleichzeitig erinnern sie zuweilen an die Kettenhemden mittelalterlicher Ritterrüstungen), so tragbar wie die Kreationen Courrèges waren seine Moden nicht. Der auf dem gleichnamigen Comic basierende Science Fiction *Barbarella* (1968) stellte jedoch mit Jane Fonda als Hauptdarstellerin und „Model" unter Beweis, wie sehr sich Rabannes extravagante Kostümentwürfe zur Untermalung einer Phantasiehandlung in der Zukunft eigneten.

Pierre Cardin

Cardin gehörte zu den ersten Modeschöpfern, die die Zeichen der Zeit richtig interpretierten. Bereits Ende der 50er Jahre arbeitete er für Kaufhauskonzerne, kurz darauf richtete er seine eigenen Konfektionsabteilungen ein. Er schloß weltweit Lizenzverträge ab und baute sich auf diese Weise ein gigantisches Modeimperium auf, das längst auch mehr als Mode und Kosmetik vertreibt: Kugelschreiber und Porzellan, Uhren, Fahrräder, Schokolade und vieles mehr. Cardin ist Theater- und Restaurantbesitzer (ihm gehört das berühmte „Maxim's" in Paris, das er in Peking nachbauen ließ) und Innenarchitekt. Er war der erste westliche Designer, der später, Ende der 70er Jahre, in China eine Kollektion vorstellen konnte. Die Blütezeit seiner modischen Entwürfe fällt in die 50er und 60er Jahre. Cardin schwelgte im Weltraum-Look und entwarf Kleider mit runden Gucklöchern in der Taille, helmartige Kopfbedeckungen und Stiefel. Er benutzte neue Materialien wie Vinyl und ließ wilde Zickzackmuster über seine Miniröcke und Kleider laufen.

Transparentlook

Die Mode der kurzen Röcke und der freien Taillen wurde bald erweitert zu einer transparenten Mode, die im Zeitalter zahlreicher neuentwickelter Kunststoffe oft aus Plastik oder aber aus fein gewebten Kunstfasern gemacht war. Saint Laurent zeigte im Winter 1968 ein bodenlanges Abendkleid aus durchsichtigem schwarzem Musselin, das in der Hüfte mit Straußenfedern besetzt war, die bis zur Mitte der Schenkel reichten, und zu dem außer einer goldenen Schlange als Gürtel nichts getragen wurde. Courrèges entwarf in den späten 60er Jahren Organzakleider, auf deren intimste Stellen Blüten oder geometrische Formen appliziert waren. Am tragbarsten waren wohl transparente Blusen, die oft mit Rüschen an Ärmeln oder dem Ausschnitt versehen waren und in vielen Variationen zu kaufen waren.
Ebenso wie Hosen mit Schlag, Ethnokleidung oder Kleider aus PVC gehört die Transparentmode zum vielfältigen Repertoire der 60er Jahre, aus dem sich die Designer spätestens in den 90er Jahren wieder gerne bedienten.

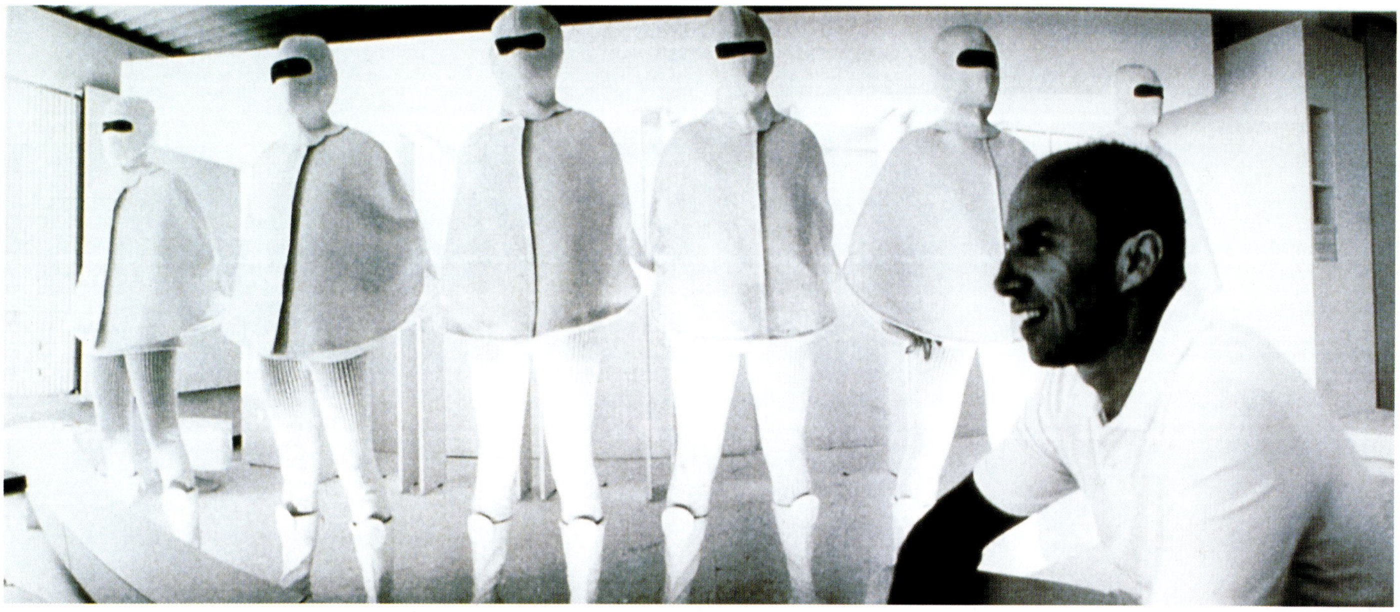

André Courrèges, Winter 1968/69
André Courrèges war wohl unter den Modeschöpfern der 60er Jahre derjenige, der sich am konsequentesten der Weltraum-Mode verschrieben hatte. Die Models sind in kurze Capes mit verdecktem Verschluß gehüllt, tragen helmförmige Astronautenmützen mit Sehschlitzen und – ein Markenzeichen Courrèges' – weiße Stiefel. Darunter wird ein Bodystocking getragen, der ein ideales Basisstück auch für die Kombination mit Miniröcken oder lendenschurzartigen Taschengürteln war.

Schmückendes Beiwerk für den Herrn

DIE KRAWATTE

Die Krawatte ist ein klassisches Kleidungsstück für den Mann, das aus dem schützenden Halstuch entstanden ist. Über die Jahrhunderte hat sich die Krawatte zu einem Schmuckstück für den sonst weitgehend einheitlichen Bekleidungsstil des Mannes der westlichen Welt entwickelt. Zum Anzug gehört auch heute noch der „Langbinder", der in Farbe, Form, Muster und Stoff vielfach variiert wird, während andere Ausprägungen des Halsschmucks nicht in jeder Situation und zu jedem Mann passend sind.

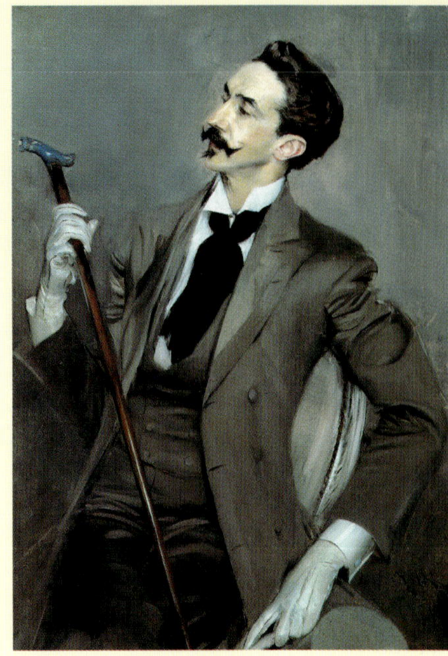

Giovanni Boldini, Robert Comte de Montesquiou-Fezensac, 1897

Die Herkunft der Krawatte

Die Krawatte gehört schon deswegen nicht zu den ältesten modischen Erscheinungen der Menschheit, weil sie eines der wenigen Kleidungsstücke ist, das nicht zum Schutz vor Kälte und anderen widrigen Bedingungen dient. Als Schutz der kälteempfindlichen Körperteile am Hals diente im alten China und in Rom ein Halstuch. In Europa nahm die Geschichte des krawattenähnlichen Halstuchs vermutlich in Rom seinen Anfang: Römische Soldaten banden sich schon vor mehr als 2000 Jahren ein Focale um, ein Tuch, das bei Hitze in Wasser getaucht und zum Kühlen um den Hals gewickelt wurde. Heute lebt das Focale noch im Plastron weiter, einem bauschigen Seidentuch, das mit einer Nadel zusammengehalten wird und vor allem in Italien zu feierlichen Anlässen getragen wird.

Die eigentliche Geschichte der Krawatte beginnt aber erst, als die Funktion des Halsschutzes durch diejenige des Halsschmucks überlagert wird. Wo dieser Beginn liegt, ist nicht zweifelsfrei festzustellen. Eine Version besagt, daß im Jahr 1660 kroatische Söldner im Dienst Österreichs nach Frankreich kamen, die um ihren Hals Tücher aus Leinen oder Musselin geschlungen hatten. Die Enden waren entweder zu einer Rosette gerafft oder mit Troddeln und Quasten verziert. Die Franzosen benannten diese Halsbinden nach den Kroaten „croates", was bald zu „cravates" abschliff. Andere Modehistoriker halten gegen diese Herleitung des Begriffs, daß das Wort schon im 14. Jahrhundert aufkam und etwa der italienische Kupferstecher Cesare Vecellio im Jahr 1590 das römische Focale als „cravata" bezeichnete. Jedenfalls fand die Krawatte im Land und im Jahrhundert Ludwigs XIV. weite Verbreitung, entweder aus einfachem Tuch oder sogar aus Spitze, die umständlich angelegt wurde.

Der Siegeszug der Krawatte wurde kurzzeitig durch die Französische Revolution unterbrochen, die nicht nur die Kniehosen verbannte („Sansculotten"), sondern auch den Hals von der Beengung befreite. Kurz darauf, um das Jahr 1800, machte der Dandy Beau Brummel, der seine Krawatten stärken ließ, in London den Binder bekannt. Die Krawatte muß einen geradezu beängstigenden Aufschwung genommen haben in jener Zeit, denn der französische Schriftsteller Honoré de Balzac schrieb später über den „Unfug" der Krawatten-Mode: „Einige umhüllten den Hals mit ganzen Stücken von Musselin, andere bedeckten ihn förmlich mit einem gesteppten Kissen, auf dem noch zum Überfluß einige Taschentücher angebracht wurden."

Schlips und Knoten

Erst im Laufe des 19. Jahrhunderts nahm die Krawatte ihre heutige Form an: Seit den 40er Jahren schlug man den Kragen über die Krawatte um. Der auf diese Weise entstehende Umlegekragen führte zu einfacheren Krawattenformen. In den 60er Jahren des 19. Jahrhunderts war an die Stelle der lockeren Schleife ein Knoten getreten, und die Krawatte wurde immer länger. Die elegante Schleife war damit aber nicht verschwunden: Sie lebte in

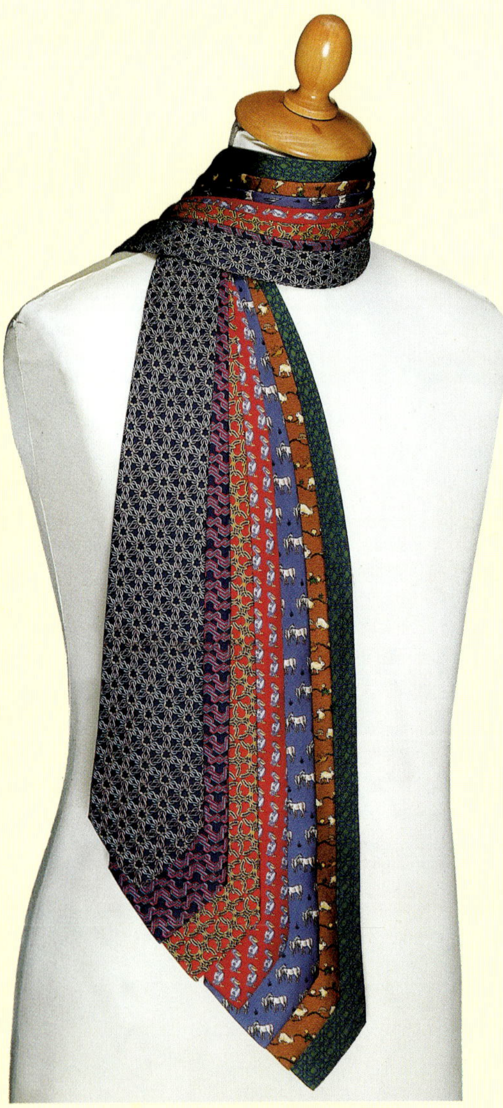

Krawatten des Hauses Hermès, 80er und 90er Jahre

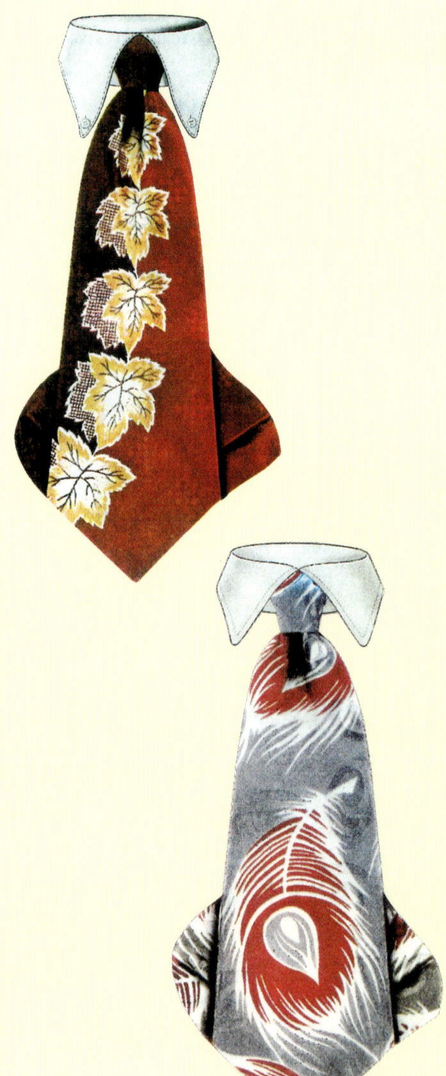

unten: zwei Modelle aus einer amerikanischen Krawattenwerbung, 40er Jahre

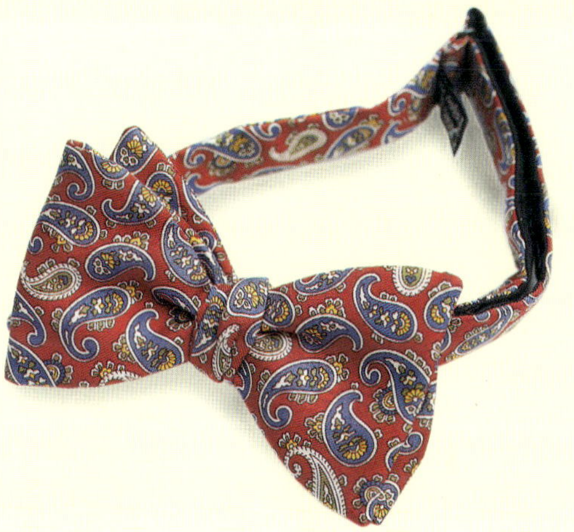

Fliege mit Paisley-Muster, um 1996

der „Fliege“ weiter. Auf diese Weise rief die Entstehung des Langbinders die Entstehung des Querbinders hervor.

Mit der allgemeinen Verbreitung wurde die Krawatte zum Ausweis von Männlichkeit schlechthin. Das korrekte Binden der Krawatte entwickelte sich in der modernen Gesellschaft, die archaische Riten der Vergesellschaftung durch zivilisierte Techniken ersetzt hat, zu einem Zeichen dafür, daß man ein Mann ist: Eine Krawatte zu binden wurde regelrecht zu einem Initiationsritus, den man vor der Firmung, bei der Armee oder spätestens vor dem Gang zum Traualtar zu bestehen hatte. Auch wenn das Krawattenbinden an der Jahrtausendwende vielfach den Rang einer „Kulturtechnik“ verloren hat, so galt doch immerhin über anderthalb Jahrhunderte das Bonmot Balzacs: „Der Geist eines Mannes zeigt sich in seiner Fähigkeit, die Krawatte zu binden.“ Das ist vermutlich auch ein Grund dafür, warum den Clip-Krawatten der Nachkriegszeit, die nicht zu binden, sondern nur mit einer Metallklemme am vorderen Hemdkragen festzuhaken war, nur ein kurzes Leben beschieden war.

Damenkrawatten

Doch die Krawatte sagt nicht nur etwas über den Mann aus, sondern zuweilen auch über die Frau. Schon im 19. Jahrhundert und dann in den 20er und 60er Jahren unseres Jahrhunderts zeigte sich der Geist einer Frau in dem Mut, eine Krawatte zu tragen. So wie die Eroberung männlicher Berufe durch Frauen als skandalös galt und die Eroberung männlicher Rollen durch Frauen argwöhnisch betrachtet wurde, empfand man auch die geschlechterübergreifenden Tendenzen in der Damenmode und die Anverwandlung von Hose, Smoking und Krawatte als eine widernatürliche Aneignung männlicher Symbole: Obwohl sich die Hose schon im Ersten Weltkrieg in der Arbeitskleidung durchgesetzt hatte, bedurfte es doch erst einer extravaganten Frau wie Marlene Dietrich, den emanzipatorischen Anspruch der Männermode für Frauen zu verkörpern. Wirklich durchsetzen konnte sich die Krawatte für Frauen aber nie, vermutlich auch deswegen, weil die Krawatte des gedeckten Hintergrunds von Hemd und Jackett bedarf, der weiblichen Bekleidungsvorlieben noch immer widerspricht. Vermutlich hat die Krawatte für die Frau der Gegenwart auch deswegen an Anziehungskraft verloren, weil heute keine Frau mehr Krawatte tragen muß, um ihren Mann zu stehen.

Punkte, Streifen, Paisley …

Da die Krawatte das wichtigste und zuweilen einzige Schmuckstück des Mannes ist, ist sie stärker als etwa das Hemd oder der Anzug Moden unterworfen. So wurden beispielsweise die exotischen Motive und schreienden Farben der 20er Jahren in den 30er Jahren von gedeckten Farben im Windsor-Stil abgelöst, wohingegen in den 40ern gerade in den USA die Gestaltung mit gegenständlichen Motiven äußerst beliebt war. Auf grelle Dessins in den 70er Jahren folgten in den 80er und 90er Jahren unauffälligere Farben und kleinteilige Muster. Paisley-Muster, die Ende der 80er Jahre häufig zu sehen waren, wurden durch Tiermotive oder geometrische Allover-Dessins abgelöst. Auch Schnitte und Materialien der Krawatte unterliegen der Mode: Galt zu Beginn der 70er Jahre eine mit großen Punkten versehene, mehr als handbreite Krawatte durchaus auch dem Geschäftsmann als tragbar, so wurden ein Jahrzehnt später auch vier Zentimeter schmale Lederkrawatten getragen. Im Laufe der 80er Jahre pendelten sich Krawatten wieder auf ein durchschnittliches Maß von etwa neun Zentimetern Breite ein. In Italien, dem führenden Land der Herrenmode und der Krawattenherstellung, sind Krawatten Ende der 90er Jahre etwa 9,5 Zentimeter breit und 145 Zentimeter lang. Zwar werden meist Seidenstoffe verwendet, im Winter zuweilen Wolle oder Kaschmir – in Italien zeigt sich jedoch auch eine Vorliebe für Ausbrennersamt, mit dem die Krawatte eine Dreidimensionalität anzunehmen scheint.

In Farbe, Stoff, Muster, Bindung hängt die Krawatte von Anzug und Hemd ab: So verlangt ein breiter Haifischkragen einen breiten Krawattenknoten, ein Button-Down-Kragen dagegen eine engere Bindung. Generell zeigt sich mit der Befreiung der Mode von festen Vorgaben auch bei der Krawattenwahl eine größere Freiheit. Obwohl die Krawatte der wichtigste Halsschmuck des Mannes bleibt – vor Fliege, Plastron und Halstuch –, ist unverkennbar, daß sie weithin aus der Mode gekommen ist. Schon die Studentenbewegung Ende der 60er Jahre forderte, Kleidungsvorschriften zu lockern. Das prominenteste Opfer dieser Forderung war die Krawatte, die seitdem nicht nur bei Studenten verpönt ist und heute nur noch bei geschäftlichen, formalen oder feierlichen Anlässen dazugehört: Der Begriff „Krawattenzwang“ ist weitgehend aus dem Wortschatz verschwunden.

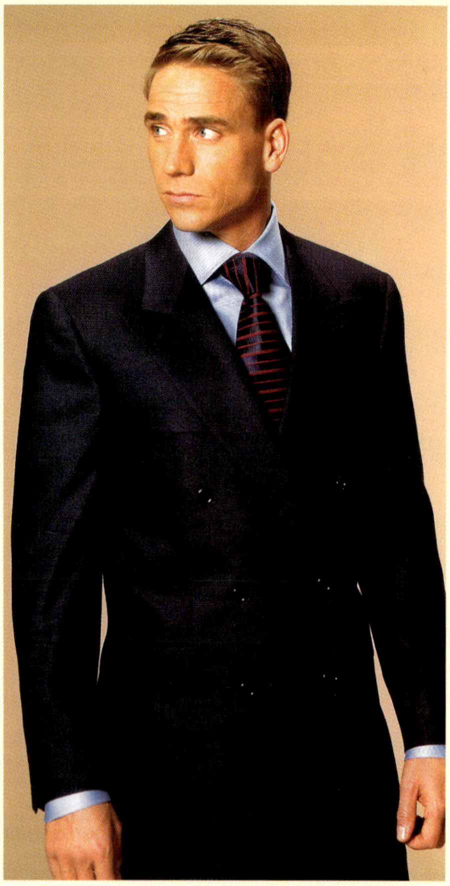

Die korrekt gebundene Krawatte mit Haifischkragen

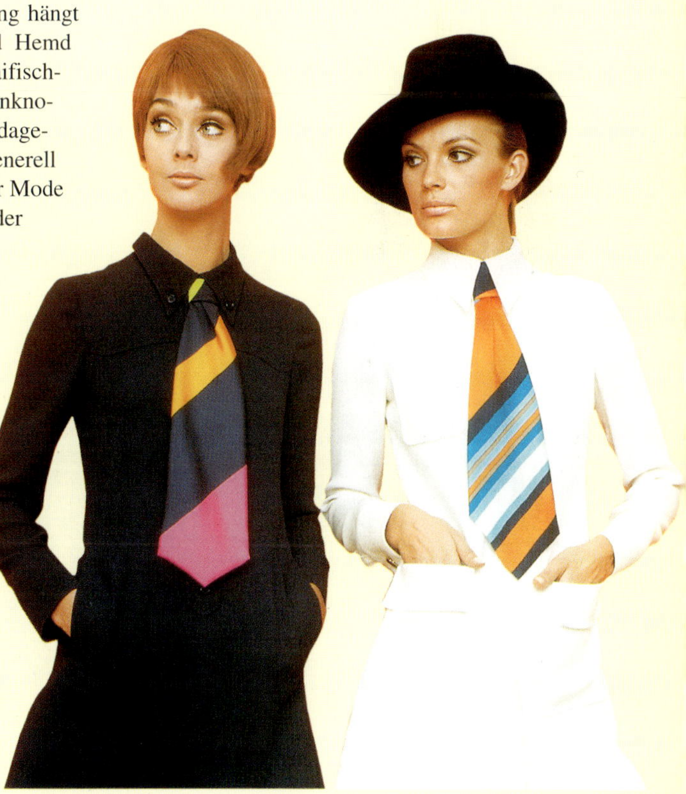

Krawattenmode für Damen, 1967

Strickmütze und Schlaghose

Flower-Power

1970–1979

Politik als Lebensform

Die 70er Jahre sind geprägt durch eine starke Politisierung der Öffentlichkeit, die vor allem von der jüngeren Generation ausgeht. Globale Probleme wie der Ostwestkonflikt und das damit einhergehende Wettrüsten der Weltmächte sowie das Thema Ökologie lassen die Studentenunruhen von 1968 immer weitere Kreise ziehen – bis hin zu den extremistischen Positionen der Terroristen in Europa.

Nicht nur die Weltordnung wird problematisiert, sondern auch die gesellschaftliche Struktur entwickelt sich zu einem Kernthema der 70er Jahre: Es gibt zahlreiche Versuche, Alternativen zu den herkömmlichen Lebensformen zu finden – Drogen, „free love" und Kommunen spielen hier eine wesentliche Rolle, und auch von der Frauenbewegung gehen in dieser Phase entscheidende Impulse aus.

In diesem Jahrzehnt profiliert sich die Mode als demokratisches Mittel der Meinungsäußerung. Zwar gibt es durchaus interessante Entwicklungen in der Haute Couture – viele der heute größten Modemacher wie Thierry Mugler, Kenzo, Issey Miyake, Vivienne Westwood oder Ralph Lauren begannen ihre Karrieren in dieser Zeit –, doch war es die Hippiebewegung, die bis in die 80er Jahre hinein mit ihrer ökologisch bewußten und demonstrativ nicht etablierten Kleidung einen großen Teil der Mode prägte. Der Feminismus sah in der Mode an sich ein Element des patriarchalischen Systems, und so bevorzugten engagierte Frauen häufig eine Anti-Mode, die in jedem Land unterschiedliche Ausprägungen hatte. Die Bedeutung des von der politischen und gesellschaftlichen Opposition gewählten Kleidungsstils in den 70er Jahren wird sehr deutlich, wenn man nachvollzieht, wie viele Elemente daraus in die breite Mode übernommen wurden.

Natur pur – handgemacht

Zurück zur Natur – dieses Stichwort ließ spätestens mit Beginn der Ölkrise junge Frauen und auch Männer zur Strick- und Häkelnadel greifen: Alles, was man anziehen konnte – von der Weste über die Mütze und das riesige Umschlagtuch bis hin zum bodenlangen Kleid mit passendem Schal – wurde gehäkelt oder gestrickt, darüber hinaus auch Wohnungsdekoration jeglicher Art: Decken und Kissen, Gardinen oder Lampenschirme. Eine wichtige Kolumne der Modezeitschriften wurden die Tips und Anleitungen zum Selbermachen von Kleidung und Inneneinrichtungsgegenständen. Zu diesem insgesamt so „natürlichen" Ambiente gehörten auch Naturholzmöbel und Papierlampen – auf dieser Basis konnte sich ein inzwischen weltweit vertretener schwedischer Möbelkonzern etablieren.

Der Trend zum Selbstgestrickten hinterließ seine Spuren auch in der Haute Couture: Sonia Rykiel, die heute die bedeutendste französische Modeschöpferin ist, wurde damals mit ihren hocheleganten, ultrafemininen und sehr feinen Strickmodellen berühmt, die mit der groben Freizeit- und Arbeitskleidung, als die Stricksachen ursprünglich einmal gegolten hatten, nichts mehr gemeinsam

1970 Die deutsche Terroristengruppierung RAF tritt erstmalig aktiv in Erscheinung. Erfindung der Videokassette. Der Marxist Salvador Allende Gossens gewinnt die Präsidentschaftswahlen in Chile.

1971 In Uganda kommt Idi Amin durch einen Militärputsch an die Macht. Der Friedensnobelpreis wird Willy Brandt verliehen. Stanley Kubrick dreht *A Clockwork Orange*. Tod des Jazztrompeters Louis Armstrong.

1972 Olympische Spiele in München; palästinensische Geiselnehmer töten zwei israelische Sportler. Weltweite Proteste gegen französische Atomwaffenversuche auf dem Mururoa-Atoll. In den USA wird das erste Computerspiel präsentiert.

1973 Ende des Vietnamkriegs. General Pinochet errichtet nach Putsch eine Militärdiktatur in Chile. Überfall ägyptischer und syrischer Truppen auf Israel führt zum Jom-Kippur-Krieg. Die Drosselung arabischer Ölexporte als Druckmittel gegen den Westen löst die internationale Ölkrise aus. Tod des Malers Pablo Picasso.

1974 US-Präsident Nixon tritt wegen der Watergate-Affäre zurück. Bob Dylan startet nach acht Jahren Pause eine Tournee durch die USA. Itzhak Rabin wird israelischer Premierminister.

1975. Tod des Diktators Francisco Franco, Spanien wird unter Juan Carlos wieder zum Königreich. Bill Gates gründet die Firma Microsoft. Premiere des Milos Formann-Films *Einer flog übers Kuckucksnest* mit Jack Nicholson. Uraufführung von *A Chorus Line* auf dem Broadway. Die USA feiern 200 Jahre Unabhängigkeit. Aus den ersten freien Wahlen in Portugal gehen die Sozialisten siegreich hervor.

1976 Tod von Mao Tse-tung. In den USA wird Jimmy Carter zum Präsidenten gewählt. Die Familienchronik *Roots* von Alex Haley erscheint. Volkswagen errichtet ein Werk in den USA zur Produktion des Golf. Tod des Fotografen Man Ray.

1977 Freie Wahlen in Spanien. Palästinenser kapern ein deutsches Flugzeug, um inhaftierte Terroristen freizupressen. Premiere des amerikanischen Science-Fiction-Films *Star Wars* von George Lucas. Tod von Elvis Presley.

1978 Abkommen in Camp David hebt den Kriegszustand zwischen Israel und Ägypten auf. Der Pole Karol Wojtyla wird zum Papst Johannes Paul II. ernannt. Die Punk-Rock-Sängerin Nina Hagen startet ihre Karriere.

1979 Islamische Revolution im Iran, Ajatollah Khomeini ergreift die Macht. Geiselnahme in der US-Botschaft in Teheran. Verleihung des Friedensnobelpreises an Mutter Theresa.

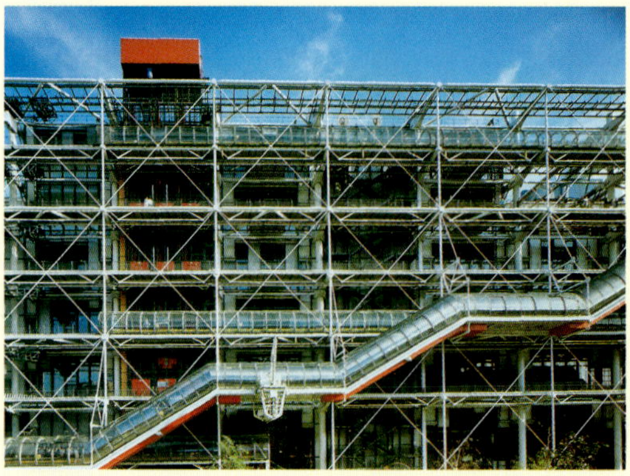

Richard Rogers, Renzo Piano, *Centre National d'Art et de Culture Georges Pompidou*, Paris 1971–1977

hatten. Nicht nur Strickjacken und Pullover konnte man sehen, sondern auch Strickkostüme, ja Strickhosenanzüge in den unterschiedlichsten Varianten. Eine Zeitlang waren lange Strickmäntel modern, und Strickblazer ersetzten die etwas steiferen Stoffblazer. Für den Abend waren gestrickte Kleider oder Pullover aus Lurex von lässigem Schick; sie wirkten nie aufgeputzt, was man damals verachtete.

Ein ähnlich farbenfroher, improvisiert-einfacher, lässiger und bäuerlicher Eindruck wie von Gehäkeltem wird vom Patchwork erzielt, das immer mehr in Mode kam. Seine Ursprünge liegen in der Pionierzeit in den USA, wo die Siedlerfrauen aus den wenigen Stoffen und Stoffresten, die sie hatten, regelrechte Kunstwerke zauberten. Aus der Not geboren, wurde Patchwork in den 70er Jahren weltweit so modern, daß man sich nicht mehr die Mühe machte, die vielen kleinen Stoffrechtecke aneinanderzunähen, sondern sie statt dessen als fertiges Muster drucken ließ. Bodenlange und weite Patchwork-Röcke waren ein Rückgriff auf einfachere, vermeintlich bessere Zeiten und galten als sehr romantisch.

Auch Patchwork hielt Einzug in die Haute Couture: Yves Saint Laurent etwa machte üppigen Gebrauch davon in seiner Gipsy-Kollektion und kreierte sogar Patchwork-Pelzmäntel.

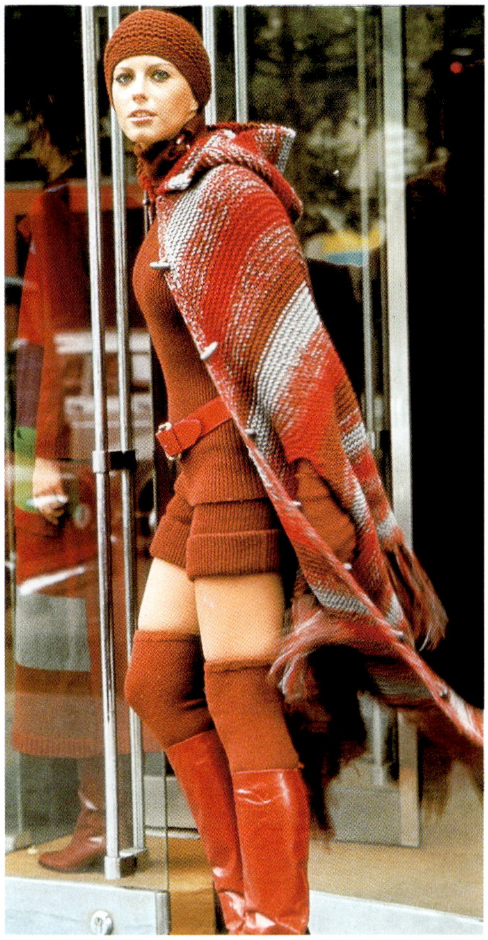

Jacqueline und Elie Jacobson (Dorothée Bis), Poncho mit Kapuze und Hot Pants aus Strickmaterial, *Elle* 1970

Fröhliche und unkomplizierte Mode war das erklärte Ziel von Jacqueline und Élie Jacobson, die Anfang der 60er Jahre in Paris die Boutique Dorothée eröffnet hatten und wenig später eine zweite unter dem Namen Dorothée Bis (frz. bis: Zugabe), den sie zu ihrem Firmennamen machten. Ihr „Look Total" bestand neben den Kleidungsstücken, die ohnehin häufig aus Strickmaterial hergestellt werden wie Strümpfen und Mützen, auch aus Hüten oder Strickhemden, die über der Hose getragen wurden. Bei diesem Ensemble sieht man enganliegende Hot Pants, die kontrastierend mit langen Strümpfen, den Overknees, und mit einem langen, gestreiften Poncho getragen wurden. Mit farblich passendem Pullover und Mütze wurde das Outfit vervollständigt. Kennzeichnend für Dorotheé Bis waren die immer wiederkehrenden und nur leicht abweichenden Farben als das verbindende Element des „Look Total". Die Firma wollte von Anfang an hochmodische und tragbare Kleidung anbieten, die für ein jugendliches Publikum erschwinglich war und sich bewußt an kurzlebigen Trends orientierte.

Nostalgie und ethnische Stile

Der Nostalgiestil boomte: Omablusen und lange Bauernröcke, Zigeunerröcke und indische Schals, Beduinengewänder und Afghanenjacken. Man liebte alles, was an die Moden des 19. und frühen 20. Jahrhunderts erinnerte, sowie Anspielungen auf bäuerliche Traditionen aus Europa und der Welt. Ein bunter Stilmix war die Folge, der keinen Stil als Ganzes, sondern nur einzelne Elemente aus allen übernahm. Auch in der Haute Couture wurde der bunte Eklektizismus fruchtbar gemacht. Und erneut ist an erster Stelle Yves Saint Laurent zu nennen, dessen farbenfrohe Kollektionen die Stilmischung nobilitierten und in den Bereich des Luxuriösen erhoben. Schlagzeilen machte etwa seine von den *Ballets Russes* inspirierte Kollektion aus dem Jahr 1976: Samt und Brokat in Gold und warmen, leuchtenden Edelsteinfarben waren zu üppigen Röcken mit Goldpaspelierung, zu Kosakenmänteln und Bojarenjacken verarbeitet, Pelzverbrämungen und Mützen, Goldtroddeln und andere Accessoires rundeten den orientalisierenden Luxus in französischer Manier ab. Dazu paßte das schwere, süße Parfum „Opium", das er 1977 lancierte.

Die einfachere Variante für Teenager mit wenig Geld war in den 70er Jahren der sogenannte indische Look: Flatterkleider aus Batistseide, Blusen mit Stickereien oder indisch inspirierten Drucken, billige, mit orientalischen Mustern bedruckte Schals und silberner Schmuck in „indischem" Stil. Alles wurde billig produziert und kam, ursprünglich über London, in alle Teile Europas. Natürlich war das meiste davon nachgeahmt, und manche Anregungen wurden auch einfach zu einem europäischen „Jugendstil" weiterentwickelt: einfach verarbeitete Pannesamtjacken mit Stickereien, in die kleine Spiegelstückchen integriert waren; „indische" Stickereien auf gewöhnlichen Baumwollblusen. Man liebte Räucherstäbchen und alles, was dem Alltag eine exotische Note gab.

Form ohne Norm

In diesen Anleihen bei früheren Epochen oder aber anderen Kulturen manifestiert sich in modischer Hinsicht eine Zeit des Übergangs. Die 70er Jahre haben keine eigenständige neue Silhouette hervorgebracht, sondern Tendenzen der 60er fortgeführt, weiterentwickelt und überführt in die Silhouette der 80er Jahre, die sich wieder deutlicher als eigenständige von den vorangegangenen Epochen abhob. Insgesamt wurde die Mode lässiger und stärker von Freizeitmoden beeinflußt.

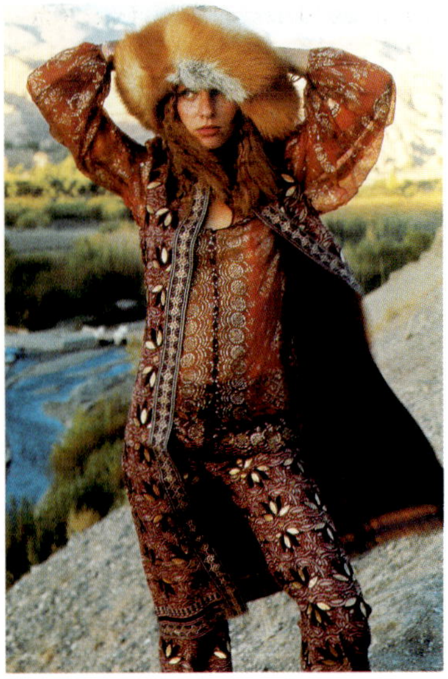

Folklore-Look, *Elle*, 1970
Indien und Pakistan waren in den 60er und 70er Jahren nicht nur beliebte Reiseziele der Hippies, auch Schmuck und Trachten dieser Länder hatten großen Einfluß auf die westliche Mode. Die lange Weste mit Hose aus bedrucktem Musselin und Bordüren an den Säumen sowie die leichte Bluse mit weiten Ärmeln vermitteln fernöstlichen Flair.

Kleiderordnungen verschwanden fast ganz. Auch im modischen Bereich gab man sich gewissermaßen antiautoritär.
Wie wichtig Lässigkeit war, zeigt ein Blick auf die Abendmode, die im Stil und in der Gesamtlinie kaum noch zu unterscheiden war von der Tagesmode, nur waren die Kleider oder Röcke oft bodenlang und die Stoffe ein wenig feiner. Erinnert man sich an die Abendmode bis zur Mitte des 20. Jahrhunderts, wird der Unterschied deutlich. Um die Jahrhundertwende gab es eigene Formen speziell für den Abend, die man am Tage niemals getragen hätte. Und auch am Abend selbst unterschied man sehr genau zwischen den verschiedenen Anlässen, für die man sich kleidete. Der Schnitt des Kleides, die Tiefe des Dekolletés, die Länge der Ärmel, wallende Schleppen und Kopfputze in den unterschiedlichsten Ausformungen, ganz abgesehen vom Prunk der Stoffe, machten ein Kleid deutlich als Theater-, Ball- oder Dinnerkleid erkennbar. Und noch in den 50er Jahren gab es für den Abend die ganz großen Roben. Diese sind in den 70er Jahren völlig verschwunden. Ein Hemdblusenkleid wird bodenlang, ein ausgestellter Rock ebenfalls, vielleicht sind beide aus etwas edlerem Stoff gearbeitet als die im Übrigen ganz ähnlichen Kleidungsstücke für den Tag, ansonsten wurden aber kaum Unterschiede gemacht. Zum Rock konnten auch am Abend nicht nur Blusen, sondern sogar neuerdings feingestrickte, vielleicht mit Goldfäden durchwirkte Pullover getragen werden.

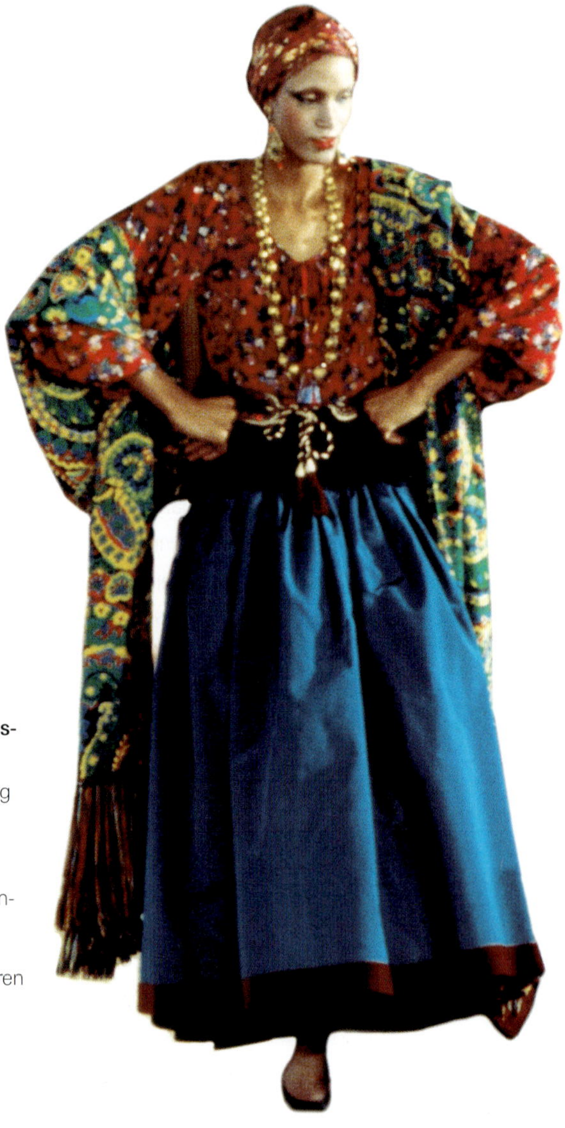

Yves Saint Laurent, „Ballet-Russes-Kollektion“, 1976/77
Mit seiner Russischen Kollektion lag Saint Laurent ganz im „Natürlichkeits“- Trend der Zeit, verlieh ihm aber eine exquisite Note. Die weit schwingenden Ärmel, der weite, angekrauste Rock und das Dreieckstuch, das auch in der Alltagsmode häufig als Jackenersatz diente, waren an bäuerlicher Tracht angelehnt. Goldstickereien und starke Farben wie Rot, Lila und Blau erinnern an die Gestaltung traditioneller osteuropäischer Kleidung.

Röcke und Kleider

Rock und Bluse wurden in den 70er Jahren zum Standardoutfit, das immer und zu jeder Gelegenheit und Tageszeit paßte und als überaus praktisch galt. Die Blusen waren zu Beginn meist einfache, enge Hemd- oder Poloblusen, im Laufe der Zeit kamen romantischere Modelle hinzu.
Die Röcke waren um 1970 so kurz wie nie, oft bedeckten sie kaum noch den Po. Prompt wurde eine Gegenbewegung eingeläutet: Die ersten halblangen Röcke – man nannte sie Midi – kamen auf den Markt. Meist handelte es sich um ausgestellte Vierbahnenröcke, also nicht mehr um die ganz gerade geschnittenen Rockformen der 60er. Gern wurden sie kombiniert mit taillenkurzen Pullovern oder Jäckchen, die zuweilen mit Kunstfell besetzt waren und Kapuzen hatten – eine besonders beliebte, aus der Sport- und Freizeitmode übernommene Kragenform bzw. Kopfbedeckung. Midi setzte sich zunächst nicht durch, weil die Frauen auf den kurzen Geschmack gekommen waren und ihn als jugendlicher als die aufgrund ihres Schnitts ziemlich steif wirkenden, halblangen Röcke empfanden. Schon eher wurden bodenlange Mäntel akzeptiert – der Kontrast zwischen einem Minirock und einem Maximantel galt als besonders gelungen. Ein Kompromiß waren Röcke mit Knopfleisten, die man so weit offenstehen lassen konnte, wie man wollte, so daß sie sowohl züchtig kniebedeckend als auch provokant kurz wirken konnten.
Um 1975 waren die ganz kurzen Röcke jedoch nicht mehr modisch; es hatten sich die knieumspielenden Glocken- oder Faltenröcke als Standardform durchgesetzt, die im Vergleich zu den vorangegangenen Formen durchaus korrekt und, zumindest aus heutiger Perspektive, etwas brav und bieder wirkten. Sie waren aus Jersey, Tweed oder karierten Wollstoffen gearbeitet, wurden mit kurzen Strickjäckchen, Pullovern oder Blusen, eventuell mit einem Pullunder darüber, kombiniert. Später kamen angekrauste Röcke und solche mit eingelegten, aber ungebügelten Falten, manchmal mit einem Sattel, hinzu.

Bei den Teenagern – sofern sie überhaupt Röcke und nicht nur Jeans trugen – setzten sich um diese Zeit die bodenlangen Röcke durch: tellerrund oder aus vier Bahnen weit ausgestellt, später dann auch aus mehreren aneinandergenähten, eingekrausten Stufen, die nach unten immer weiter wurden. Die Röcke waren bevorzugt mit Blumen- oder Patchworkmustern bedruckt und manchmal mit Spitze besetzt. Man trug sie nicht selten barfuß, auch in der Stadt, dazu eine romantische Bluse, ein Umschlagtuch und wehendes langes, glattes Haar – dieser Look entsprach dem nostalgischen Trend.

Erst gegen Mitte des Jahrzehnts pendelten sich die Kleiderlängen bei modebewußten Frauen aller Altersstufen schließlich auf eine eben kniebedeckende Länge ein, erhielten aber auch eine andere, nämlich glockige Form.

Die Entwicklung der Kleider ist derjenigen der Röcke vergleichbar. Die Teenager trugen sie gern bodenlang, die Frauen knieumspielend. Besonders beliebt waren Hemdblusenkleider mit Gürteln, die zur Grundgarderobe gehörten. Mitte des Jahrzehnts wurden sie zunehmend von Jerseykleidern verdrängt. Das weiche Material engte nicht ein, war pflegeleicht und konnte in weichfallenden, leicht angekrausten Schnitten verarbeitet werden, die man als praktisch und kleidsam empfand. Bald wurden nicht nur die Röcke, sondern auch die Oberteile angekraust oder plissiert und an Passen angesetzt. Da sie ebenso wie Jacken und andere Kleidungsstücke oft nicht gefüttert waren, wirkte ihr Fall dennoch weich: Man schätzte den lässigen Eindruck und das sanfte Gefühl auf dem Körper. Dem kamen auch Materialien wie Pannesamt oder weiche Polyesterfasern entgegen, deren Tragekomfort schon lange nicht mehr mit den steifen Perlonkleidern und Nylonhemden der 50er Jahre zu vergleichen war.

Manche Sommerkleider wurden gewickelt, sie waren ärmellos oder hatten Flügel- oder Trompetenärmel. Überhaupt zeigte man immer mehr Haut und trug nun auch tagsüber schulterfreie Kleider, zuweilen mit Halterneck, oder auch schulterfreie T-Shirts, einfache elastische Stoffröhren.

Blusen und Jacken

Hemdblusen und Poloblusen waren die üblichen Oberteilformen, die später im Jahrzehnt durch T-Shirts und romantische Omablusen ergänzt wurden. Letztere orientierten sich recht frei an den Blusen der Jahrhundertwende. Sie waren hochgeschlossen, hatten in der Regel eine Passe, die zuweilen durch Rüschen extra abgesetzt war, und

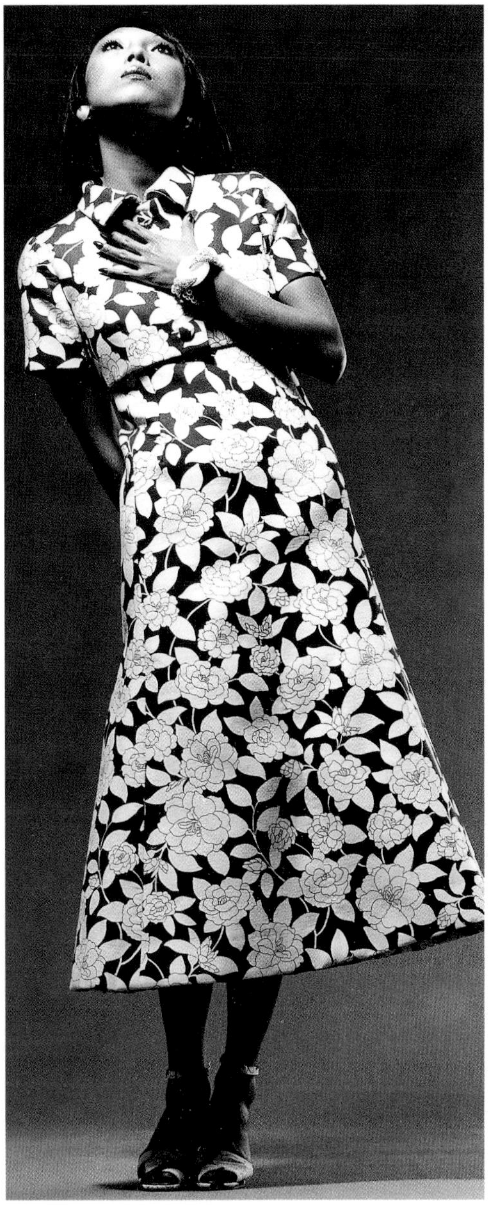

Hubert de Givenchy, Abendkleid mit Bolero, 1972

Dieses rotweiß bedruckte Abendkleid aus Baumwolle zeigt die neue Länge „Midi", die als idealer Kompromiß zwischen Mini und Maxi galt. Die schlichte Linie des ausgestellten Kleides wird durch den sehr kurz geschnittenen Bolero mit kurzen Ärmeln aus demselben Stoff mit der für Givenchy charakteristischen formvollendeten und edlen Note aufgewertet. Seit 1968 kreierte der Couturier jugendliche Modelle für seine Boutique „Givenchy Nouvelle Boutique", zu der die von ihm bevorzugten, extravaganten Dessins besonders gut paßten.

einen Stehkragen aus dem Blusenstoff oder aus Spitze. Die Ärmel wurden oft angekraust eingesetzt, im Extremfall wurden sie zu richtigen Hammelkeulenärmeln, waren lang oder halblang und endeten entweder in einer breiten Manschette oder, je nach der Gesamtform der Bluse, in einer tellerrunden kleinen Glocke. Eine weniger extreme, eher klassische und elegante Blusenform wurde besonders gern zu Kostümen getragen: weichfallend, hochgeschlossen und mit einer Schleife gebunden.

Auch Blusen wurden gewickelt und hatten wehende Flügelärmel. Grobe Malerkittel konnten bestickt sein und zu Hosen wie Röcken kombiniert werden. Dazu trug man Holzclogs.

Taillenkurze Blousonjäckchen in bunten Farben, manchmal im Holzfällerkaro, aus Plüsch und Zottelwebpelz, groben Wollstoffen oder auch Jersey, schienen universell einsetzbar. Am Abend konnte derselbe Schnitt aus eleganteren, manchmal glänzenden Stoffen getragen werden.

Mailand macht Paris Konkurrenz

ITALIENISCHE MODEDESIGNER

Für den internationalen Erfolg italienischer Mode bürgten in den 50er und 60er Jahren vor allem Namen wie Ferramago, Pucci, Sorelle Fontana, Schuberth und Gucci. Heute heißen die italienischen Modedesigner, deren Stern weit und schon lange über die Grenzen Italiens leuchtet, Versace, Armani, Prada – und wiederum Gucci.

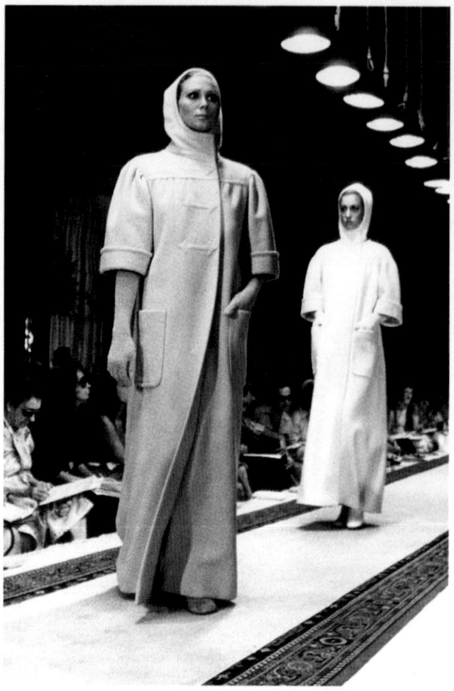

Fontana, Präsentation im Palazzo Pitti, 1973

Alta Moda im Palazzo Pitti

Die eigentliche Erfolgsgeschichte der italienischen Haute Couture begann nach dem Zweiten Weltkrieg in Rom. Die Stadt mit ihrer weltoffenen Atmosphäre konnte sich vor Touristen kaum retten; amerikanische Filmindustrie und Mode machten sie zum Zentrum einer frenetischen Geschäftstätigkeit. Die Nachfrage nach Qualitätsprodukten wuchs. Schuhe von Salvatore Ferragamo und Lederwaren von Gucci kamen in Mode und wurden international der Inbegriff italienischer Eleganz. Fotos von Künstlern, Filmstars und italienischen Couturiers gingen um die Welt.

1951 wurde Florenz zum Schauplatz einer ersten Modenschau, die der Marchese Gian Battista Giorgini in seinem Haus organisierte. Giorgini hatte die Pioniere des „Made in - Italy" eingeladen, um vor ausgewähltem Publikum, das aus ausländischen Kunden und Journalisten der wichtigsten Zeitungen bestand, ihre Kollektionen vorzuführen. Alle großen italienischen Modehäuser mit internationalem Namen waren vertreten. Der Erfolg der Veranstaltung war so groß, daß sie in den Weißen Saal des Palazzo Pitti umzog und von da an regelmäßig dort stattfand – in Abstimmung auf den Pariser Veranstaltungskalender. Sie wurde zum Sprungbrett für eine neue Generation von Modeschöpfern: In den 50er Jahren waren dort unter anderem die Kollektionen von Emilio Pucci – dem Mann, der uns die Capri-Hose bescherte – zu sehen, 1964 zeigten Krizia, 1966 Missoni ihre Prêt-à-porter-Kollektionen dort.

In den 70er Jahren mußten viele alteingesessene Ateliers in Italien die Pforten schließen: Ihre konzeptionell zwar interessanten Kreationen lagen nicht im Trend und fanden vor allem bei jungen Leuten keinen Anklang mehr. Die Ölkrise tat ein übriges und zwang die Italiener, ihre Ausgaben in großem Maße einzuschränken.

Auf internationaler Ebene setzte sich in dieser Zeit Valentino durch, dessen luxuriöser und elegant-opulenter Stil vor allem bei der amerikanischen Kundschaft Anklang fand.

Verschiedene Modehäuser entdeckten in den 70er Jahren jedoch auch eine neue Finanzquelle für sich: die Industrie des Prêt-à-porter, die die Zweitkollektionen produzierte. Die Vermarktung von Parfums, Brillen, Lederwaren, Textilien, Haushaltsgegenständen usw. unter eigenem Namen verhalf ebenfalls einigen der inzwischen wirtschaftlich maroden Häuser wieder zu neuem Schwung.

Mailand und die Trendsetter der 80er Jahre

Der Erfolg der italienischen Designermode in den 80er Jahren ist vor allem auf geschickte Marketingstrategien zurückzuführen. Insbesondere ein Mann ist dafür verantwortlich, daß sich das traditionsreiche Industriezentrum Mailand Ende der 70er Jahre gegen Rom und Florenz durchsetzen konnte: Beppe Modenese. Der Mailänder Geschäftsmann organisierte 1979 mit einem feinen Gespür dafür, die Welt der Designer mit der Textilindustrie zusammenzubringen, die erste Modenschau auf dem Messegelände in Mailand. Nach dieser erfolgreichen Generalprobe mit über 40 Designern aus In- und Ausland etablierten sich in Mailand nach und nach bedeutende Veranstaltungen der internationalen Modeszene – eine bessere Werbung für die italienischen Modeschöpfer war kaum vorstellbar.

Die 80er Jahre waren das Jahrzehnt der großen Kontraste: eine Scheinwelt des Überflüssigen, gleichzeitig aber auch eine Arena für vielfältige Produktneuheiten und kreative Tendenzen. Wesentlichen Anteil am Erfolg der italienischen Designermode in dieser Dekade hatte Giorgio Armani. Er kreierte aus Stoffen im Edelknitter-Look einen Stil, der durch Einfachheit besticht – und der die Unterschiede zwischen männlich und weiblich verwischt: Die Armani-Frau übernimmt einige bisher rein männliche Kleidungsstücke wie den Blazer, während bei den Herren Farbpalette und Schnitte erweitert werden. Aus der Herren-Freizeitmode sind die Pullover mit dem typischen Adler-Emblem, die lässig geschnittenen Lederjacken und Jeans gar nicht mehr wegzudenken. Das besondere Markenzeichen des Armani-Designs ist der klassische Anzug, der Herren- wie Damenmode gleichermaßen geprägt hat.

Zu den großen Erfolgsgeschichten des italienischen Modedesigns gehört auch die Karriere des Ehepaares Rosita und Ottavio Missoni. Sie schafften es, der Strickwarenmode ihr konservatives Image zu nehmen und sie zu einer Art Kunststil zu erheben: Einige ihrer Dessins wurden bereits im Metropolitan Museum of Art in New York ausgestellt. Missoni-Muster sind immer unverkennbar, auch wenn der Schnitt und die Farben der Kollektionen mit der Mode gehen. Die einzelnen Farben von Missoni werden aus einer Vielzahl von Farbgängen gewonnen, und die aufregenden Wellenmuster, Zickzacks und Geraden, die von afrikanischen Kulturen und der Op-Art inspiriert sind, entstehen wiederum

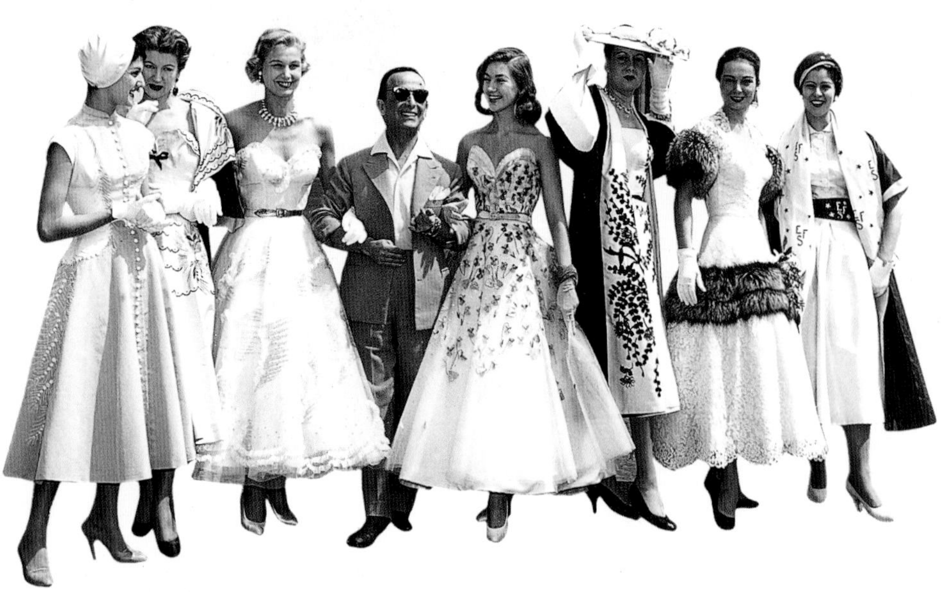

Emilio Schuberth mit Mannequins in Modellen von 1954

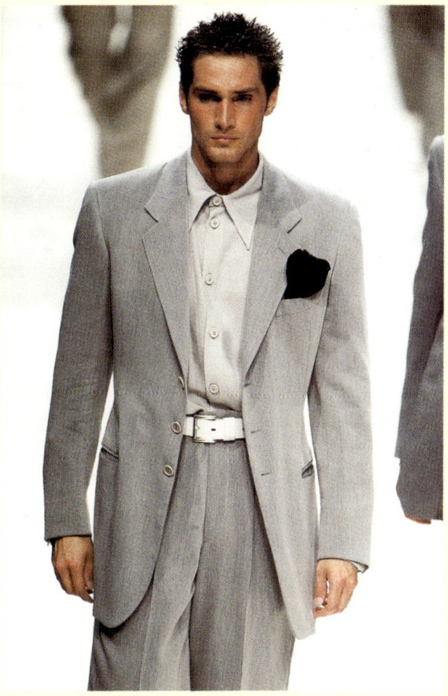

Giorgio Armani, Sommeranzug 1996

aus einer komplizierten Komposition von mehreren unterschiedlich eingefärbten Garnen.

Als Gianfranco Ferré 1989 zum künstlerischen Leiter des Hauses Dior berufen wurde, empfand das vor allem die französische Modeszene als Skandal – ein Italiener als Designer bei Dior! Allen kritischen Stimmen zum Trotz konnte er jedoch beweisen, daß sich die nüchterne Funktionalität, die schlichte Eleganz seines Stils durchaus mit den luxuriösen Tendenzen bei Dior zu einer gelungenen Synthese verbinden ließ. Ferré, der ursprünglich von der Architektur kam, führte 1978 sein eigenes Label ein und startete mit einer international beachteten Moda-Pronta-Kollektion. 1986 machte er schließlich auch der Haute Couture Avancen – damit war sein Weg nach Paris geebnet, wo er bis 1996 blieb.

Die internationale Modewelt verlor durch den Tod von Gianni Versace im Juli 1997 einen überaus kreativen Schöpfer. Versace lernte das Schneiderhandwerk im Atelier seiner Mutter. 1978 gründete er sein eigenes Unternehmen und wurde in den 80er Jahren zu einem der ganz Großen in der internationalen Modeszene. Die Besonderheit seines Stils zeigt sich in der freien Kombination unterschiedlicher Kunstepochen mit ihren Mustern, Farben und Formen – von der Antike über die Renaissance, den Barock bis hin zum Futurismus. Stoff ist für ihn das Material, um den Körper zu formen, ihn so zu gestalten, daß seine pulsierende Lebendigkeit zum Vorschein kommt. Neben den extravaganten, an Farben und Mustern reichen Modellen gibt es bei Versace aber auch eine eher puristisch reduzierte Linie, die sich etwa in seinen eleganten und zeitlos gestalteten, oft ganz in schwarz gehaltenen Abendroben zeigt. Was die diversen Stile der Firma Versace gleichermaßen prägt, ist die inszenierte Erotik der Modelle – die sowohl für die Damen- wie auch die Herrenmode gilt.

Eine weitere italienische Modegröße ist mit dem Namen des Popstars Madonna verbunden. Madonna trug während ihrer Konzerttournee 1993 Dolce & Gabbana, deren blutjunge Designer auf Secondhand setzten und dadurch ihren Kollektionen ein nostalgisches Flair verliehen. Domenico Dolce, der vom Schneiderhandwerk kommt, und der Grafiker Stefano Gabbana präsentierten 1986 in Mailand ihre erste „Schlampen-Chic"-Kollektion. Es ist nicht weiter verwunderlich, daß ein Frauentyp wie Madonna sich von der Mode von Dolce & Gabbana begeistern ließ: Beide Designer schwärmen schließlich von der erotischen Ausstrahlung solcher Vollblutfrauen. Genau für sie entwarfen sie ihre Kollektionen aus mit Straß und Perlen besetzten Korsetts, den schwarzen Strümpfen und der als Oberbekleidung getragenen Spitzenunterwäsche. In ihrer Kleidung hat die Verbindung von Erotik und Glamour einen zentralen Stellenwert und bewegt sich zwischen Fetisch und edler Sinnlichkeit.

Die großen Revivals: Gucci und Prada

Zu den großen modischen Phänomenen der 90er in Italien gehören zwei traditionsreiche Modehäuser: Gucci und Prada. Gucci, das 1994 mit Unterstützung des amerikanischen Designers Tom Ford wie Phönix aus der Asche stieg, war bis zum Beginn des Jahrzehnts vor allem wegen der vielfältigen Accessoires bekannt: Gucci-Lederwaren, Gucci-Mokassins, -Seidentücher, -Krawatten, -Brillen. Tom Ford schaffte es, binnen weniger Jahre den Gewinn der Edelmarke erheblich zu steigern. Seine Renaissance der 50er Jahre – vorwiegend aus High-Tech-Materialien –, die er nicht als bloße Kopie verstand, sondern vielmehr als Reinterpretation einer Moderichtung im Geist der coolen 90er, fand selbst in der billigsten Massenmode großen Anklang. Im Frühjahr 1999 besann sich der Designer auf die Traditionen des Hauses Gucci – er präsentierte Leder, allerdings recht unkonventionell für die Edelmarke: bäuerliche Dirndl mit provozierendem Ledertop und darüber einen Pelzmantel.

Auch Prada war zunächst eine traditionelle Lederwarenmarke, bis Miuccia Prada, die Nichte von Mario Prada, der das Unternehmen 1913 gegründet hatte, Ende der 70er Jahre mit in das Geschäft einstieg. Nach erfolgreichen Rucksack- und Taschendesigns wagte sie sich 1985 an ihre erste Prêt-à-porter-Kollektion. Erst 1995 kam für sie jedoch der große Durchbruch. Die Inspiration für ihre Modelle holte sie sich zunächst bei den Plastiktischdecken- oder Vorhangmustern der Wirtschaftswunderzeit – und hat damit vor allem bei der jüngeren weiblichen Generation großen Erfolg. Internationale Furore hat das Haus Prada im Herbst 1999 durch seine finanzielle Beteiligung am Unternehmen der deutschen Modedesignerin Jil Sander gemacht. Prada scheint verstanden zu haben: Wer ganz oben mitspielen will, muß groß sein.

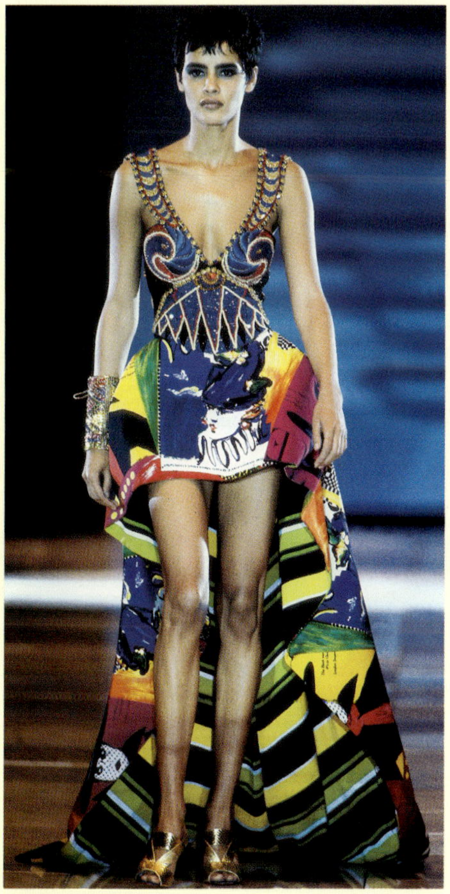

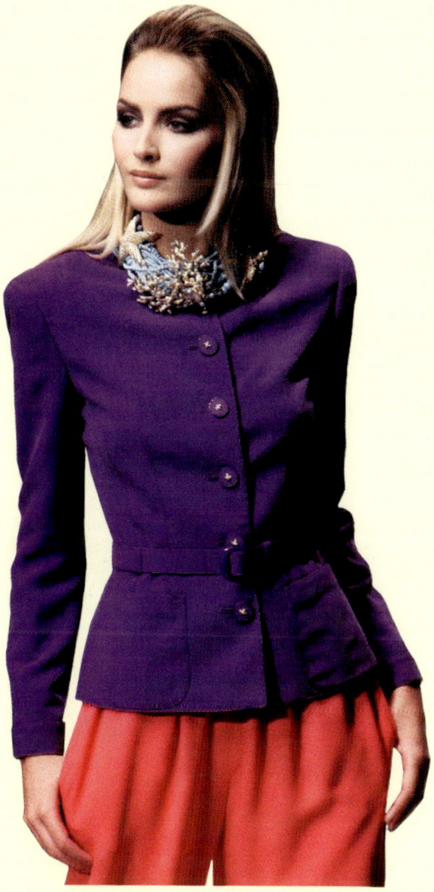

links: Gianni Versace, Frühjahr/Sommer 1991
rechts: Valentino, Herbst/Winter 1998/99

Sonia Rykiel, Winterkollektion 1976

Sonia Rykiel wird in Paris Königin des Stricks genannt. Ihr ist es wesentlich zu verdanken, daß legere, elegante Strickmode über die sportliche Mode hinaus zu Ansehen gelangte und heute gleichberechtigt neben gewebten Stoffen steht. Ihre Philosophie ist dabei ebenso einfach wie in der Modebranche revolutionär: Anstatt von der typischen Kurzlebigkeit der aktuellen Trends auszugehen, entwirft sie ihre avantgardistischen Modelle stets zueinander passend in harmonischen Farben aus Strickmaterial. Dadurch werden viele ihrer Modelle auch aus älteren Kollektionen miteinander kombinierbar. Ähnlich wie dieser Anzug in einem weichen, elfenbeinfarbenen Material lassen sich viele ihrer Stücke zu unterschiedlichen Anlässen neu zusammenstellen. Durch die Wahl der Accessoires scheinbar verwandelt, kann er tagsüber, etwa im Büro, oder auch als eleganter Abendanzug getragen werden.

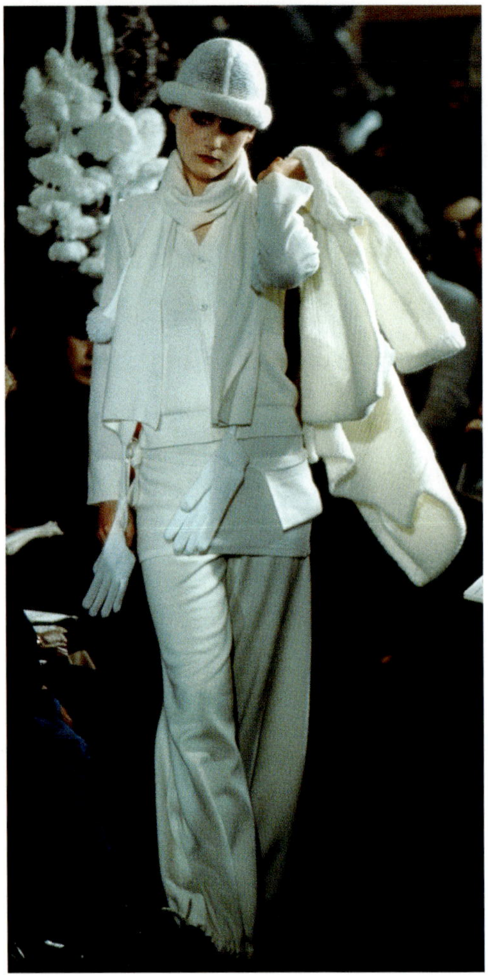

Strickjacken sah man immer und überall, elegant oder sportlich, meist gegürtet, zur Hose oder als Ersatz für die Kostümjacke zum Rock, zuweilen mit Kapuzen oder anderen ausgefallenen Kragenlösungen, die die biedere Strickjacke von einst vergessen ließen. Blazer waren bevorzugt aus Cordsamt oder aus kariertem Stoff: Trevira im Sommer, Wollmischungen im Winter.

Afghanenjacken und -mäntel wurden von der Gammler-Antimode übernommen und galten bald als sehr modisch-progressiv. Sie waren aus Wildleder, meist eng tailliert, oft bestickt und mit einem zotteligen Pelzfutter und Pelzbesatz an Ärmeln und Kragen. Als Absage an die Mode generell wurden Parkas, die man zu Jeans trug, angesehen. Die knielangen, dick gepolsterten Jacken in Tarnfarbe waren höchst strapazierfähig und durch die unzähligen Taschen von Funktionalität geprägt, vor allem aber waren sie als Ausdruck des Protests gegen das Militär populär geworden.

Hosen

In den 70er Jahren wurden Hosenanzüge für Frauen endgültig gesellschaftsfähig. Die Anzüge, die tagsüber getragen wurden, waren aus Cordsamt, Tweed, Samt oder auch aus Strickmaterial gearbeitet, während für den Abend häufig Georgette oder Seidenfasern verwendet wurden. Bahnbrechend war auch hier wieder Yves Saint Laurent mit seinen Smokinganzügen für Frauen, die heute aus keiner seiner Kollektionen mehr wegzudenken sind.

Hosen, die glatt auf der Hüfte saßen, mit weit ausgestellten, oft hochgeschlagenen Beinen, verliehen Frauen wie Männern eine schlanke bis schlaksige Figur und wurden später für viele zum Inbegriff der 70er-Jahre-Mode. Gegen Ende des Jahrzehnts wurden die sogenannten Bellbottoms verdrängt durch schmalere Hosenbeine, die aber oben durch bequeme Bundfalten ausgeglichen wurden – die Form der 80er Jahre kündigte sich an. Die Jeans war längst zum Modeartikel geworden, der sich in seinem Schnitt dem jeweils gängigen Trend anpaßte. Der feste Stoff war nun so verbreitet, daß allmählich sämtliche Bestandteile der Garderobe aus Jeans zu haben waren, und vom Stoffschuh über die Schirmmütze bis hin zur Schultertasche wurden auch Accessoires aus dem unverwüstlichen Material hergestellt.

Anfang der 70er Jahre waren Hot Pants der Renner bei ganz jungen und schlanken Frauen, kurze und hautenge Shorts – das biedere Freizeitkleidung suggerierende Wort „Shorts" wurde für dieses modische, knappe Kleidungsstück allerdings als Beleidigung empfunden. Hot Pants waren keineswegs auf den Sommer beschränkt, sondern wurden, aus warmen Wollstoffen gefertigt und mit Wollstrumpfhosen kombiniert, gerade auch im Winter getragen. Entsprechende Varianten aus edleren Stoffen gab es für den Abend. Besonders modebewußt war die Kombination der Hot Pants oder auch des Minirocks mit bisweilen extrem langschaftigen Knautschlackstiefeln – ein Element, das in der Mode der 90er Jahre wieder aufgegriffen werden sollte.

Accessoires

Die knalligen Farben der 60er Jahre – schrilles Grün, Gelb, Orange – blieben noch eine ganze Weile in Variationen modern. Nach und nach wurden sie verdrängt durch dunklere, dumpfere Töne. Braun, oft noch kombiniert mit Orange und Moosgrün, beherrschte in sämtlichen nur denkbaren Schattierungen ganze Kollektionen und sogar die Inneneinrichtungen: braune, orange und grüne Möbel und Dekorationsstoffe zierten die Heime, Badezimmerkacheln, Fußböden und Eßgeschirr waren in entsprechenden Farben großflächig gemustert. Aubergine war eine Saison lang hochaktuell, und Mitte des Jahrzehnts wurden alle Varianten von Lila modern. Ton in Ton

kam auf: Jacke und Rock, Bluse, Schuhe und Handtasche wurden bevorzugt in derselben Farbe oder zumindest derselben Schattierung getragen.
Noch Anfang der 70er Jahre galten Plateausohlen, ganz gleich ob an Sandalen oder Stiefeln, als unschlagbar schick. Die Schuhformen waren breit und tendenziell eckig und hatten klobige Absätze. Viel verwendet wurde Knautschlackleder in allen möglichen Färbungen, aber besonders in Weiß. Im Laufe des Jahrzehnts wurden die Schuhe zusehends schmaler, die Plateausohlen verschwanden, die Absätze wurden etwas schlanker und höher. Der Spangenschuh mit Mittelriemchen machte dem Pumps Konkurrenz; Stiefel blieben modern und waren im Winter zu Glockenröcken ein modisches Muß. Hölzerne Clogs wurden gern zu hochgekrempelten Hosen, besonders Cordjeans oder Jeans, getragen. Aber auch in Kombination mit Röcken waren sie passend.
Strumpfhosen hatten – anders als in den 60er Jahren – meist dezente Muster und Farben und wurden passend zum Kleid ausgewählt.
Brillen wurden erstmals zum modischen Accessoire, dessen man sich nicht mehr schämte wie noch in den 50er und 60er Jahren. Es gab nun eine größere Auswahl an Formen, und auch die Farben der Gestelle waren modischer geworden: weiß, rosa und hellblau waren zu sehen, nicht mehr nur schwarz und braun wie früher. Sogar bunt eingefärbte Gläser kamen auf den Markt, die – vor allem in Rosa oder Gelb – der Trägerin oder dem Träger ein besonders schrilles Aussehen verliehen. Grundsätzlich fielen die Gestelle und Gläser sehr groß aus, je größer, desto schicker, und bedeckten oft fast die Hälfte des Gesichts.
Die Männer trugen in den 70er Jahren die Haare noch immer recht lang; sie standen ihnen über die Hemdkragen und sahen oft ungepflegt aus. Deswegen boten sogar Frauenzeitschriften Tips für den gepflegten Mann an und machten Frisurenvorschläge für ihn, die natürlich nur über seine Frau oder Freundin, die Leserin der Zeitschrift, an ihn weitergegeben werden konnten. Anfang des Jahrzehnts waren lange und breite Koteletten sehr schick.
Auch die Frauen trugen ihre Haare wieder etwas länger: lang und glatt und vorzugsweise blond war der aktuelle Stil der Teenager und derjenigen, die sich ganz jung geben wollten. Etwas eleganter und erwachsener waren halblange Haare in allen Varianten: als Pagenschnitt, glatt oder nach außen gelockt, oder auch als Rundschnitt, der angeblich vorteilhaft war für breite Gesichter. Die Fönfrisur oder luftgetrocknete Frisur hatte sich durchgesetzt; Lockenwickler galten als spießig. In keinem Fall wollte man aufgedonnert aussehen: Natürlichkeit war Trumpf. Auch Dauerwellen sollten möglichst natürlich wirken: Daher trug man sie luftgetrocknet als Afrolook. Obwohl die Frauen auf den meisten Fotos der Zeit aus heutiger Sicht erheblich „frisierter" und viel „künstlicher" wirken, als sie sich wohl selbst vorkamen, ist im Vergleich zu den 60ern durchaus ein Trend zu mehr Natür-

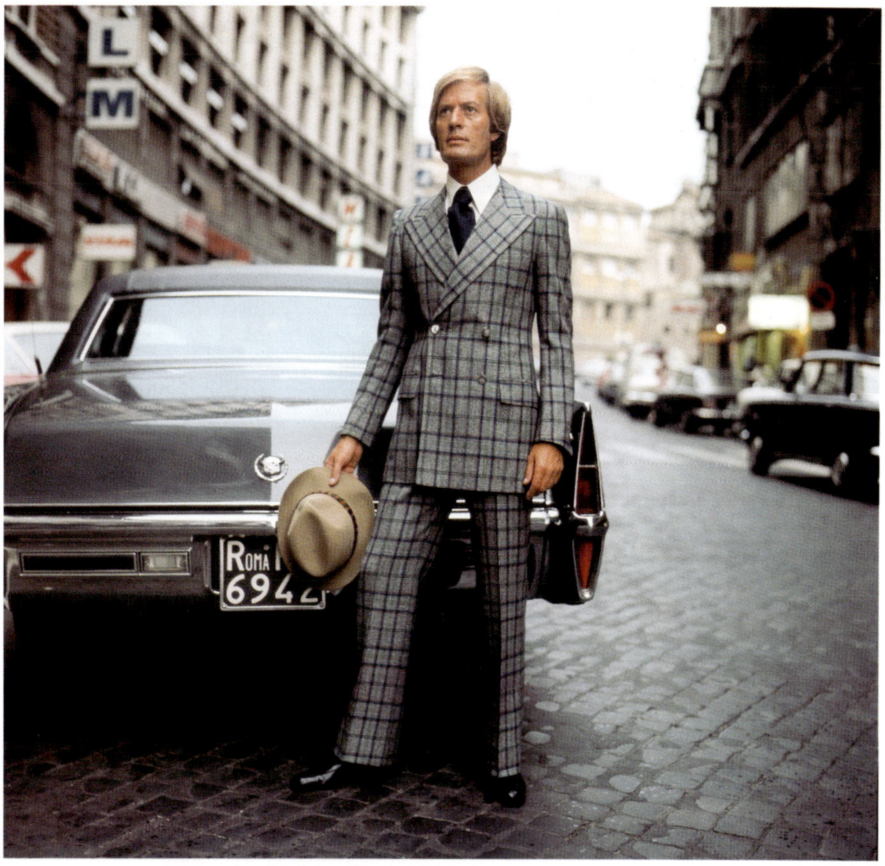

Brioni, Herrenanzug, 1978

Gaetano Savini Brioni gehört seit 1944 zur Riege der Couturiers und war immer um eine Verbindung von klassischer Eleganz mit modischen Tendenzen bemüht. Der stilecht römische Doppelreiher ist durch die Länge des Jacketts mit breitem Revers und das auffällige Karo als aktuelle 70er-Jahre-Kreation zu erkennen. Hüte waren fast vollständig aus der Alltagskleidung verschwunden, gehörten aber immer noch zur Garderobe des perfekt gekleideten Herrn.

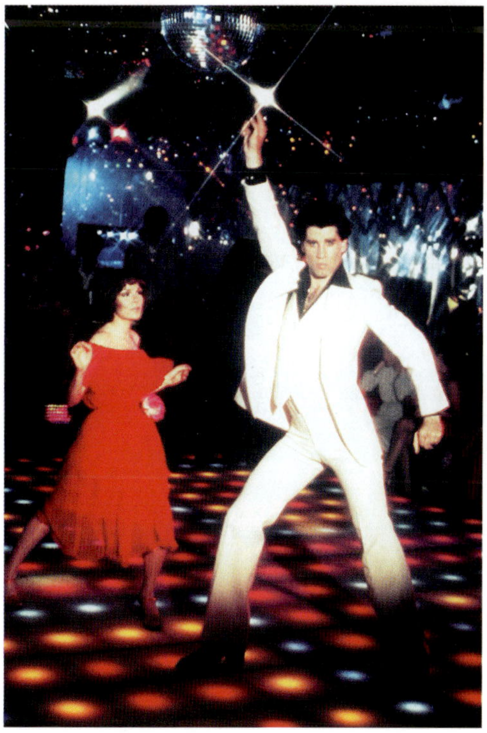

John Travolta in *Saturday Night Fever*, 1978

In dieser Pose wurde John Travolta zum Inbegriff der Discowelle – mit elegantem Ausfallschrit, zu den Sternen des Discohimmels greifend und im weißen Stretchanzug von Norma Kamali tanzt er mit Karen Lynn Gorney im Flatterkleid zu der Musik der Bee Gees. Das Doppelalbum der englischen Band verkaufte sich über 40 Millionen Mal und begleitete den Boom der eng geschnittenen Anzüge mit breiten Revers über langen Hemdkragen und Schlaghosen, die locker die hochhackigen Stiefeletten umspielen. Im Zuge des 70er-Revivals brachte der Filmproduzent Robert Stigwood 1998 erfolgreich das gleichnamige Musical auf die Bühne.

lichkeit abzulesen. Der Wandel des Schönheitsideals manifestiert sich auch am Wechsel der Model-Vorbilder: An die Stelle der kindlich-mageren Twiggy tritt Lauren Hutton, die mit charmanten „Schönheitsfehlern" wie einer Lücke zwischen den Schneidezähnen den neuen, natürlicheren Frauentyp verkörpert.

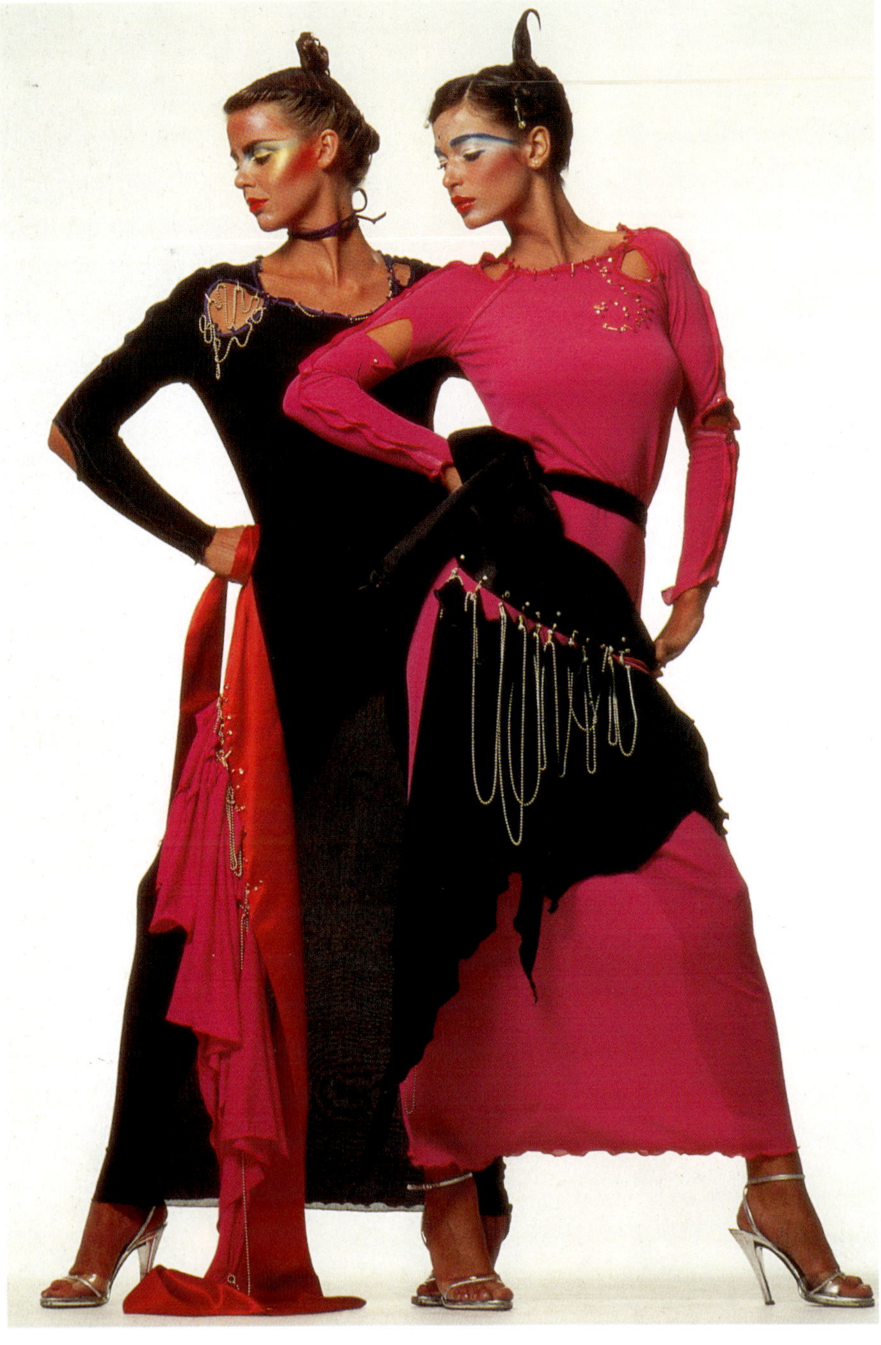

Zandra Rhodes, „Conceptual-Chic-Kollektion", 1977

Rhodes' Jerseykleider sind deutlich vom Punk inspiriert, den sie jedoch modisch und elegant überhöhen: Statt Fetzen mit Sicherheitsnadeln zusammenzuhalten, werden hier Riß und Nadel zum schmückenden Stilmittel; die Löcher wirken fast wie flämische Spitzenarbeit. Sie erlauben den Blick auf die Schulterpartie und sind mit Perlenstickerei betont. Auch der sorgfältig drapierte Stoff zeigt Rhodes' spielerischen Umgang mit Punk.

Zu den gehäkelten Umschlagtüchern aus dicker oder dünner Wolle gesellten sich feine Kunstfasergewebe, die aussahen wie Häkelmuster, aber seidig glänzten und besonders fein wirkten. Modische, aber auch alternativ eingestellte Frauen und Männer in den 70er Jahren trugen unbedingt einen endlos langen Schal, eng um den Hals gewickelt, während die meist durch Fransen noch verlängerten Enden bis zum Knie hingen. Bunt gestreift, gestrickt oder gehäkelt, aus bedruckter Seide oder Baumwolle, war er für das modische Outfit unverzichtbar.

Schmuck für die Jugend war in den 70er Jahren indisch inspirierter Modeschmuck aus Boutiquen: Silberringe, vor allem aber silberne oder bunte Ketten und Armbänder. Die Älteren trugen klassisch-zeitlose Stücke oder aber modernes Design à la Lapponia, jener finnischen Schmuckfirma, die sich organische Formen zum Vorbild nahm, die sie mit geometrischen Formen verband.

Separates

Das Modethema der Zeit sind Separates, eine Garderobe aus farblich und im Material aufeinander abgestimmten Stücken – Röcken, Blusen, Jacken, Hosen, Pullovern –, die sich vielfältig kombinieren lassen. Sie machten es leichter, zu jeder Gelegenheit gut angezogen zu sein, denn man brauchte oft nur ein Stück auszuwechseln und die passend dazu entworfenen Accessoires auszuwählen, um sich verschiedenen Anlässen anzupassen.

Haute Couture

Die 70er Jahre sind kein ausgesprochenes Haute-Couture-Jahrzehnt: Es gab viele kurzlebige Trends, die Idee von modischer Kleidung und ihrer Bedeutung wurde aus den verschiedensten Richtungen hinterfragt und „untergraben". Manche der etablierten Modehäuser rückten etwas in den Hintergrund, und es gab eine Reihe von Newcomern, die sich in den 70er Jahren mit Prêt-à-porter einen Namen machten, wie etwa Giorgio Armani, Kenzo, Karl Lagerfeld oder Jean Charles de Castelbajac.

Jean Muirs luxuriöse Jersey- und Wildlederkollektionen entsprechen jenem weichen Stil der 70er Jahre, der in allen Varianten als immer angemessen und bequem galt. Sie sagt von sich selbst, ihre Ballettausbildung habe sie den Sinn für den menschlichen Körper in Bewegung gelehrt, und diesen versuche sie in ihrer Mode zum Ausdruck zu bringen. Durch ausgefeilte Schnittechnik erzeugt sie weiche, fließende und doch immer klare und disziplinierte Formen: Kleider, Tuniken, Hosenanzüge, Coordinates.

Zandra Rhodes' Luxus ist von ganz anderer Art als der von Jean Muir oder Yves Saint Laurent. Ihre Mode kann als höchst veredelte und noch einmal romantisierte Variante des Ethno-Looks verstanden werden. Die 1940 geborene Textildesignerin fand niemanden, der ihre kühn bedruckten Stoffe in adäquate Gewänder umsetzte, und so begann sie, selbst ihre „Schmetterlingskleider" zu entwerfen, die Stoff und Schnitt zu einer Einheit verschmelzen. Feinste Chiffons und Musseline wurden zu weiten, mehrstufigen Röcken oder Kleidern mit hochangesetzten Taillen und weiten Ärmeln verarbeitet. Alles wirkte zart und durchscheinend. Ihre Inspiration bezog Rhodes aus ethnischen Kleidern indianischen, japanischen oder mexikanischen Ursprungs oder aus der europäischen Modegeschichte. So entwarf sie Stoffe, die die Schlitze der elisabethanischen Roben interpretierten, und andere, die die Rüschen des 19. Jahrhunderts in moderne Formen umsetzten. Mit ihrer Kollektion „Conceptual Chic" von 1977 wurde sie als Hohepriesterin des Punk berühmt, wenngleich sie selbst sagt, was sie damals gemacht habe, sei nicht wirklich Punk gewesen. Anders als Vivienne Westwoods Arbeiten aus dieser Zeit spielen Rhodes' Entwürfe nur mit der Idee des Punk. So arbeitete sie Löcher und Risse in die Gewänder ein, umnähte sie aber so edel mit feinen Perlen oder hielt sie mit Edelsteinnadeln statt mit Sicherheitsnadeln zusammen, daß der Gesamteindruck der häufig farbenprächtigen Kreationen nicht bedrohlich, sondern experimentell und nach wie vor ein wenig romantisch war – sie verleugnete auch hier ihre persönliche Handschrift nicht. Zandra Rhodes inszeniert sich seit den 70er Jahren als exzentrische Persönlichkeit. Grün oder rosa gefärbte und bis ins kleinste durchgestylte Haare, ein kunstvolles, sehr auffälliges Make-up und Körperbemalungen, die an feine Tätowierungen erinnern, waren schon in den 70er Jahren ihr Markenzeichen und stellen in ihren Augen eine Vorwegnahme von Punk dar.

Punk

Das, was Punk wirklich war, erkennt man an den Entwürfen von Vivienne Westwood aus jenen Jahren. Sie lehnt Zandra Rhodes' kommerzialisierte und „verkitschte" Punk-Version ab und sagt heute, Punk sei nie wirklich eine Bewegung von der Straße, sondern von Anfang an ein Mode-Event gewesen, an dessen Zustandekommen sie zusammen mit ihrem damaligen Lebensgefährten Malcolm MacLaren von den Sex Pistols maßgeblich beteiligt war. Sie sei der Punkbewegung überdrüssig geworden, als sie bemerkte, wie sehr diese revolutionäre Mode kommerzialisiert und vom Establishment vereinnahmt worden sei.

Dennoch kann man sagen: Punk war ursprünglich eine Jugendbewegung von der Straße, ganz gleich, ob sie mit oder ohne gezielte Hilfe von Modemachern ins Leben kam. Insbesondere bei den arbeitslosen Jugendlichen ohne Perspektive spielte sie eine wichtige Rolle. In schwarzes, möglichst mit Löchern und Rissen versehenes Leder gewandet, stark geschminkt und mit Hundeketten um den Hals und Gefängnisketten an den Knöcheln, Sicherheitsnadeln im Ohr und in schrillen Tönen gefärbten Haaren im Irokesenschnitt wollten die Punks beiderlei Geschlechts durch eine offensive Protesthaltung auf Mißstände in der Gesellschaft hinweisen und konnten tatsächlich nicht nur durch ihr Erscheinungsbild, sondern auch durch politischen Aktivismus eine Zeitlang schockieren.

Im darauffolgenden Jahrzehnt wurde Punk von vielen Jugendlichen in Europa und den USA „gelebt" und, als sich die kritische Haltung etwas abgenutzt hatte, als innovativer Stil von der Mainstream-Mode absorbiert.

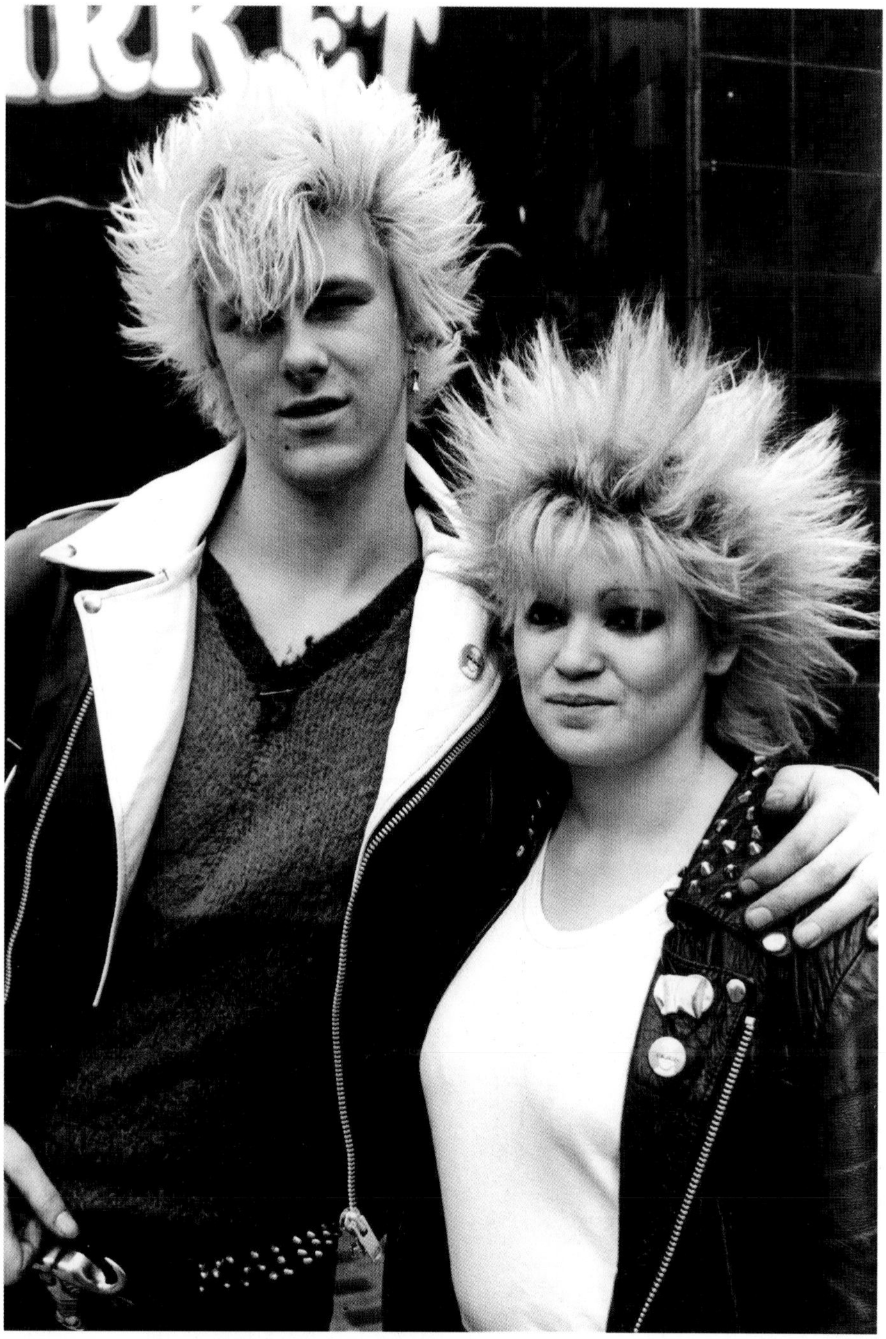

Londoner Punk-Pärchen, 1979

Mitte der 70er Jahre bildete sich Punk-Rock als eine Musikrichtung heraus, die gegen alles zu Felde zog, was mit den Vorstellungen bürgerlicher Ordnung verbunden war. Punk war Musik von der Straße, und entsprechend kleideten sich ihre Anhänger: Mit Sicherheitsnadeln zusammengehaltene T-Shirts und enge Hosen im Schottenkaro gehörten zu ihren Kennzeichen ebenso wie aufgestellte Haare und die mit anarchistischen Parolen versehene Lederkluft.

Harter Job im Licht der Öffentlichkeit

MODELS UND LAUFSTEG

Die „Entdeckung" eines Fotomodells durch reinen Zufall gibt es nur noch in ganz seltenen, märchenhaften Fällen. Models müssen sich durchsetzen auf einem heiß umkämpften Markt, und sie werden gemacht: Werbung und Marketing entscheiden über den Typ Frau, der gerade gebraucht wird. In den 80er Jahren wurden die Models zu Ikonen der Marken, für die sie warben – durch die ersten Exklusivverträge wurden die Gagen in astronomische Höhen getrieben. Noch immer sind die saisonalen Laufstegparaden zentral für das Image eines Modehauses, doch werden auch neue Wege der Verbreitung von Name und Logo beschritten.

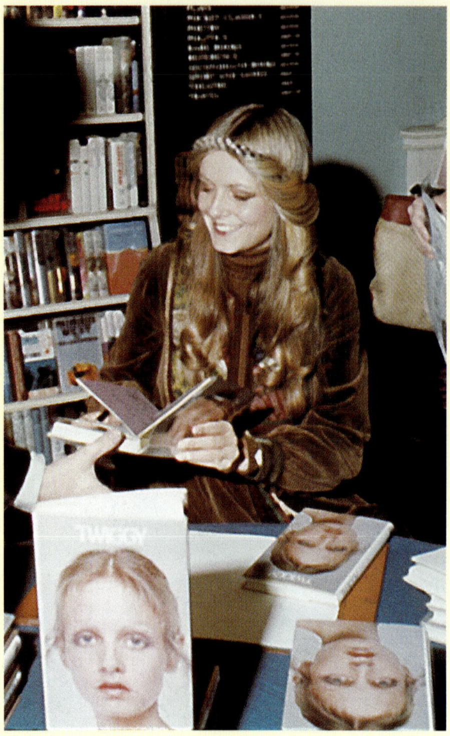

Fotomodell Twiggy signiert ihre Autobiographie, 1974

Traumjob Model

Im Gegensatz zu den Vorführdamen, die in der ersten Hälfte dieses Jahrhunderts einer ausgewählten Kundschaft die neuesten Modelle des Couturiers zeigten, erhalten die Models der 90er Jahre Gagen in astronomischer Höhe. Der Beruf des Models hat sich im Verlauf der Jahrzehnte zu einem der populärsten im öffentlichen Leben entwickelt. Laut einer Umfrage eines deutschen Magazins aus dem Jahr 1993 wollten 92 % aller weiblichen Teenager zwischen 14 und 17 Jahren Model werden. Schön sein, fotografiert werden und auf dem Laufsteg die neueste Mode zeigen galt als Traumjob. Während jedoch in der Anfangszeit der Haute Couture die angestellten Schneiderinnen selbst oder vielleicht die Ehefrau des Hohen Schneiderkünstlers die Aufgabe der Präsentation übernahmen, erfordert das Modelling heute neben „idealen" Körpermaßen und fotogenem Aussehen eine exzellente Karriereplanung.

An der Professionalisierung der Fotomodelle waren wesentlich die Agenturen aus den USA beteiligt, die sich von Anfang an der gesamten finanziellen und vertraglichen Seite der Arbeit als Model annahmen. Eine der Topagenturen der ersten Stunde ist Ford, die 1946 von Eileen Ford in New York gegründet wurde. 20 % des Honorars behielt sie damals als Provision, dafür wurden die Frauen und Männer von der Agentur betreut und vermarktet. Die Models bei Ford entsprachen in den ersten Jahren weitgehend dem Klischee der jungen, blonden Amerikanerin. Eine Ausnahme bildete Wilhelmina Behmenburg Cooper, die exotisch und sexy wirkte. Sie wurde zuerst Topmodel bei Ford und gründete 1967 mit ihrem Mann eine eigene Agentur, die sich auf einen „moderneren" Frauentyp spezialisierte. Als eine der ersten Agenturen arbeitete sie mit farbigen Models wie Naomi Sims und Iman zusammen. Außerdem war Margaux Hemingway zeitweise bei ihr unter Vertrag.

In den 70er Jahren gründete John Casablancas die Agentur Elite, die heute eine der größten und international bedeutendsten Model-Agenturen ist. Casablancas arbeitete nicht nur mit Fotomodellen, sondern schickte sogenannte Model-Scouts auf die Suche nach neuen Gesichtern. Damit kam er dem wachsenden Bedarf an Typen und authentisch wirkenden Gesichtern in der Werbebranche nach. Die meisten jungen Frauen und Männer, die als Model arbeiten wollen, werden jedoch nicht entdeckt, sondern wandern mit ihren Fotomappen von Agentur zu Agentur, von Casting zu Casting. Wer das richtige Gesicht hat und zum derzeit gefragten Typ gehört oder gar das Potential hat, ein neues Ideal zu prägen – wie Twiggy in den 60er Jahren –, kann für ein paar Jahre mit einem hohen Verdienst rechnen.

Vorführdamen präsentieren die neuesten Modelle eines Pariser Salons, 1920

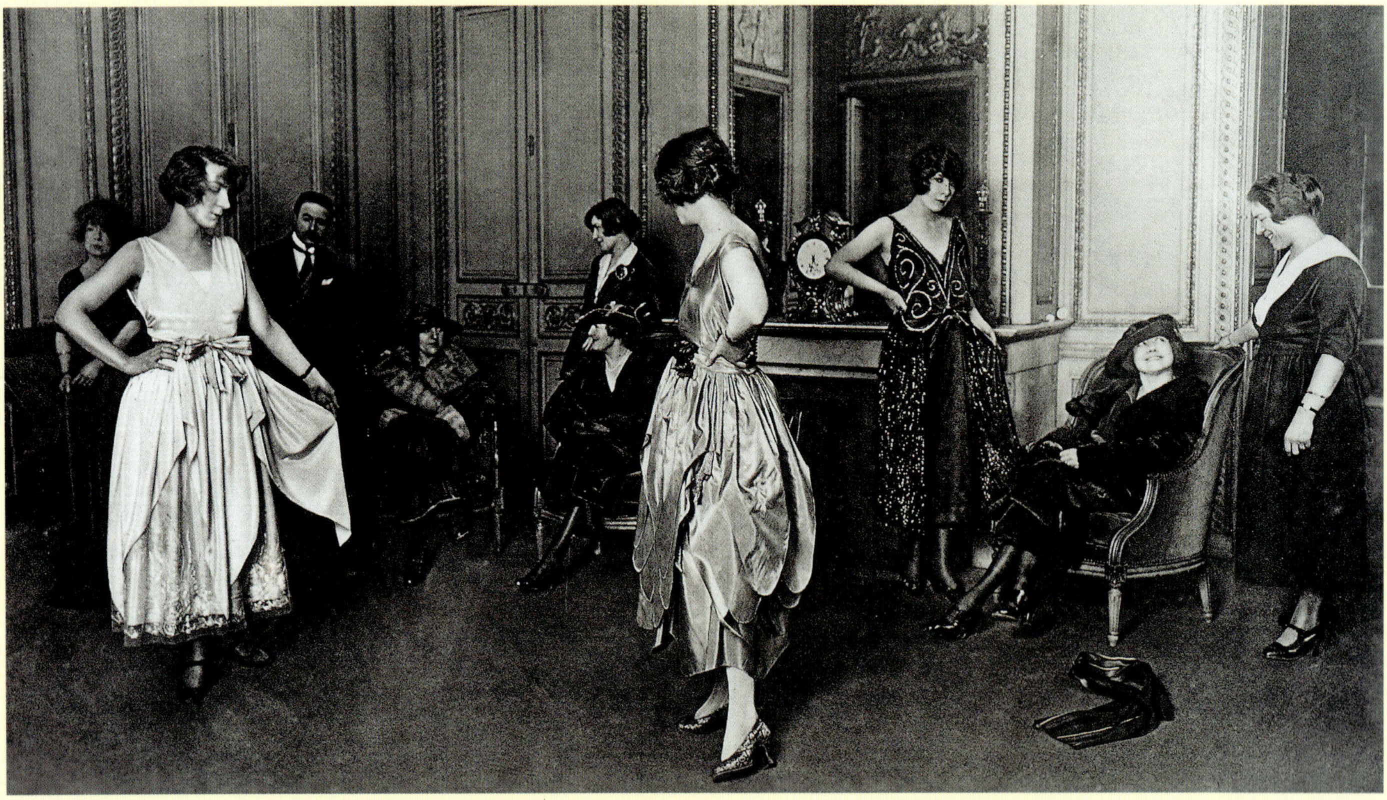

Big Business – Marketing via Model

Doch die schnellebige Modebranche verlangt nach immer neuen Gesichtern. Länger als fünf Jahre kann sich kaum ein Model an der Spitze halten.

Die Modewelt der 90er Jahre war bestimmt von Topmodels wie Claudia Schiffer, Naomi Campbell oder Cindy Crawford. Glamourös und schön, erlangten sie die Publicity und den Idolcharakter der Filmstars aus den 50er Jahren. Nicht nur Modezeitschriften wie *Vogue* oder *Harper's Bazaar* schrieben über sie und gingen dabei schnell vom Bericht von der präsentierten Kleidung über zu Darstellungen der Mannequins selbst, sondern auch die Yellowpress erkannte, daß die Models die Märchenprinzessinen der Moderne waren. Durch diese Aufmerksamkeit bestärkt, wurden die „Vorführdamen" zu geschickten Geschäftsfrauen, die versuchten, ihrem Marktwert entsprechende Gagen durchzusetzen. Das große Geld bringen dabei nicht die Modenschauen, sondern Werbeaufträge. Cindy Crawford verdiente 1994 fast 6,5 Millionen Dollar für Pepsi-Werbung, MTV und Verträge mit Kosmetikfirmen. Für die Modedesigner wurden die Models zu Bannern ihres jeweiligen Stils und ihrer Marke. Gianni Versace war Ende der 70er Jahre der erste, der teure Fotomodelle unter Exklusivvertrag nahm, und Karl Lagerfeld schickte 1983 Inès de la Fressange als neue Imageträgerin des Hauses Chanel über den Laufsteg. Die Topmodels sollten einzig und allein für eine Marke stehen, damit die Käufer den Wiedererkennungseffekt richtig umsetzten und die positive Assoziation mit dem Model auf das Modehaus übertrugen.

Für diesen starken Werbeeffekt wird viel aufgebracht: Eine Show mit Topmodels kostet die Modehäuser in den 90er Jahren teilweise über eine halbe Million Dollar.

Event Laufsteg

Bis in die 60er Jahre hinein konnte sich eine Laufstegpräsentation noch eine gewisse Salonintimität bewahren. Die Gäste, meist ein erlesener Kreis aus Kundinnen der High Society, Modejournalisten und Einkäufern für ausländische Lizenznehmer, wurden von einer Mitarbeiterin des Hauses begrüßt, die den Namen der vorgestellten Kreation nannte. Zum Abschluß führte der Couturier ein Model mit Brautkleid über den Laufsteg. Der steigende Lebensstandard nach dem Krieg hatte der Textil- und Modeindustrie einen entscheidenden Schub gegeben. Sie erkannte neue Käuferschichten und stellte ihre Vermarktungsstrategien darauf ein. Besonders junge Konsumenten zwischen 20 und 35 Jahren wurde als zahlungskräftige Klientel umworben. Das Aufkommen einer auf diesen Kundenkreis zugeschnittenen jugendlichen Mode veränderte auch die Modenschauen. In den 70er Jahren kam die Idee auf, die neuen Kollektionen in ausgefallenen „Locations" zu präsentieren. Mit Musik und aufsehenerregenden Lichteffekten wurde aus der Modenschau eine Show, bei der nicht mehr die Kleidung im Mittelpunkt stand, sondern ihre Inszenierung.

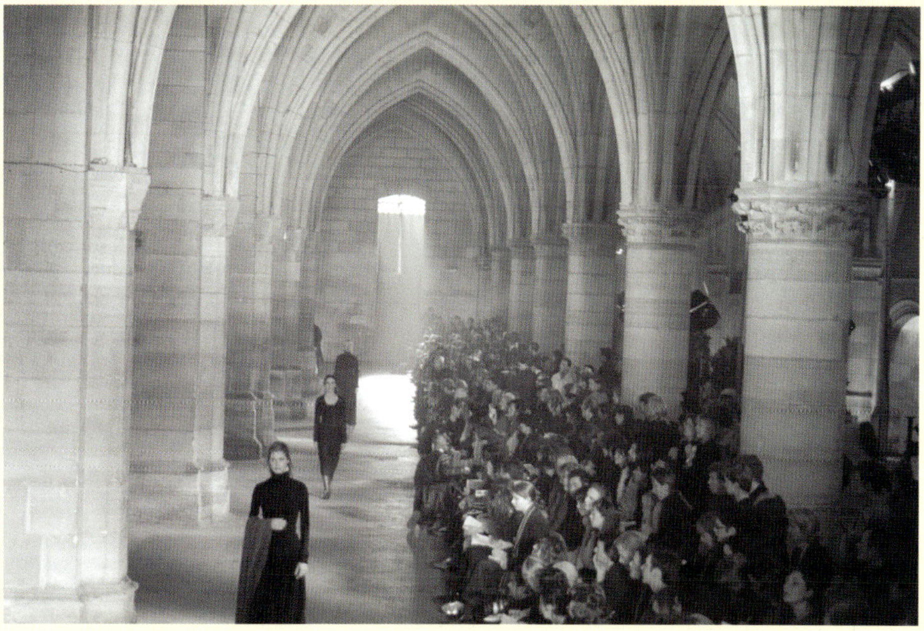

Dries van Noten präsentiert Prêt-à-porter im Justizpalast in Paris, 1999

Modewelt online

Die Selbstdarstellung eines Modehauses ist längst vollständig auf die internationale Verbreitung in allen visuellen Medien ausgerichtet. Immer wieder gibt es neue Ansätze der künstlerischen Modefotografie, die den Bezug von Mode und Alltagswelt reflektieren. Vor allem die Interaktion aller am Modebusiness Beteiligten im Internet hat jedoch mittlerweile eine zentrale Rolle. Die Konsumenten können sich über Hersteller und Produkte informieren, Haute-Couture-Präsentationen miterleben oder sich im virtuellen Fanclub des favorisierten Models treffen. Agenturen zeigen die Portfolios ihrer Models, selbständige Fotomodelle können hier kontaktiert werden. Die Modehäuser nutzen nicht nur den neuen Weg des Vertriebs, sondern sie haben auch die Möglichkeit, ihr Image in einer ganz neuen Dimension zu vertreten. Die Life-Übertragung von Modenschauen gehört zu diesen neuen Darstellungsweisen – sie ermöglicht aber auch das Kopieren von neuen Trends in Lichtgeschwindigkeit. Nur Thierry Mugler versuchte bislang, den Laufsteg vollständig zu virtualisieren, und hat damit eine Verschmelzung von Medium und Produkt erreicht: seine Models und Kleider sind digitalisierte, animierte Fiktion.

Gianni Versace mit Claudia Schiffer und Linda Evangelista nach der Haute-Couture-Show Frühjahr/Sommer 1994 in Paris

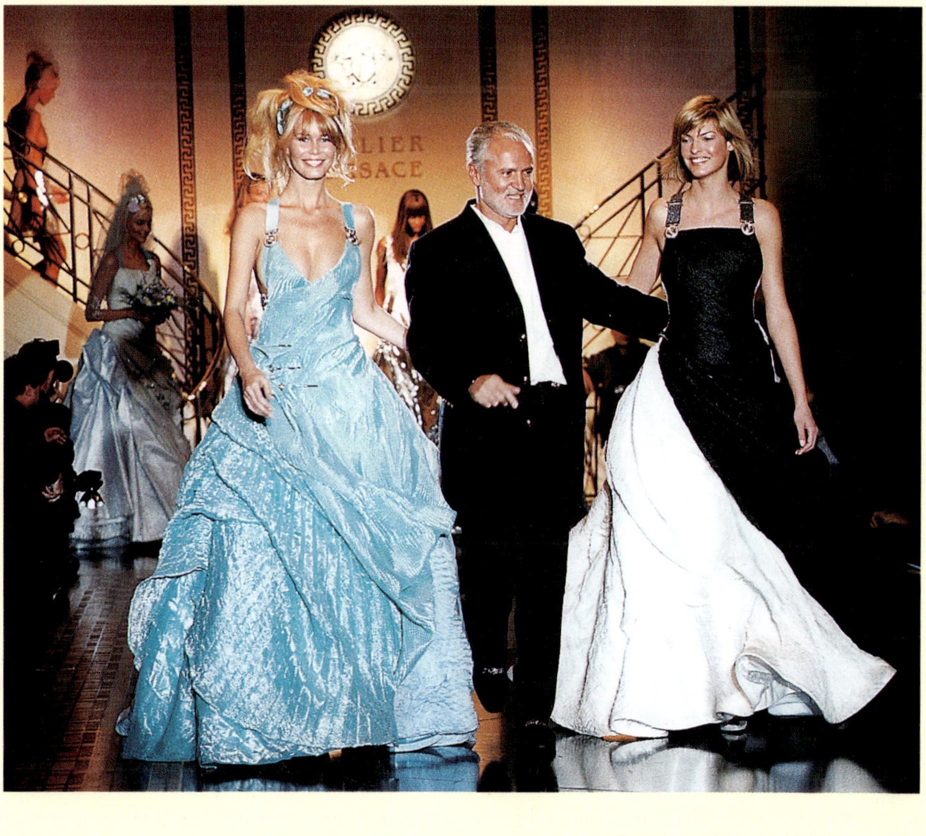

Erlaubt ist, was gefällt

Dress for success

1980–1989

Postmoderne Vielfalt der Stile

War die Mode der 70er Jahre, grosso modo, charakterisiert durch den Wunsch nach Authentizität, Natürlichkeit und Selbstverwirklichung, so ist die der 80er Jahre gekennzeichnet durch den Kult des Erfolges und der Machbarkeit, der sich auch in allen anderen gesellschaftlichen Bereichen manifestiert. Angereichert wird das Bild durch subversive Tendenzen wie die Punkmode oder aber durch den Freizeitlook der Sportkleidung.

Die Mode ist endgültig international geworden. Nicht mehr die französische Haute Couture ist dominant, sondern in allen Ländern der Welt haben sich eigene Stile ausgeprägt, die über die Grenzen hinaus aufgenommen werden. England, Italien und Deutschland sind ernstzunehmende Modeproduzenten geworden. Aus den USA kommt zeitgemäße sportliche Klassik, aus Japan Avantgardistisches.

Die Mode wird zunehmend spielerisch, und die Postmoderne, die sämtliche Kunstformen in diesem Jahrzehnt prägt, hält auch im Modedesign Einzug: Ganz betont und durchaus ironisch werden Elemente aus den Moden längst vergangener Tage zitiert, worin sich auch eine genaue Kenntnis der Modegeschichte und alter Techniken dokumentiert. Mit der Nostalgiewelle der 70er Jahre haben diese Rückgriffe kaum etwas zu tun, denn während Rüschenblusen und lange Röcke – besonders auch mit Rücksicht auf die Notwendigkeit industrieller Massenfertigung – tatsächlich nur leichte Anlehnungen an die Kleidung des 19. Jahrhunderts waren, sind es nun vor allem die Entwürfe von Haute Couture und Prêt-à-porter, in denen sich das differenzierte und fundierte Studium der Vergangenheit widerspiegelt.

Zwar liebte die Mode von Anfang an das historische Zitat oder die Wiederholung vergangener Stilelemente. In den 1980er Jahren gewann der Umgang mit historischen Moden indessen eine neue Qualität. Es entstand eine Art hybrider Historismus: Kein neuer Empire-Stil und keine neue Mittelalter-Mode entstand, kein Stil wurde mehr als ganzer zitiert. Vielmehr suchte man sich aus allen das Passende zusammen, montierte es neu und formte es um in etwas sehr Modernes. Damit nahm die Mode eine Entwicklung, die derjenigen der Architektur und der bildenden Künste analog ist. Die Vergangenheit wird dabei, wie der Kurator der Modeabteilung des New Yorker Metropolitan Museums, Richard Martin, sagt, nicht unsterblich gemacht, sondern wiederbelebt.

Die Liebe zur Vergangenheit zeigt sich in der Vorliebe der Dekade für opulente Kostümfilme, meist angesiedelt im 18. Jahrhundert, der letzten Epoche prunkvoller Moden für Männer und Frauen. Der Mozart-Film *Amadeus* oder die Verfilmung von Choderlos de Laclos' Roman aus dem 18. Jahrhundert *Gefährliche Liebschaften* schwelgen geradezu in farbenfrohen Kostümen. Beide waren internationale Publikumserfolge und beeinflußten junge Modeschöpfer wie John Galliano und Jean Paul Gaultier. Gemäl-

1980 Beginn des ersten Golfkriegs zwischen Iran und Irak. Tod des jugoslawischen Staatspräsidenten Josip Tito. Der historische Roman *Der Name der Rose* von Umberto Eco erscheint.

1981 Waldsterben breitet sich in Europa aus. Papst Johannes Paul II. wird bei einem Attentat schwer verletzt. Der Roman *Chronik eines angekündigten Todes* des kolumbianischen Schriftstellers Gabriel García Márquez startet mit einer Auflage von einer Million Exemplaren. Welle der Gewalt in Nordirland nach Tod des hungerstreikenden IRA-Terroristen Robert Sands.

1982 Israel greift den Libanon an, um die PLO zu vertreiben. Weltweit Demonstrationen für Frieden und Abrüstung. Uraufführung des Musicals *Cats*. Argentinien unterliegt Großbritannien im Falklandkrieg.

1983 Erste Berichte über AIDS erreichen Europa. Digitale Tonträger (CD) kommen auf den Markt. Erneut Massenhinrichtungen im Iran. Der ehemalige Gestapo-Chef von Lyon, Klaus Barbie, wird in Bolivien gefaßt. Entdeckung des „Schwarzen Lochs" im Weltraum. In der Nordsee wird das erste Sonnekraftwerk in Betrieb genommen.

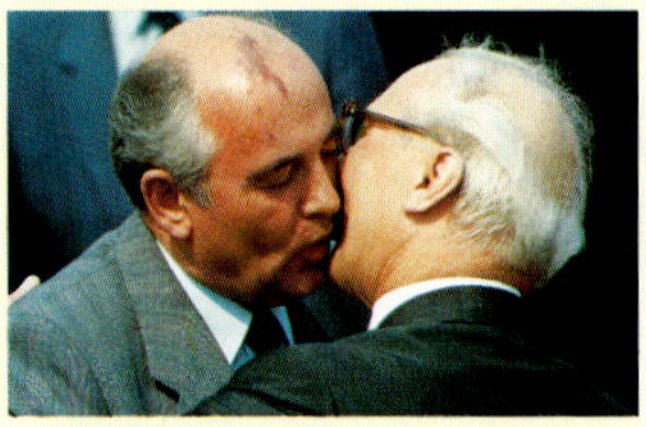

Empfang Gorbatschows durch Erich Honecker zum Gipfeltreffen des Warschauer Pakts, 1987

1984 Bischof Desmond Tutu erhält für seinen Kampf gegen die Apartheid den Friedensnobelpreis. Der Mozartfilm *Amadeus* von Milos Forman erhält acht Oscars. Friedensverhandlungen der Bürgerkriegsparteien in El Salvador.

1985 Gipfeltreffen zwischen Michail Gorbatschow und US-Präsident Ronald Reagan in Genf. Entführung des Kreuzfahrtschiffes *Achille Lauro* im Mittelmeer durch palästinensische Terroristen. Das von Friedensreich Hundertwasser entworfene *Hundertwasserhaus* in Wien wird fertiggestellt. Sowjetische Truppen beenden ihre Offensive gegen Afghanistan.

1986 Mordanschlag auf den schwedischen Ministerpräsidenten Olof Palme. Kernreaktorstörfall in Tschernobyl. Absturz der amerikanischen Raumfähre *Challenger*. In seinem Roman *Die schöne Frau Seidenman* beschreibt Andrzej Szczypiorski das Schicksal der polnischen Juden im Zweiten Weltkrieg. Tod von Simone de Beauvoir. Uraufführung des Musicals *Das Phantom der Oper* von Andrew Lloyd Webber in London.

1987 Beginn der Intifada, des Palästinenseraufstands in den von Israel besetzten Gebieten. Das Gemälde *Die Schwertlilien* von Vincent van Gogh wird in New York für 90 Millionen DM versteigert. Tod des Pop-Art-Künstlers Andy Warhol.

1988 Beginn von „Glasnost" und „Perestroika" in der UdSSR. USA und UdSSR beschließen den Abbau von Mittelstreckenraketen. Beginn des Nationalitätenkonflikts im Kosovo. Beginn der demokratischen Protestbewegung in China.

1989 Mordaufruf der iranischen Regierung gegen den Dichter Salman Rushdie. Öffnung der Berliner Mauer. Massaker auf dem Platz des Himmlischen Friedens in Peking. Einweihung der Glaspyramide als Louvre-Eingang. Drogenkriege in Südamerika. Der Film *Sex, Lies and Videotapes* von Steven Soderbergh wird in Cannes mit der Goldenen Palme ausgezeichnet. Tod von Salvador Dalí.

deausstellungen wurden zur Inspirationsquelle: So zitierte Karl Lagerfeld nach der Watteau-Retrospektive in seiner Kollektion Gemälde des berühmten Malers aus dem 18. Jahrhundert. Unter anderem entwarf er ein romantisches, weißes Pierrot-Ensemble für Damen, das Watteaus melancholischen *Gilles* zu einer eleganten androgynen Figur macht.

Auch das Ende jener üppigen Mode durch die Französische Revolution fand 200 Jahre später ihr Echo auf den Laufstegen der Haute Couture, wo man der Moderne anverwandelte Elemente der Empiremode mit ihren hochgegürteten Taillen und antikisierenden Drapierungen oder auch napoleonische Phantasieuniformen sehen konnte. Aber die historische Vorliebe der 80er Jahre beschränkte sich nicht auf das 18. und frühe 19. Jahrhundert, sondern sie holte einerseits weiter aus und blieb andererseits viel näher an der eigenen Zeit: Jean Paul Gaultier interpretierte die riesigen gebauschten Ärmel und engen Wämser des 16. Jahrhunderts neu, während Moschino die erst 20 Jahre zurückliegende Hippiemode zitierte. Dieser extrem kurze Abstand zwischen der aktuellen und der zitierten Mode sollte sich in den 90er Jahren noch verkürzen; da finden wir den Rückblick auf die jüngste Vergangenheit im Revival der 60er und 70er Jahre, der jedoch weitere Kreise umfaßte als die Zitate der 80er. Denn zwar ist die Zitierfreude charakteristisch für die endgültig postmodernen 80er Jahre, aber sie blieb noch weitgehend auf die hohe Schneiderkunst beschränkt. Im Alltag sah die Mode anders aus; hier setzte sich eher die Tendenz zur schlichtfunktionalen Eleganz durch. Gerade die Koexistenz der unterschiedlichsten Stile gehört jedoch wesensmäßig zur Mode der 80er Jahre, die sich von der bislang in der Mode gültigen Vorstellung löst, es müsse einen verbindlichen Stil, einen Trend geben. Die Vielfalt der Stile setzt sich durch, und ähnlich wie etwa in der Architektur besteht künstlerische Originalität nun im beziehungsreichen Einsatz von Zitaten, wodurch das Individuum nicht fest definiert wird, sondern in einen variablen historischen Kontext gestellt wird.

Neue Leitbilder

Ein ausgezeichnetes und stilprägendes Beispiel für die Art und Weise, in der sich die unterschiedlichsten Elemente zu einem höchst eigenwilligen Konglomerat zusammenstellen lassen, ist der Popstar Madonna. Ihre erste LP *Madonna* machte sie 1983 berühmt; seither kam sie mit allen Alben in die Charts. Madonnas besondere Wirkung liegt im detailliert inszenierten Zusammenspiel von Musik, Bewegung und Kleidung in Bühnenshow und Videoclip. Sie spielt mit allen Klischees und Tabus und führt ihren Körper als einen hochsexualisierten und zugleich hochdomestizierten vor. Dieser Körper ist nicht „natürlich weiblich", sondern das Ergebnis von Aerobic, Bodybuilding und Diäten – und das wird nicht verborgen, sondern zur Schau gestellt. Denn Madonna verkörpert besser als jeder andere Star das Credo der 80er, daß man sich zu dem modeln könne, was man sein will, und daß Diäten, Bodybuilding und andere Formen des Trainings sinnvolle Mittel zum Erreichen des Ziels seien, ein ideales Ich – das heißt, ein idealer Körper – zu werden. Das

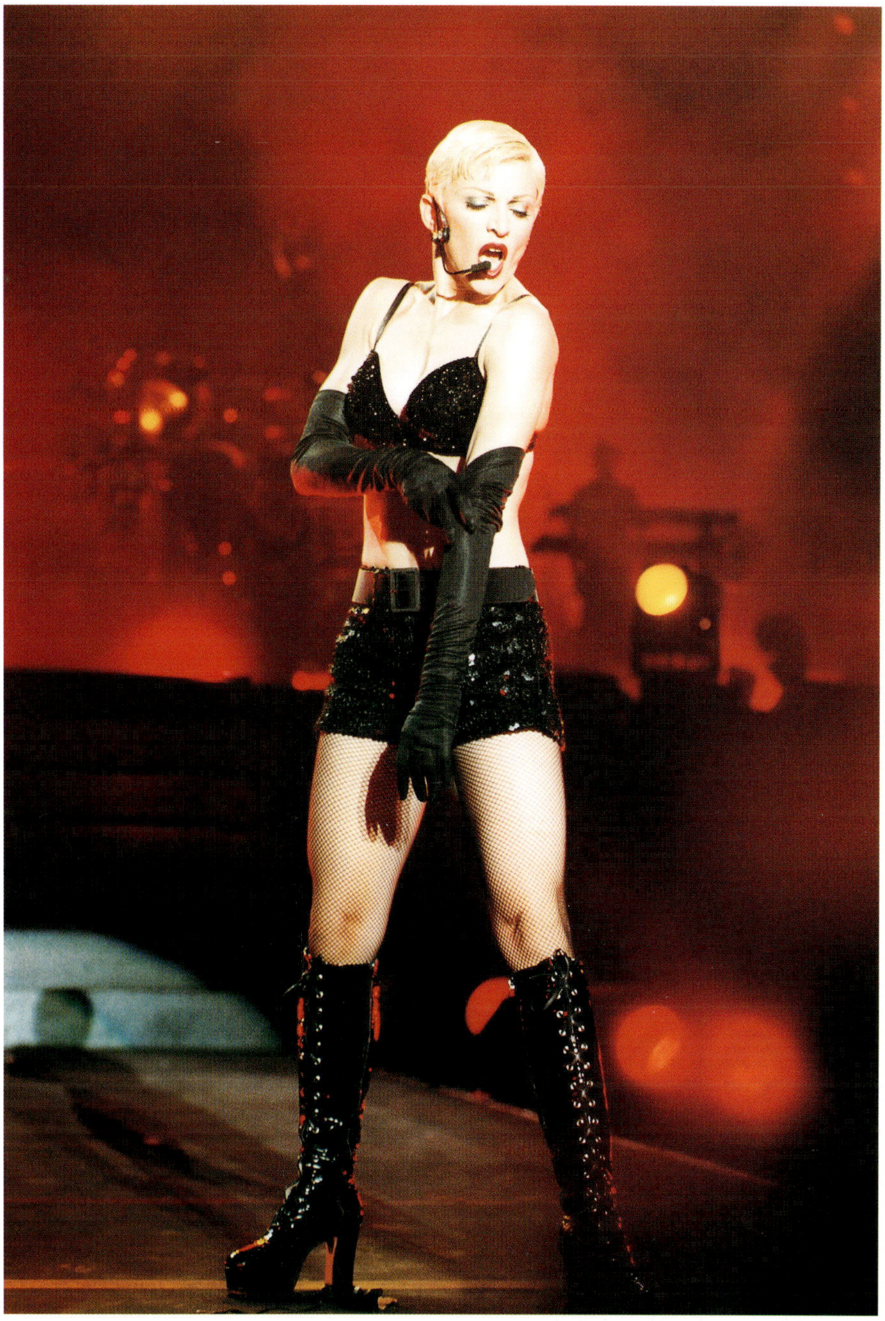

Madonna, „Like a Virgin", Tour 1984

Bei ihrer zweiten Tournee war Madonna schon weltweit berühmt als schockierender, bejubelter und skandalerregender Star. Im Gegensatz zu anderen Größen der Branche ließ sie sich jedoch nie auf ein bestimmtes Image festlegen, ja es wurde vielmehr ihr Markenzeichen, in immer wieder neue, überraschende Rollen zu schlüpfen. In ihren zahlreichen Musikvideos erscheint sie abwechselnd als Fetish-girl, Punk oder als Imitation von Marilyn Monroe.

Schönheitsideal der 80er war längst nicht mehr (und noch nicht wieder) das ausgehungerte kleine Mädchen wie Twiggy oder die damenhafte Schönheit der 50er Jahre, sondern die sportliche, schlanke, muskulöse und ehrgeizige Frau, die erfolgreich im Beruf und im Privatleben ist und sich entsprechend kleidet, dabei aber auch ihren Glamour und ihre Erotik nicht verleugnet, sondern beides im Gegenteil bewußt einsetzt. Weiblichkeit und Erotik werden, mit anderen Worten, wohlüberlegt produziert, sie gelten nicht mehr als natürlich gegeben und fraglos vorhanden. Auch diesen Aspekt der Selbstkreation repräsentiert Madonna: Sie hat sich früh vorgenommen, ein Star zu werden, und sie hat ihr Ziel durch harte Arbeit und zähe Zielstrebigkeit erreicht. Gerade in diesem Ehrgeiz, der sich in vielen Bereichen – nicht zuletzt in der Mode – manifestiert, ist sie Leitbild der 80er geworden.

Seit Mitte der 80er beeinflußt Madonna die Mode. Zunächst zeigte sie sich eher spät-punkig als „bad girl" mit wilden Haaren und einer bunten Stilmischung am Körper: Kruzifixe, Lederjacken, Lederarmbänder, T-Shirts. Später wurde sie immer körperbetonter, glamouröser und ausgesprochen sexy. Mieder, schwarzes Leder und Latex, Netzstrümpfe, Strapse und hautenger Stretch spielen eine zentrale Rolle in ihren Kostümierungen. Furore hat das Mieder gemacht, das Jean Paul Gaultier für ihre „Blond Ambition Tour" 1990 kreierte. Sie hat sich eine Zeitlang als Reinkarnation von Marilyn Monroe vermarktet – ihre platinblond gefärbten Haare lösten eine wahre Modewelle aus – und zitiert ohnehin mit größter Brillanz ständig Stars und Stile vergangener Zeiten, um daraus ein hochexplosives, hochmodernes und unverwechselbares, eigenes Produkt zu machen.

Während durch Madonna eine harte Weiblichkeit propagiert wurde, kultivierten die männlichen Popstars der Zeit einen Stil geschlechtlicher Ambiguität. So unterschiedliche Sänger wie Boy George, Prince oder Michael Jackson stellten mit ihren sanften, hohen Stimmen und stark geschminkten Gesichtern die weiblichen Seiten ihrer Persönlichkeit stark in den Vordergrund. Durch wallende Gewänder oder aber enge, reichdekorierte Seiden- oder Lederkleidung sowie durch den expressiven Tanz boten sie ein völlig neues, erotisch aufgeladenes Bild von Männlichkeit, das als starke Provokation aufgenommen, aber dennoch in mancher Hinsicht gern kopiert wurde.

Calvin Klein Jeans, Werbekampagne 1980

Nach wie vor beherrschen Jeans die Mode Jugendlicher. Als Statussymbol wurden sie immer beliebter, seit Calvin Klein als erster Designer die Jeans mit seinem Namenszug versah. Die ehemalige Arbeitshose wurde so ungemein aufgewertet und in den Augen der Konsumenten galt es, eine Designerjeans zu erwerben, um „dazuzugehören". Die superschmale Form, Zigarette genannt, blieb bis Mitte der 80er Jahre aktuell.

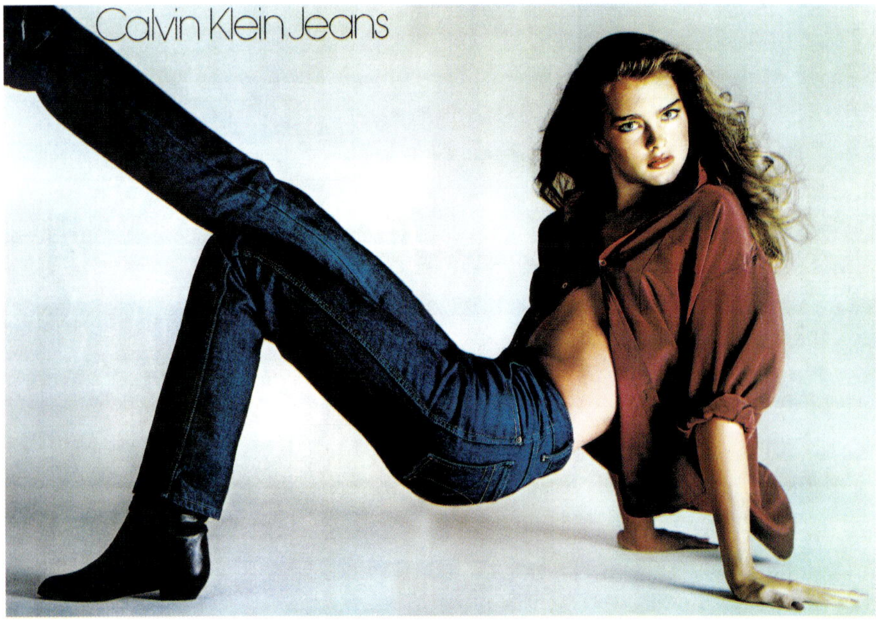

Freizeitlook

Madonna hat mit viel Witz die Fetisch-Mode und den frivolen Glanz der Nachtclubs und der Hollywoodstars erneut in Mode gebracht, aber sie hat auch dazu beigetragen, daß sportliche Elemente in der Mode der 80er Jahre immer mehr Einfluß gewannen. Diese beiden Stilrichtungen schließen einander nicht aus, sondern ergänzen sich: Gemeinsam ist ihnen das ausgeprägte Körperinteresse.

In den 80er Jahren brach eine regelrechte Fitneßwelle aus. Aerobic wurde zum Modesport schlechthin, der auch ein entsprechendes Outfit verlangte: bunte, glänzende Leggings, hautenge Trikots, Stirnbänder, Legwarmers und spezielle Aerobicschuhe, alles sehr bunt und leuchtend. Diese Sportmode beeinflußte sehr rasch die Alltagsmode, und es bedurfte weder der sportlichen Aktivität noch einer entsprechenden Figur, wenn diese Kleidung von Menschen jeden Alters auch auf der Straße getragen wurde, wobei sogar Kombinationen aus Sportkleidung mit Pumps oder Blazer nicht mehr als unpassend empfunden wurden. Der Turnschuh avancierte zum Freizeitschuh schlechthin, zusammen mit Jeans schien man ihn fast immer tragen zu können. Neben Aerobicstudios schossen Bodybuilding-Studios wie Pilze aus dem Boden. Hatte Bodybuilding bislang als nicht allzu feiner Kraftsport für harte Männer gegolten, den Frauen meiden sollten, um sich nicht zum maskulinen Muskelpaket zu verunstalten, so wurde er nun als „Bodyshaping" auch für Frauen gesellschaftsfähig: Den eigenen Körper so zu formen, daß er dem neuen, straffen, sportlichen Ideal entsprach, schien auf diesem Wege möglich.

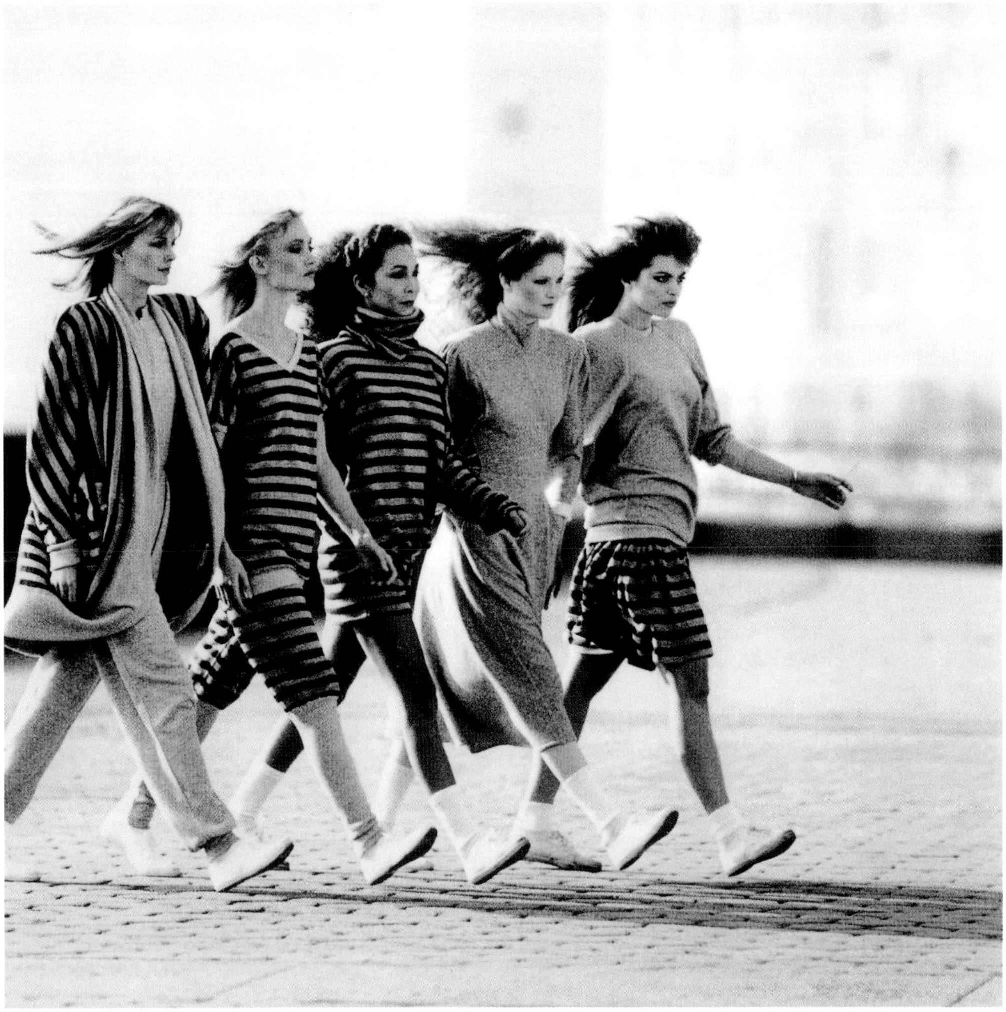

Norma Kamali, Sweatshirt-Kollektion, 1980

Die weitgeschnittenen Jacken, Pullover, Kleider und Anzüge lagen genau im Trend einer sportlichen Mode, die aktive Frauen gut kleidete, ohne sie einzuengen. Alle Teile der Kollektion wurden aus demselben grauen Sweatshirtstoff gearbeitet, einem Baumwollgewirk mit flauschiger Unterseite, so daß alle Elemente miteinander kombiniert werden konnten. Kamali wollte damit das Dilemma vieler Frauen beseitigen, die zwar modisch, aber auch in formelleren Situationen bequem gekleidet sein wollten. Sie löste das Problem so perfekt, daß sie einen Preis für die sogenannte Sweatshirt-Kollektion gewann.

Dress for Success

Neben die sportliche Mode, die nicht mehr nur der Freizeit vorbehalten war, und den Glamour für den Abend trat in den 80ern noch eine andere Variante der Powerfrauen-Mode. „Dress for success" war das Zauberwort. Frauen waren inzwischen in aller Selbstverständlichkeit im Berufsleben präsent und strebten zunehmend die Karriereleiter empor. Sie kämpften nicht mehr in Frauenenklaven für die Gleichberechtigung, sondern schienen sie erreicht zu haben und drückten das durch eine Kleidung aus, die ihre Einfügung in die Männerwelt dokumentierte. Tatsächlich wurde Karriere erleichtert durch eine adäquate Kleidung, die sich bestimmten Formen der Männerkleidung anpaßte und damit die Frau als sexuelles Wesen unsichtbar machte, um statt dessen ihre (männliche) Kompetenz zu betonen. Frau trug also vorzugsweise Kostüme – einen langen, weiten Blazer mit breit geschnittenen und durch Polster noch hervorgehobenen Schultern, dazu einen schmalen, knieumspielenden Rock oder einen Faltenrock und hochhackige, schlicht-elegante Pumps. Der Rock konnte hin und wieder durch eine edle und mäßig weit geschnittene Bundfaltenhose ersetzt werden. Eine Zeitlang waren Bermudas als Kostümbestandteil in, aber sie setzten sich als Business-Kleidungsstück nicht dauerhaft durch. Elegante, weich fallende Blusen und Pullover aus erlesenen Materialien ergänzten das Kostüm.

Kleider waren aus weichen Stoffen, ebenfalls mit breiten gepolsterten Schultern, eingelegten Fältchen und in der Regel kniebedeckend. Darüber wurden Swingermäntel oder der unverwüstliche Trenchcoat getragen.

Der „Denver-Stil"

Das modische Bild der Power-Frau kristallisiert sich in Fernseh-Serien wie *Dallas* oder *Der Denver Clan* heraus, die ihrerseits natürlich viele Frauen in den 80er Jahren in ihrer Kleiderwahl geleitet haben. Hier werden stark gezeichnete Typen – wie etwa Alexis im *Denver Clan* – durch ihre Kleidung charakterisiert. Die „böse" Figur trägt tagsüber enge Röcke, taillierte Jacken mit breiten Schultern und sehr schmaler Taille, die den großen Busen betonen. Manchmal haben die Jacken ein Schößchen. Alles ist in kräftigen Farben gehalten, und immer gehören hochhackige Pumps dazu.

Architektur aus Stoff

MODE AUS JAPAN

In den 70er Jahren etabliert sich Kenzo als erster japanischer Modeschöpfer mit seiner fröhlich-eleganten Hippie-Mode fest in der europäischen Modewelt. Avantgardisten wie Issey Miyake, Yohji Yamamoto und Rei Kawakubo mit ihrem provokanten Firmennamen Comme des Garçons folgen ihrem Landsmann bald in die Modekapitale Paris.
Ihre Kleidung hat völlig unerwartete Silhouetten und räumliche Wirkungen, sie stellt den Effekt ungewöhnlicher Materialien in den Vordergrund, lebt mit dem Körper und läßt das Geschlecht der Trägerinnen und Träger außer acht – eine Revolution des westlichen Verständnisses von Körper und Kleidern bahnt sich an.

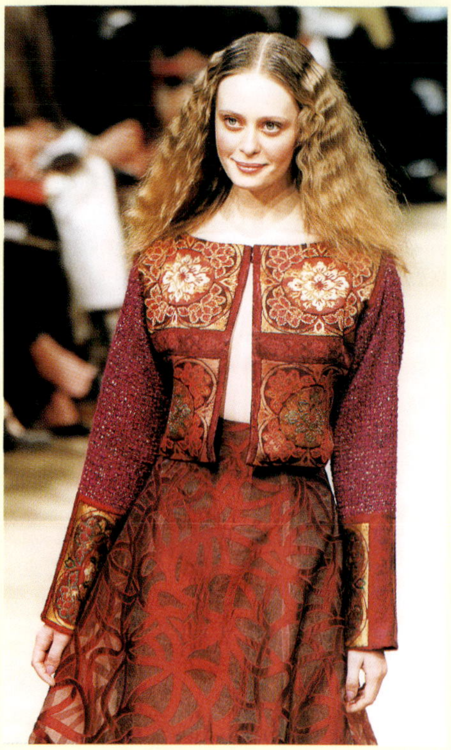

Kenzo, Prêt-à-porter Herbst/Winter 1999/2000

Kenzo – der europäischste unter den japanischen Modeschöpfern

Kenzo Takada, der weithin nur unter seinem Vornamen berühmt ist, wurde 1939 geboren. Er besuchte zunächst die Modeschule Bunka-Gakuin in Tokio, Mitte der 60er Jahre zog es ihn nach Europa.
Bereits 1970 konnte er in Paris seine erste Boutique eröffnen, wo er mit seiner bunten und unkonventionellen Folklore-Kleidung sofort das junge Publikum eroberte, das in seinem Stil einen Ausdruck für ihr Lebensgefühl sah. Kenzo kombinierte den traditionellen schlichten Kimonoschnitt aus seiner Heimat mit Elementen aus Südamerika, dem Orient und Skandinavien. Ungewöhnlicher Mustermix, intensive Farben und vor allem großflächige florale Muster sind bis heute seine Markenzeichen – er ist einer der wenigen Stars der 70er Jahre, deren Mode heute noch gefragt ist.

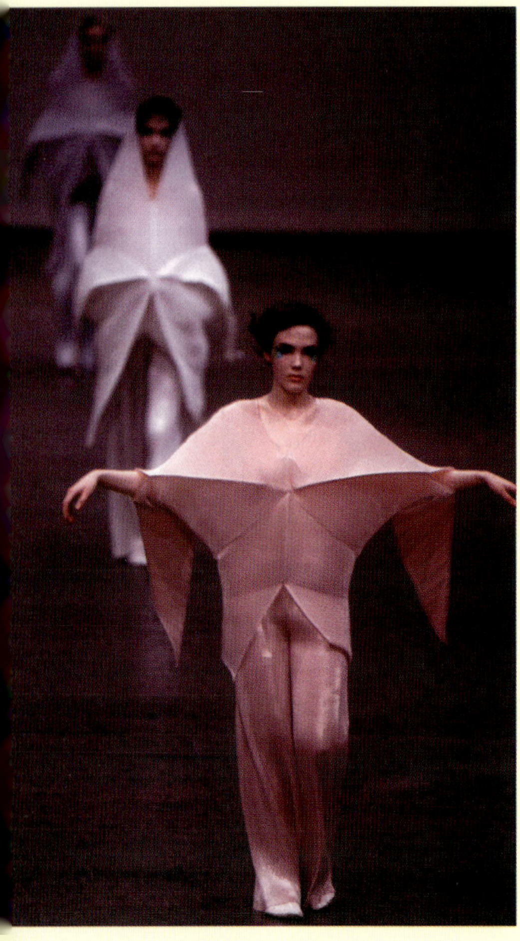

Außer dem Prêt-à-Porter für Damen entwirft Kenzo Herren- und Kindermode sowie Vorhang- und Möbelstoffe. Seit 1992 präsentiert der Modeschöpfer seine Kollektionen jeweils einen Monat vor den anderen Designern.

Rei Kawakubo – die Schönheit des Unvollkommenen

Als Rei Kawakubo, die sich hinter dem Label Comme des Garçons verbirgt, 1981 zum ersten Mal ihre Mode in Paris präsentierte, war das für die gesamte Szene ein Schock: Während die europäische Modewelt in schillernden Farben und üppiger Weiblichkeit schwelgte, zeigte die Japanerin geradezu armselig wirkende und scheinbar formlose Kleidung. Die Presse befand, ihre Show gleiche einem Trauerzug nach einem Atomangriff.
Die 1942 geborene Rei Kawakubo gehört inzwischen zu den ganz großen Figuren der zeitgenössischen internationalen Modewelt. Nach ihrem Kunststudium arbeitete sie in den 60er Jahren zunächst in Tokio als Stylistin. Schon bald begann sie allerdings damit, Kleider zu entwerfen. Bereits Ende der 60er Jahre erfand sie ihr Label Comme des Garçons – die gleichnamige Firma gründete sie 1973. 1975 zeigte sie dann ihre Damenkollektion zum ersten Mal in Tokio.
„Wie die Jungs" ist keine programmatische Verkündigung von Gleichberechtigung oder Geschlechtslosigkeit, sondern paßt perfekt zu einer Mode, die sich westlichen Körpervorstellungen ausdrücklich entgegenstellt. Die monochromen und amorph wirkenden Schöpfungen von Rei Kawakubo kamen dem Wunsch nach etwas ganz Neuem entgegen: Neben Ablehnung und Unverständnis, das der Modeschöpferin nach ihrer Präsentation in Paris entgegenschlug, war auch Enthusiasmus bei den Kritikern zu spüren. Die scharfsinnigsten unter ihnen verstanden, daß hier jemand eine ganz neue Ästhetik entwickelt hatte.
Ihren ersten Laden außerhalb Japans eröffnete Rei Kawakubo 1983 in Paris; Ende der 80er Jahre besaß sie bereits 94 Läden über die ganze Welt verteilt und 222 allein in Japan. Jeder einzelne Laden wird bis heute in Japan entworfen und entspricht bis ins kleinste Detail der puristischen Philosophie des Hauses: Nichts lenkt von den Kleidern ab, für deren Präsentation an langen Ständern entlang der Wand Kawakubo das Vorbild lieferte.
Sie wickelt und drapiert Lagen von verschiedenen Stoffen um den Körper; gelegentlich bleiben die Verarbeitung und die Nähte sichtbar. Sie baut die Kleider architektonisch auf

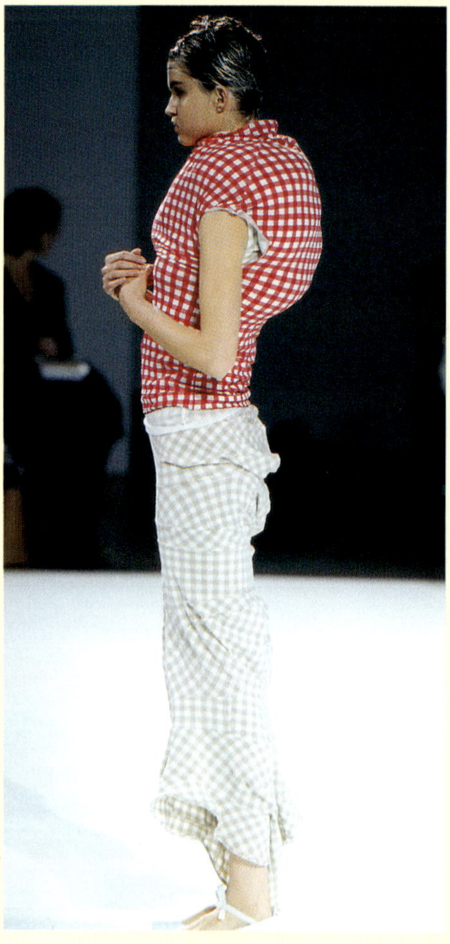

links: Issey Miyake, Herbst/Winter 1999/2000
rechts: Comme des Garçons, Frühjahr/Sommer 1997

und legt Wert auf die Räumlichkeit der Formen. Ihre Kleider sind weder dekorativ, noch schmeicheln sie direkt der weiblichen Figur.
1982 zeigte Kawakubo „Spitzenpullover" mit unregelmäßigen, wie von Motten gefressenen Löchern. Ihre Kollektion von 1997 bestand aus Kleidern mit eingearbeiteten und ausgepolsterten Beulen, Buckeln und anderen Auswüchsen an allen möglichen Stellen, die sämtliche herkömmlichen Sehgewohnheiten in Frage stellten und verdeutlichten, daß es der Modemacherin nicht auf traditionelle Schönheit und schon gar nicht auf einen Ausdruck des harmonischen Körpers ankommt, sondern um die Kreation eigenständiger Formen geht – die jedoch gleichzeitig nicht im Widerspruch zum Körper stehen sollen.
Ausschließlich in den Farben Grau, Beige, hauptsächlich aber Schwarz waren ihre ersten Kollektionen gehalten. Als die Designerin, die sich selbst nur in Schwarz kleidet, 1989 dann zum ersten Mal bunte Kleider vorführte, sorgte das wiederum für einiges Aufsehen in der Modeszene. Seit 1978 entwirft Rei Kawakubo auch Männerkollektionen, die in der Regel von nicht-professionellen, oft nicht mehr ganz jungen Models vorgeführt werden, wodurch sie ihr Desinteresse an dem extremen Aufwand der Mainstream-Modewelt unterstreicht.
Auch Künstler begeistern sich für die Mode der japanischen Designerin: Für Comme des Garçons sind schon Dennis Hopper, Robert Rauschenberg und Franceso Clemente über den Laufsteg marschiert. Und in den Läden, die wie kühle Kunstgalerien wirken, stellen Künstlerinnen wie Cindy Sherman aus.

Issey Miyake – Modekünstler

Issey Miyake selbst spricht bei den Kleidern, die er entwirft, niemals von „Mode" – er „gestaltet" wie ein Künstler, sagt er. Dabei benutzt der handwerklich sehr begabte Miyake die unterschiedlichsten Naturfasern und Kunststoffe, was ihm für die Verarbeitung seiner Kleidungsstücke eine ungeheure Freiheit verleiht. Und Freiheit sollen die Entwürfe des Japaners auch dem Träger seiner Kleidung vermitteln, Freiheit für den Körper und den Geist.
Issey Miyake wurde 1938 in Hiroshima geboren, studierte zunächst in Tokio Graphik und zeigte dort 1964 seine erste Modekollektion. 1965 ging er nach Paris, um dort die École de la Chambre Syndicale de la Couture zu besuchen. Anschließend arbeitete er bei Laroche und Givenchy in Paris und später als Stylist bei dem amerikanischen Designer Geoffrey Beene. 1970 zog es ihn zurück nach Tokio, wo er sein eigenes Studio gründete. Ab 1972 begann er mit dem Export seiner Prêt-à-Porter-Kollektionen und präsentierte im selben Jahr seine erste Show in Paris.
Issey Miyakes Stil ist von japanischen Gewandformen beeinflußt, hat sich aber auch westlicher Inspirationen bedient. So arbeitet er bevorzugt mit jenen Plissees, die Mariano Fortuny um die Jahrhundertwende erfunden hatte – nur daß Miyakes Plissees nicht aus Seide sind, wie die seines berühmten Vorbildes, sondern aus synthetischen Fasern und Farben.
Miyakes Entwürfe können körpernah sein wie die Plissees oder scheinbar völlig unabhängig vom Körper. Er verwendet auch der Modewelt völlig fremde Materialien: Kunststoffe oder Drahtkonstruktionen erinnern an Samurai-Rüstungen, Stoffe aus Papier oder Korbgeflechte entfalten eine ganz eigene Wirkung und verwandeln die Kleider in regelrechte Kunstwerke. Origami-Faltungen werden in die Kleidung übernommen, und riesige Decken werden zu Mänteln und Jacken drapiert und gebunden wie alte japanische Kleidungsstücke.
Formlos wirkende Elemente wie die Serie „Pleats Please", die seit Jahren immer wieder aufgelegt wird und unter Künstlern und Intellektuellen so etwas wie eine Uniform darstellt, sollen nach Belieben um den Körper geschlungen werden. Miyake gibt oft nicht genau vor, wie ein Teil zu tragen ist, so daß den Trägern ein gewisser Anteil am Schaffensprozeß des Stückes selbst zufällt. Auf diese Weise läßt der Modeschöpfer bei der zunehmenden Tendenz zur Vereinheitlichung in der Mode Raum für Individualität.

Yohji Yamamoto – inszenierte Poesie in Schwarz

Yohji Yamamoto wurde 1943 in Tokio geboren, studierte dort Jura sowie Modedesign. 1977 führte er seine erste Prêt-à-Porter-Kollektion in Tokio vor. 1981 zeigte er erstmals in Paris, im Jahr darauf in New York. Seit 1984 entwirft er auch Herrenkollektionen.
Seine Stücke sind lose geschnitten und oft voluminös; mal sehen sie aus wie aus Stein gehauen, mal sind sie fließend; häufig mit verschiedenen Nutzungsmöglichkeiten: Jacken sind von beiden Seiten tragbar, zusätzliche Taschen oder Schnüre sorgen für eine nicht eindeutige Funktion. Yamamoto will dem Körper mittels der Kleider einen Bewegungsraum verschaffen – quer zum Fadenlauf geschnittene und schräg eingesetzte Stoffe ermöglichen dem Meister der Schnittkunst, wie er auch genannt wird, genau das zu erreichen.
Der deutsche Regisseur Wim Wenders drehte 1989 einen Film über den japanischen Modemacher: *Aufzeichnungen zu Kleidern und Städten* ist ein Lob auf die monochrome und puristische Strenge von Yamamotos Mode sowie ihre skulpturale Qualität.

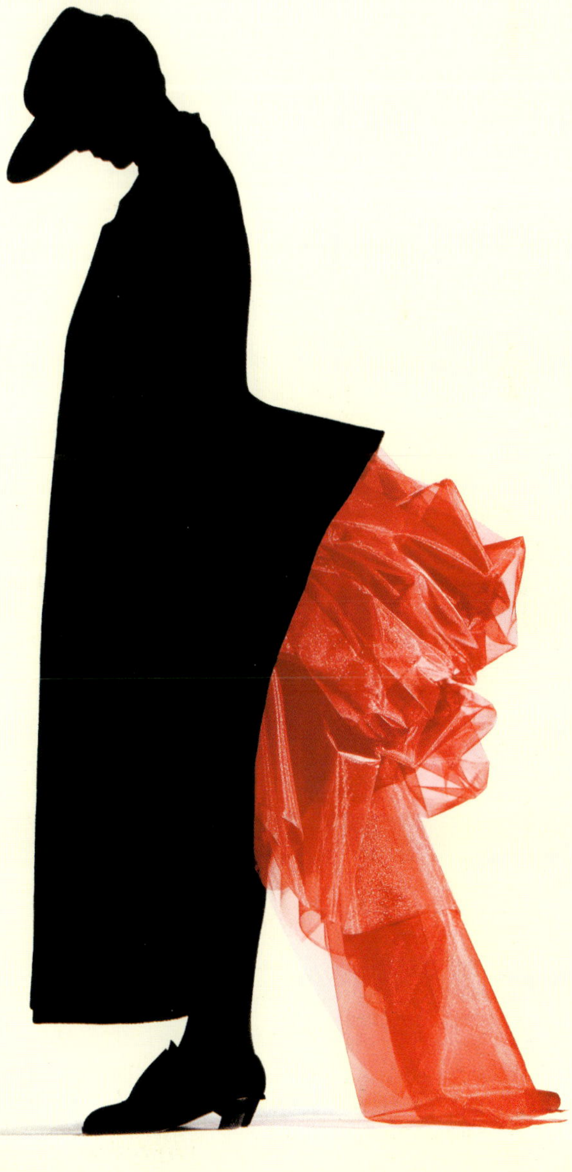

Yohji Yamamoto, Herbst/Winter 1984/85

Herrenmode 1989

Der junge Mann stellt sich mit seinem Outfit als besonders stilbewußt und tendenziell konservativ dar. In den 80er Jahren ist die Mischung bisher für unvereinbar gehaltener Muster und Marken erlaubt: Hier wird ein weitgeschnittenes Wollsakko mit Tartan-Muster von Paul Smith zu einer seidenen, floral gemusterten Jacquardweste getragen, Hemd und Krawatte sind unterschiedlich gestreift, was früher zumindest als gewagt galt. Dazu wird eine Samthose von Moschino getragen. Der korrekte, stets förmliche aber farbenfrohe Kleidungsstil war über Jahre als Popper-Stil aktuell.

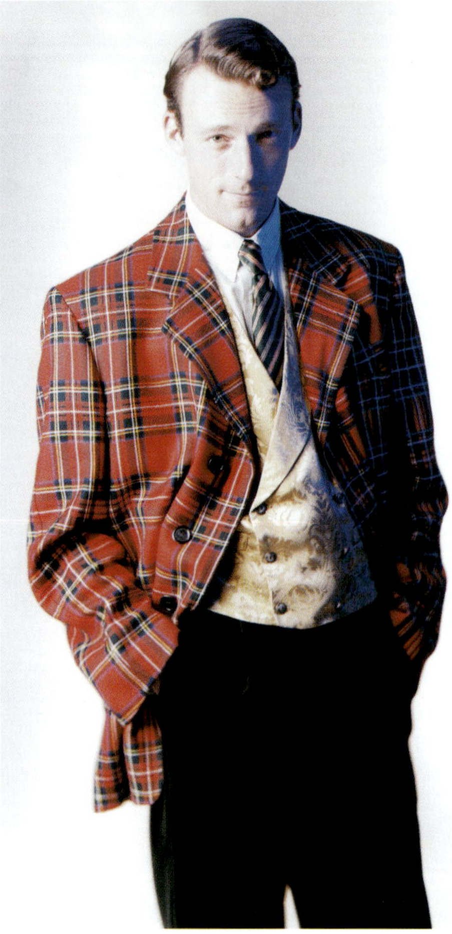

Abends trägt sie Korsagen mit tiefen Dekolletés und verführerische Schlitze im ohnehin hautengen Kleid zur Schau, dazu vergleichsweise pompöse Frisuren mit dunklen Locken.

Diesem Typus der Femme fatale wird der positive Charakter mit gepflegten, blonden Haaren gegenübergestellt. Die wahre Dame trägt etwas dezentere Farben, und ihre Kleider sind weniger figurbetont und stets elegant.

Parallel hierzu wurde die Herrenmode dieser Zeit stark von der Krimiserie *Miami Vice* beeinflußt. Die beiden Helden sind stets makellos gekleidet, Tubbs in dunkle Anzüge und Krawatten, während Crockett immer legere weiße Hosen und locker geschnittene, ungefütterte Blazer trägt, dazu pastellfarbene, enge T-Shirts: türkis, rosé, lavendelfarben. Seine Kleidung greift die Farben der Stadt Miami auf, wo die Serie spielt, und setzt damit unverwechselbare Signale. Gleichzeitig aber hat sie Mode gemacht: Zarte Farben für Männerkleidung wurden langsam gesellschaftsfähig, nachdem sie lange Zeit als unmännlich und effeminiert angesehen worden waren. *Miami Vice* popularisierte auch eine Erfindung Versaces: Männer konnten nun statt des Hemdes ein T-Shirt zum Anzug tragen und wirkten damit nicht nur korrekt gekleidet, sondern außerdem höchst modern und sexy.

Die Lust an der Selbstdarstellung

Der Trend zum modischen „Cocktail", in dem alle möglichen Stile sich mischen können, enthält ein gigantisches Potential zur Selbstdarstellung der Menschen. Die Lust an der Selbstinszenierung kann als typisch für die 80er Jahre gelten, die Dekade eines uneingeschränkten Narzißmus. Neu daran ist, daß nicht nur einige wenige dieser Lust frönen wollten und konnten, sondern daß alle davon ergriffen wurden. Das ging Hand in Hand damit, daß man im Gegensatz zur vorausgehenden Epoche keine gesellschaftspolitischen Ziele mehr verfolgte – nur die Friedensbewegung war in dieser Hinsicht noch eine ernstzunehmende Größe, aber sie war keine prägende Haltung breiter Massen mehr, wie es die Hippie-Bewegung gewesen war. Eine gewisse Politikmüdigkeit hatte sich ausgebreitet. Statt dessen bahnte sich, wie die Modehistorikerin Eva Karcher schreibt, „eine neue Klasse als Synthese aller nur denkbaren Stilmittel" an. Jeder konnte alles werden oder wenigstens darstellen. Eine modische oder künstlerische Avantgarde existierte nicht mehr: „Heute trifft Avantgarde den Geschmack der Masse" – was natürlich ein Widerspruch in sich ist. Deutliches Indiz für diese Vermassung und umfassende Kommerzialisierung ist die Vereinnahmung von Punk in den Mainstream, was seinem Charakter als Protestbekundung und Ausdruck des Hasses auf eben jenen Mainstream diametral entgegengesetzt ist. Neben den Punks gab es die Popper, junge Men-

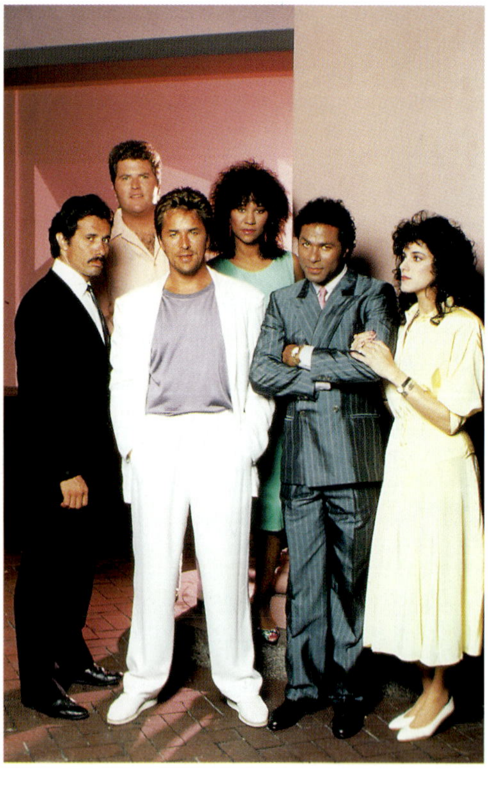

Die Darsteller der Krimi-Serie *Miami Vice*, 1983

Miami Vice transportierte nicht nur die Mode der 80er Jahre, sondern zeigte auch das Lebensgefühl dieser Dekade mit ihren Träumen und Wünschen. Die Herrenmode ist eine Gratwanderung zwischen offizieller Businesskleidung und Freizeitkleidung. Die Anzüge – sportlich in Weiß oder sehr gepflegt in Silbergrau – sind die ideale Kleidung des erfolgreichen Amerikaners, ganz gleich ob Detektiv oder Manager. Die Männer sind perfekt frisiert, die Haare sind nicht allzu kurz und geföhnt, eine Dauerwelle unterstützt die dynamische Wirkung. Serien wie diese wurden mit großem Erfolg in allen Ländern der westlichen Welt verkauft und verbreiteten den „american way of life" der 80er Jahre: konsumfreudig und auf einen gewissen Luxus eingestellt, aktiv im Einsatz für den Erhalt positiver Werte; es siegte stets das Gute, traditionelle Rollenbilder wurden immer aufs Neue bestätigt und der Zuschauer wurde nicht aus der Ruhe gebracht, sondern von der Sicherheit des Systems überzeugt.

schen beiderlei Geschlechts mit scheinbar artigen Frisuren, flachen Slippern, korrekten Anzügen und Röcken, die einen gewissen Snobismus pflegten und in – wohl unbewußter – Anlehnung an die Dandies des 19. Jahrhunderts eine Elite zu sein versuchten, indem sie sich von den Exzessen der anderen durch betonte Traditionalität des Äußeren abhoben.

Die Disco-Kultur, die in den späten 70er Jahren mit Musikfilmen wie *Saturday Night Fever* und *Grease* ihren idealtypischen Ausdruck gefunden hatte, boomte weiter. Die entsprechenden Kostüme waren für das künstliche Disco-Licht gedacht, in dem sie effektvoll glitzern sollten; sie bestanden daher aus Materialien wie Satin und Geweben mit Lurexfäden. Vor allem für Frauen gab es einen regelrechten Disco-Stil, für Männer eigenartigerweise nicht, obwohl John Travoltas weißer Anzug mit schwarzem Hemd und aufgelegtem Kragen in *Saturday Night Fever* Furore gemacht hatte.

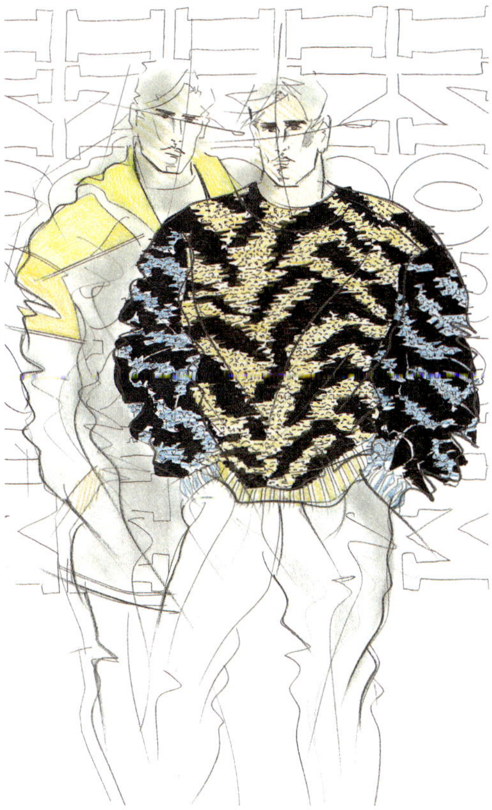

Missoni, Kollektion Frühjahr/Sommer 1984

Voluminöse Pullover und Jacken beherrschten die Mode in den 80er Jahren, Riesenkleidungsstücke, die eine geradezu wohnliche Behaglichkeit an sich hatten. Unter anderem war es die italienische Strickmodenfirma Missoni, die diese Oberbekleidung lancierte. Die Gestaltung der großen, gestrickten Flächen wurde jetzt von Computern übernommen, die eine neue, sehr differenzierte Mustervielfalt herstellen konnten. Neben den Jacquardmustern gab es auch die Variante mit eingestrickten Bildern, die sich an den Lieblingssportarten der Männer orientierten. Vor allem solche Pullover gab es auch in preiswerten Polyesterausführungen.

Missoni jedoch war schon immer für hohe Qualität in Verarbeitung und Material bekannt. Auch die plakative Farbgebung, die sich zuweilen an mittelalterlichen Gemälden orientierte, war ein Qualitätsmerkmal und änderte sich im Laufe der Jahre nur unwesentlich.

Missoni wurde gegründet von dem Ehepaar Ottavio und Rosita Missoni, die seit den 40er Jahren Mode-Entwürfe kreierten. 1997 übernahm die jüngste Tochter Angela selbständig das Design, die nach wie vor vielfarbige Strickkollektionen auch für Damen präsentiert.

Die neue Silhouette

Die Schultern der Frauenkleidung wurden immer breiter und galten vielen Beobachtern als Indiz für die Vermännlichung der Mode, denn bislang hatten nur Männersakkos solche Polsterungen aufgewiesen. Nur die breiteren Schultern der Männer und die schmale Hüfte wurden traditionell betont. Die neuen Kostüme ließen mit einem Mal auch die weibliche Silhouette so erscheinen. Aber ganz neu war das nicht: Tatsächlich hatte ja Elsa Schiaparelli bereits in den 30er Jahren ihre kurzen Damenjacken vorgestellt, die breit gepolsterte Schultern hatten und zu schmalen Röcken getragen wurden. Schon damals galt das als männlich, auch wenn die Jacken oft reich bestickt und aus sehr luxuriösen, farbenfrohen Stoffen gearbeitet waren – zumal die an Smokings orientierten Abendjäckchen, die Elsa Schiaparelli in die Mode einführte und die uns heute so selbstverständlich scheinen. Die Mode der Vorkriegszeit hatte diese Tendenz aufgenommen, wirkte aber im Vergleich zur Mode der 80er kastig und ein wenig unförmig und unproportioniert. Denn die strengen Linien der 80er werden durch weiche Stoffe ganz erheblich abgemildert, und die Proportionen stimmen besser als in der Vorkriegszeit: Die breitschultrigen Blazer harmonieren mit den etwas längeren und oft weiteren Röcken und den eleganten Schuhen. Die Modehistorikerin Ingrid Loschek meint, durch Blazer und Pullover in Übergrößen habe man in den 80er Jahren den Körper verleugnet. Zweifellos wurde der menschliche Körper durch die übergroßen und überweiten Kleidungsstücke umspielt. Aber ein Gegengewicht dazu bildeten die körperbetonte Abendmode mit geschlitzten Röcken und Korsagen, die taillierten Jacken und auch die oft körperbetonte sportliche Mode, die es ja gleichzeitig gab. Insofern könnte man die in den 80ern so beliebten Oversize-Kleidungsstücke auch als anheimelnde Hüllen betrachten, die dem Körper ein gemütliches Nest bieten und ihm ungezwungene Bewegungen erlauben. Die wieder modern werdenden Naturstoffe unterstützen dieses Image, desgleichen der Mitte des Jahrzehnts aufkommende Knitterlook, der betonen sollte, wie natürlich der Stoff war, der so „edel" knitterte.

Amerikanische Mode

Die amerikanische Mode hatte schon immer eine Neigung zum Sportlichen und Funktionalen gehabt. Bereits um die Jahrhundertwende paßte man viele Entwürfe der europäischen Haute Couture dem etwas sachlicheren amerikanischen Geschmack an; auch die traditionell sportliche Kleidung der englischen Landadeligen kam dem entgegen und wirkte stilbildend auf die entstehende amerikanische Tradition. Seit den 40er Jahren entwickelte sich eine eigenständige amerikanische Mode, die in den

Donna Karan, Hosenanzug aus Baumwolle und Organza, 1985

Der altrosa Hosenanzug aus fließendem, zum Teil transparentem Material ist charakteristisch für Donna Karans Stil Mitte der 80er Jahre, zu dem auch die kantigen, gepolsterten Schultern und die breiten Revers gehören. Damit hat die Mode die erfolgsorientierte, berufstätige Frau im Visier, die dennoch nicht auf eine klassisch-weibliche Ausstrahlung verzichten möchte. Die weite Hose scheint denkorrekten, fast businessman-artigen Eindruck ironisch zu konterkarieren, denn sie ist weit, fließend und transparent. Damit wird dieser elegante Hosenanzug zu einem Abendanzug in der Art, wie er in den 20er Jahren von Marlene Dietrich als sogenannter Pyjama getragen wurde.
Donna Karans gestalterische Ideen erhalten häufig Form durch ihre Auseinandersetzung mit der Frage, wie das Leben durch Kleidung vereinfacht werden kann. Dabei hat sie die „Young Urban Professionals" vor Augen, selbständige Frauen aus den Metropolen. Dieser Stil beherrschte ihre Entwürfe, seit sie das Studio von der 1974 verstorbenen Anne Klein übernahm. Erst in den 90er Jahren veränderte sie ihren Stil: Einerseits hat sie mit dem Interesse für Esoterik neue Inspirationsquellen gewonnen, die in lockerer, legerer und vor allem sinnlicherer Kleidung ihren Ausdruck finden, hinzugekommen ist andererseits die junge Linie DKNY, die sich im Bereich gehobener Jeanswear profiliert.

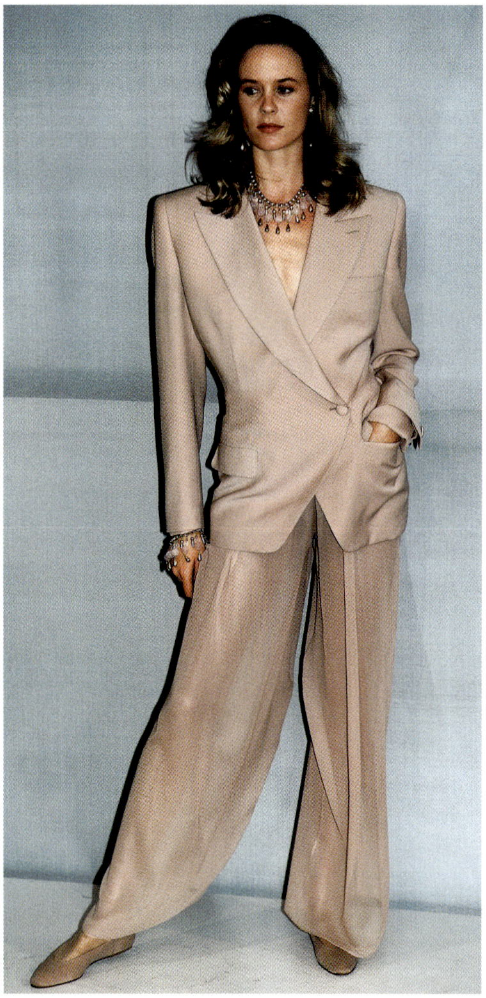

70er Jahren gewissermaßen durchstartet, in den 80ern endgültig weltweiten Erfolg erlangt und nun durchaus als Konkurrenz für das europäische Prêt-à-porter gelten kann. Die 80er Jahre können in der Tat als die große Zeit der amerikanischen Mode bezeichnet werden: Diese entspricht geradezu ideal dem durch Sportlichkeit, Erfolg und Zielstrebigkeit charakterisierten Zeitgeist der Dekade.

Donna Karan

Der weltweite Erfolg der amerikanischen Modeschöpferin Donna Karan beginnt in dieser Zeit. Seit 1984 entwirft sie unter eigenem Namen eine Mode, die den Erfolgstrend unterstrich und den Wunsch nach dezenter, stets korrekter, aber auch bequemer und zugleich distinguierter Kleidung vollständig befriedigte. Ihre Mode kann als Inbegriff jenes Stils und seiner Ausläufer noch in den 90er Jahren gesehen werden. Keine Experimente verunsichern die typische Karan-Trägerin; sie kann sich stets auf das Label verlassen. Schlanke Jacken, schmale, aber nie wirklich enge Röcke, Pullover aus feiner Wolle und dezente, modisch akzentuierte Blusen, für den Abend feminin fließende, nie aufgedonnerte Abendkleider, alles in gedeckten Modefarben – damit ist eine Frau in Beruf und Gesellschaft stets angemessen und nie übertrieben gekleidet.

Calvin Klein

1942 geboren, gehört auch Calvin Klein seit Mitte der 70er Jahre zu den ganz großen amerikanischen, längst weltweit anerkannten Designern. Nach ersten Erfolgen mit Sportswear und Jeans erweiterte er in den 80er Jahren seine Kollektionen zu klassisch-sportlich-eleganter Businesskleidung aus Leinen, Seide und feinen Wollstoffen. Gerade, wohlproportionierte Jacketts, Blazer mit breiten Schultern, Blusen, Hosenanzüge und sportlich-elegante Mäntel charakterisierten seinen Stil.

Ralph Lauren

Ralph Lauren wurde 1939 geboren und begann seine Karriere als Handschuhverkäufer, bevor er Entwürfe für Krawatten und Tücher machte. Ende der 60er Jahre schuf er die Polo-Linie, sportliche, an englischer Countrykleidung orientierte Herrenmode, 1971 kam eine Damenkollektion hinzu. Lauren arbeitet in seinem Design für Norfolk-Jacken, Schleifenblusen, karierte Röcke etc. bewußt traditionsbezogen-konservativ und bezieht seine Wirkung aus deutlichen amerikanischen Anklängen: Prärie-Mode oder an die Pionierzeit gemahnende Kleidung aus Jeansstoffen, Baumwolle oder Wolle haben ihn beim amerikanischen Publikum zu einem der beliebtesten Designer gemacht, der handwerkliche Qualität und ländlich-familiäre Traditionen zu bewahren scheint und das auch in der Einrichtung seiner Geschäfte zum Ausdruck bringt – Holz und Leder, Kamine und schwerer Chintz als Dekorationsstoff erwecken den Eindruck zeitloser Werte und unbedingter Verläßlichkeit.

Niedergang der Haute Couture?

In den 80er Jahren ist die Haute Couture kaum mehr von entscheidender Bedeutung für die Ausbildung von neuen Linien, Silhouetten, Farben und Formen. Das Prêt-à-porter hat ihren stilbildenden Einfluß übernommen. Die Haute Couture bringt definitiv nicht mehr den notwendigen Umsatz, denn die Arbeit für einige wenige reiche Kundinnen zahlt sich nicht mehr aus. Das Geld wird nun vor allem mit Lizenzen gemacht, die den Namen eines großen Hauses in Kosmetiklinien, Accessoires jeder Art, Schuhen, Strümpfen oder Taschen vermarkten. Jedoch ist

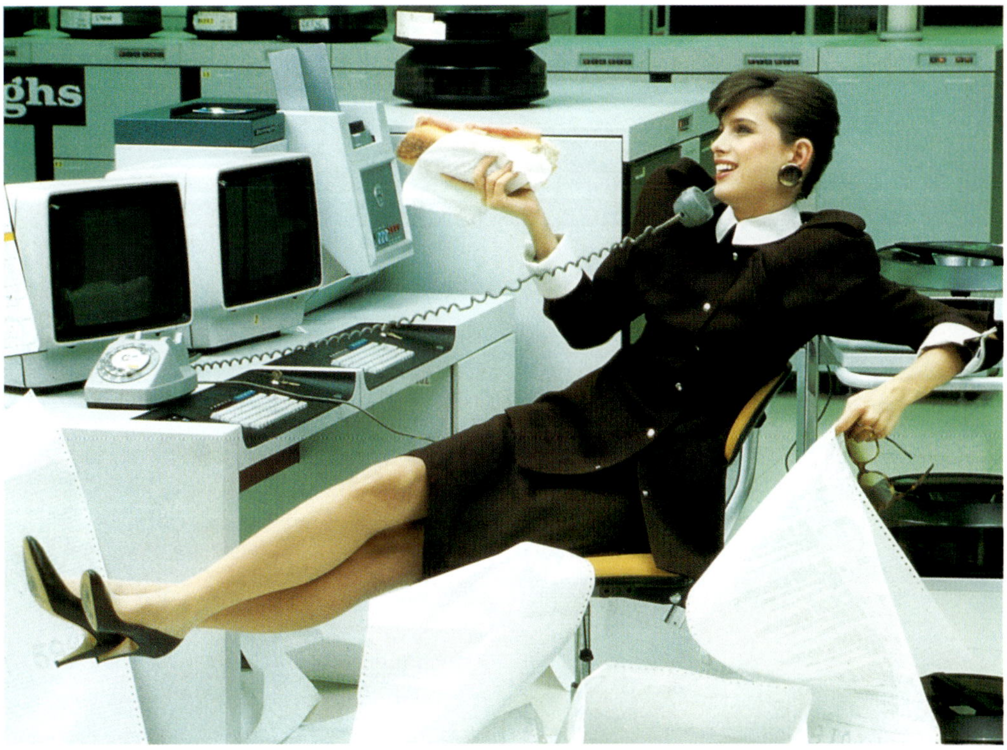

Thierry Mugler, Werbekampagne 1984

In der Mitte der 80er Jahre inszeniert Mugler eine „moderne" Bürosituation, die das Image seiner Entwürfe transportieren soll: Inmitten von Computern, eine Endlosliste überfliegend, macht die Geschäftsfrau ihre Mittagspause. Die offenbar ununterbrochene Einbindung in den Job sowie die lässige Körperhaltung greifen zurück auf das herkömmliche Klischee des Geschäftsmannes, das hier deutlich ironisiert wird. Dennoch ist es zu dieser Zeit alltäglich, daß Frauen in einst typisch männlichen Berufen arbeiten. Der „Business-look" von Mugler ist ein Kostüm mit Rock in italienischer Länge, knapp oberhalb des Knies endend, weißem Kragen und Manschetten, die mit dem dunklen Ton des Jacketts kontrastieren. Auch der strenge Schnitt korrespondiert mit der offiziellen Arbeitssituation, doch entspricht es Muglers Stil, durch den besonders engen Schnitt eine durchaus weibliche Note hineinzubringen, die er bei aufwendigeren Kleidern gern mit Hüftpolstern und Korsagen erreicht.

die Haute Couture einer der wichtigsten Werbeträger für ein großes Haus, und entsprechend werden die Defilees zelebriert. Sie sind zu gigantischen Schauen geworden, in denen viel Phantasie und Können entfaltet wird, ohne daß die präsentierten Stücke immer wegweisend für die Mode wären. Sie dienen aber dem Renommee, machen das Label wertvoll – und das Label wird wichtiger denn je für die Kaufentscheidung, im Bereich der Jugendmode nicht anders als in der Luxusbranche.

Christian Lacroix

Der 1951 geborene Christian Lacroix ist einer der wenigen Newcomer in der Haute Couture der 80er Jahre. Er öffnete sein Haus 1987 und bestach sogleich durch seine farbenfrohen, ein wenig exaltierten und doch damenhaften Entwürfe, die nicht selten theatralisch und überladen wirken und viele Anregungen aus der provenzalischen und spanischen Folklore beziehen.

Thierry Mugler

Thierry Mugler wurde 1948 in Straßburg geboren und erhielt eine Ausbildung als Tänzer. Seit Ende der 60er Jahre machte er Entwürfe für verschiedenen Firmen; seine erste eigene Kollektion Anfang der 70er Jahre firmierte als „Café de Paris". Wenig später lancierte er sein Prêt-à-porter unter seinem eigenen Namen. Seine Mode ist streng durchgestylt; sehr schmale Taillen, noch betont durch entsprechende Farbeinsätze an den Seiten, Büsten, die wie Skulpturen gestaltet sind und hautenge Hosen oder Röcke ergeben einen futuristisch-hyperfemininen Stil, der sich häufig an der Fetischmode orientiert und Frauen als starke Dominas auftreten läßt. Muglers Parfum „Angel" kam 1993 auf den Markt und wird von der Ex-Frau von Rolling Stone Mick Jagger, Jerry Hall, einem noch immer sehr gefragten Topmodel der 80er Jahre, beworben.

Jean Paul Gaultier

Jean Paul Gaultier wird gemeinhin als „enfant terrible" der französischen Mode bezeichnet. Er lernte in den Häusern Cardin und Patou, stellte 1976 seinen elektronischen Schmuck und seine erste eigene Kollektion vor. Seit 1984 entwirft er auch Herrenkollektionen. Der Titel der ersten, „L'Homme objet" – Der Mann als Objekt –, parodiert das Schlagwort von der Frau als (erotisches) Objekt der Männer (und der Modeschöpfer). „Et Dieu créa l'homme" – Und Gott schuf den Mann/den Menschen – spielte auf einen berühmten Film der 50er Jahre (*Et Dieu créa la femme*) mit Brigitte Bardot an und stellte konsequent ironisch die ersten Röcke für Männer vor. Fast immer spielen Gaultiers Herrenkollektionen mit Klischees von Weiblichkeit, übernehmen sie und stellen sie auf den Kopf.
Kaum ein anderer Designer scheut so wenig das, was gemeinhin als schlechter Geschmack, ja Kitsch gilt, keiner spielt so ungeniert mit den Geschlechtern und macht daraus etwas so er-

Jean Paul Gaultier, Prêt-à-porter 1988/89

Das extravagante Kleid nimmt deutlich Bezug auf die Untergestelle der Reifröcke und Krinolinen, die Anfang des Jahrhunderts abgeschafft wurden – ein Beispiel für das gerade von Gaultier gern verwendete Zitat längst vergangener Epochen. Im Vordergrund steht bei einem solchen Entwurf die moderne Nachempfindung des alten Elements, nicht seine Funktion, weder die traditionelle noch eine gegenwärtige. Gerade als Modell des Prêt-à-porter bekommt das Kleid eine besondere Note – für manche Beobachter provokativ, für andere humorvoll. Dennoch kann in der Sparte Prêt-à-porter, die noch immer modische und dabei nicht unerschwingliche Kleidung vorstellt, eine so deutlich formulierte Idee zum Trendsetter werden.

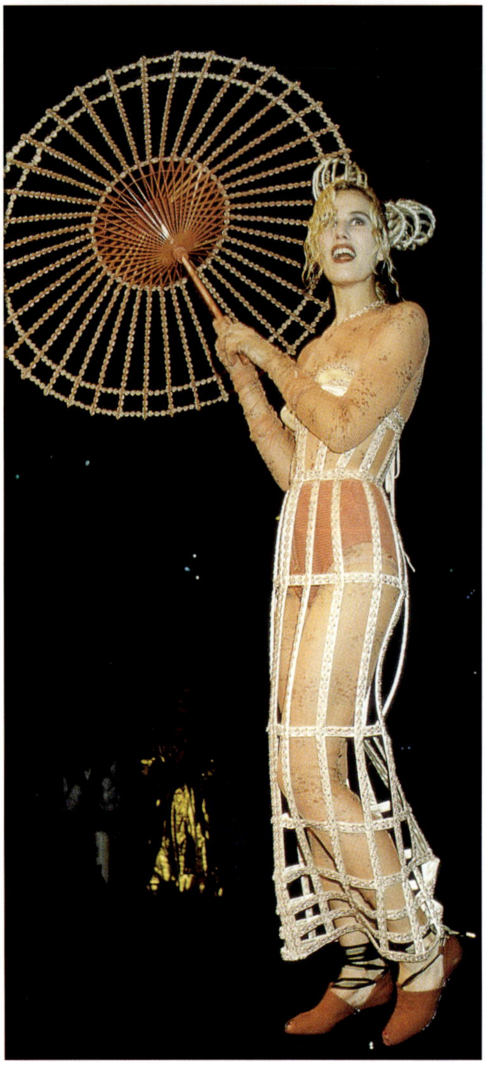

frischend Neues. Sammeln, Verwandeln, Mischen sei Gaultiers kreatives Verfahren, meint der Modehistoriker Farid Chenoune; es kreuzten sich in seiner Arbeit die Einflüsse der Haute Couture, der Straße und der Flohmärkte. Manche seiner Kollektionen wirken, als paßten die Kleider den Models nicht; andere werden durch Hosenträger an Ort und Stelle gehalten. Madonnas Mieder für ihre Tournee von 1990 stammen von Gaultier, darüber trägt sie einen Herrenanzug, für den Modeschöpfer der „vollkommene Ausdruck zeitgenössischer Mode". Männer posieren in seinen Schauen mit Schleierhütchen oder Tülloberteilen mit Straßbesatz, Frauen mit Jacken wie Männerredingotes aus dem letzten Jahrhundert oder in Mänteln, die an übergroße Platinen aus elektronischen Geräten erinnern. Gaultiers erstes Damenparfum wurde 1993 in einem weiblichen Glastorso angeboten, eine Anspielung auf Elsa Schiaparellis Flakon für „Shocking Pink", einem Torso nach den Maßen von Mae West. Er setzte diese Tradition fort mit einem Herrenparfum in einem Flakon, der wie ein Männertorso geformt ist und in einer Blechdose steckt.

Neue Klassik: Karl Lagerfeld

Der 1938 geborene Karl Lagerfeld gewann bereits mit 16 Jahren einen Modewettbewerb mit seinem Entwurf für einen Damenmantel. Der exzentrische Lagerfeld, der sich stets mit Mozartzopf und Fächer zum eleganten Anzug zeigt, entpuppte sich im Laufe der Jahre als eine Art Universalgenie. Er entwirft für verschiedene Firmen: Chloé, Chanel, Fendi, und seit Mitte der 80er Jahre auch für seine eigene Linie Karl Lagerfeld. Er war Professor an der Hochschule für Angewandte Kunst in Wien, fotografiert und ist ein glänzender Modezeichner, sammelt Fächer und kennt sich bestens in der (Kunst-)Geschichte Europas aus.

Lagerfeld gab dem Haus Chanel, das inzwischen den Ruf hatte, langweilige Kleidung für betuchte ältere Damen herzustellen, seit Mitte der 80er Jahre ein neues Image: Er verjüngte den Stil des Hauses unter Beibehaltung der traditionellen Elemente des typischen Chanel-Stils. Er kürzte die Röcke, verwandte Leder, kombinierte glitzernde Bustiers zu knappen Chanel-Jäckchen und verzierte die Modelle mit Stickereien und Accessoires, die eher an Elsa Schiaparelli als an Coco Chanel gemahnten, gleiches galt für seine Hutkreationen in Form kleiner Möbel, Früchte oder Kuchen. Spielerische Eleganz, bei aller Leichtigkeit großer Perfektionismus, Witz und ein ausgeprägter Sinn für den Zeitgeist charakterisieren Lagerfelds sehr unterschiedliche Arbeiten für die verschiedenen Häuser.

Giorgio Armani

Giorgio Armani entwirft seit über 20 Jahren unverwechselbare Mode für moderne, berufstätige Frauen, nachdem er zunächst Herrenkleidung für Cerruti entworfen hatte. Armanis Stil hat gewissermaßen seine zeitliche Heimat in den 80er Jahren. Armani gelang es, die Kluft zwischen Geschäftsuniform und Freizeitkleidung zu überbrücken, wie Caroline Rennolds Milbank schreibt. Seine ungefütterten Blazer haben alle Steifheit verloren und sind von unnachahmlicher Eleganz. Sie werden kombiniert mit weichfallenden Röcken oder Hosen aus edlen Materialien wie Wolle von hoher Qualität oder schwerer Seide. Armani legt besonderen Wert darauf, daß seine Kreationen bequem und von schlichter Eleganz sind. Bewußt richtet er sich nicht nach modischen Trends, sondern bietet nach wie vor qualitätvolle Kleidung im makellosen Design italienischer Tradition.

Gianni Versace

Der 1946 geborene Versace lernte die Mode und das Schneiderhandwerk bei seiner Mutter kennen, die Schneiderin war. 1975 zeigte er seine ersten Prêt-à-porter-Kollektionen für Damen und Herren unter eigenem Namen. In den 80er Jahren wurde Versace zu einer der führenden Figuren der internationalen modischen Avantgarde. Zusammen mit seinen Geschwistern Santo und Donatella baute er ein weltweit operierendes und erfolgreiches Modeimperium auf; Donatella übernahm nach und nach die Verantwortung für einzelne Linien, so daß sie nach Giannis Ermordung 1997 die Arbeit fortsetzen konnte. Versace sagte angeblich von sich selbst, er finde viele Ideen, indem er die Frauen in einem benachbarten Bordell beobachte. Dementsprechend bunt und grell, oft fast vulgär sehen viele seiner hautengen und freizügigen Kleider aus, die nur von ganz jungen und schlanken Frauen getragen werden können. Die Schauspielerin Elizabeth Hurley machte Furore mit einem Versace-Modell aus schwarzem Leder, das an der Seite mit riesigen Sicherheitsnadeln zusammengehalten wurde und dazwischen viel Haut sehen ließ. Tiefe Ausschnitte gehören ebenso zum typischen Versace-Stil wie hüfthohe Schlitze und die typischen barocken Versace-Muster, die er selbst herstellen ließ. In ihrem Mittelpunkt stand schon früh das Medusenhaupt.

Die Porträts von Popstars, gedruckte Leopardenfellimitate oder auch Putti, Muscheln und sonstiger, dem Barock entlehnter Prunk zieren die im Gegensatz dazu schmalen, seidig fließenden Versace-Kleider ebenso wie die Männerhemden; aufgedruckte Titelseiten von Vogue machen seine Mode lesbar als beständigen Selbst-Kommentar. Anfang der 80er Jahre brachte Versace ein metallisches Material auf den Markt, das wie eine lebendige Schlangenhaut wirkt und sich überaus gut für Abendkleider eignet.

Versaces Mode ist höchst zeitgemäß. Sie mischt die Stile vieler Zeiten, und man weiß nie, wo sie sich über sich selbst oder ihre Trägerinnen lustig macht, die sich auf den Modeschöpfer mit Renommee verlassen, um sicher zu sein, daß sie geschmackvoll gekleidet sind, und dabei, ohne es zu merken, seinem Spiel mit der Geschmacklosigkeit aufsitzen. Kitschig und ironisch zugleich, schreit diese Mode geradezu heraus, daß man klare Grenzen zwischen Geschmack und Kitsch schon lange nicht mehr ziehen kann. Die Postmoderne lebt vom permanenten Zusammen- und Widerspiel von Sinn und Unsinn, Kitsch und Kunst, Prunk und Purismus. Versaces Mode beseitigt diese Widersprüche nicht, sondern entfaltet sie und führt sie vor.

Versace revolutionierte die Männermode, „auf männlichen Glamour verstand er sich wie niemand zuvor", wie eine Modejournalistin nach seinem Tode schrieb. Er gab den Männern Mut zu bunter, figurbetonter Kleidung und gab der Männermode den Prunk und die Übertreibung zurück, die sie vor der französischen Revolution zuletzt gehabt hatte. Die Hemden sind mit Barockornamenten leuchtend bunt oder in Bonbonfarben bedruckt, die Hosen sind meist hauteng und oft nicht weniger ornamental gestaltet. Versace liebt an Männern Leder und Seide, Lack und Metall, und er zeigt gern viel nackte Männerhaut.

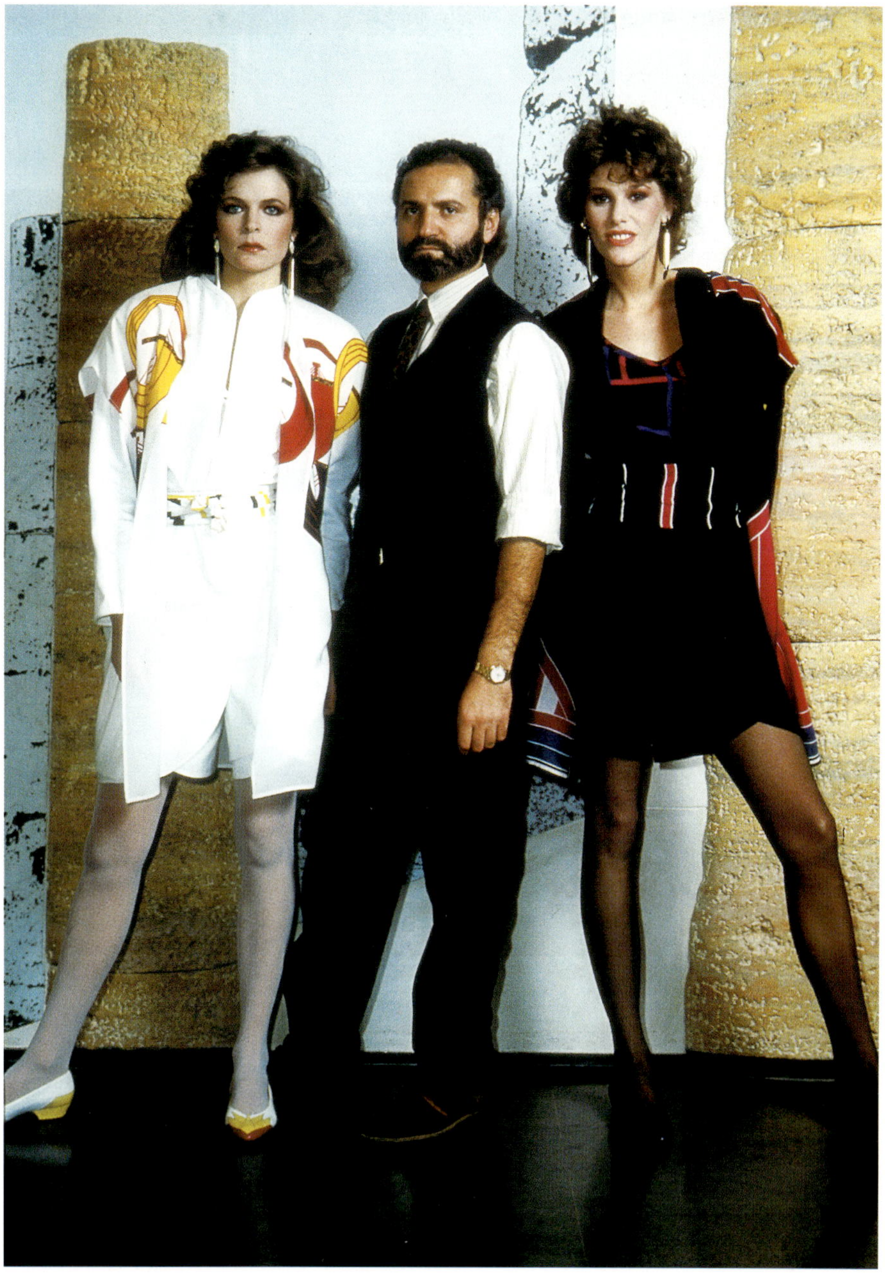

Gianni Versace, Frühjahr 1984

Gianni Versace wird oft mit dem Satz „Ich glaube nicht an guten Geschmack" zitiert, eine Haltung, die ihm alle Variationsmöglichkeiten seines glamourösen, reich verzierten Stils erlaubte. Die langen Westen aus leichtem Stoff, die bündig mit den Bermuda-Shorts abschließen, sind mit farbigen Applikationen dekoriert und erzielen im Zusammenspiel mit dem jeweiligen Grundton Weiß oder Schwarz unterschiedliche Effekte. Beide Models tragen Blusen mit breiten, gepolsterten Schultern, die die Oversize-Mode des Jahrzehnts charakterisieren und vor allem in die elegantere Kleidung Eingang fand. In dieser Kombination waren die ursprünglich der Freizeitkleidung vorbehaltenen Bermuda-Shorts ebenfalls im Büro oder auch am Abend tragbar – eine Mode, die nicht über die 80er Jahre hinaus von Bestand war.

Die Macht der Werbung

IMAGE UND STRATEGIE

Wie entsteht eine Marke, warum verkauft sie sich? Für die international anerkannten Designerfirmen sind es ebenso wie für einen großen Teil der Kundschaft längst nicht mehr Qualitäten wie Schnitt oder Stoff, die eine Kaufentscheidung bestimmen, sondern der mediale Auftritt eines Unternehmens zählt. Durch Werbung und PR-Events werden Lifestyles kreiert, die der Konsument mit einem Label verbinden soll, und den er durch Tragen bestimmter Stücke einer Kollektion oder Accessoires eines „angesagten“ Designers zu dem seinen machen möchte.

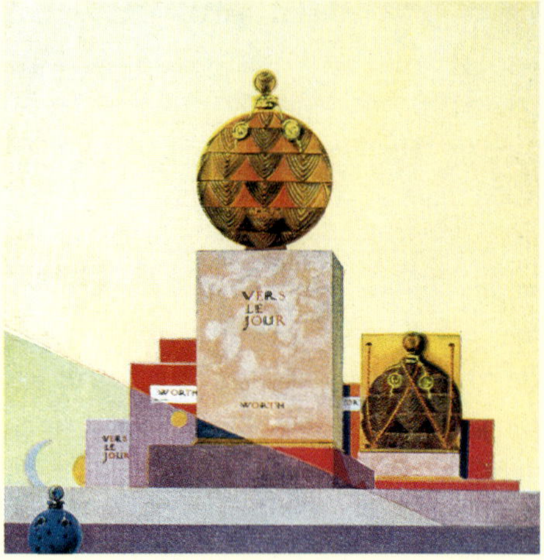

Anzeige für das Worth-Parfum „Vers le Jour“, 1919

Die Marke als Lebenswelt

Seit sich das Konzept Mode etabliert hat und sich bestimmte Stile und modische Linien mit den Namen ihrer Schöpfer verbinden, besteht die Notwendigkeit, in stets sich erweiternden Kreisen der Öffentlichkeit das Image einer Modefirma zu gestalten und zu festigen. Von jeher war es für die Haute Couturiers, angefangen bei Charles Frederick Worth bis hin zu den Modeschöpfern, die unmittelbar nach dem Zweiten Weltkrieg die großen Roben schufen, von höchster Bedeutung, in den Modezeitschriften zu inserieren und das eigene Modehaus als Inbegriff von Eleganz und Qualität zu präsentieren. Die Kreationen wurden meist gut erkennbar abgebildet, oft in einem Ambiente, das der exquisiten Eleganz entsprechend gestaltet war und die umworbenen Betrachter in eine scheinbar selbstverständlich mit der Kleidung einhergehende Welt versetzen sollte. Schon von Anfang an gehörten aber auch Accessoires und Details wie beispielsweise Parfum zu den Produkten eines stil- und qualitätsbewußten Herstellers. Suggeriert werden sollte, daß sich die Käufer unbesehen in allen Fragen der äußeren Erscheinung auf eine Firma verlassen konnten.

Der Gedanke eines regelrechten Systems wurde konsequent jedoch erst in den 60er Jahren umgesetzt. So schuf Pierre Cardin eine ganze „Lebenswelt“, zu der neben Kleidung auch Innenausstattung, Freizeitbedarf und sogar eine Restaurantkette gehörten, so daß es möglich wurde, sich in jeder Situation sozusagen in der Geborgenheit ein und desselben Stils zu bewegen.

Der Modeschöpfer: das Symbol der Marke

Eine neue Käuferschicht, die nicht über die finanziellen Mittel verfügte, sich in teure Haute-Couture-Modelle zu hüllen, verlangte dennoch nach modischer Kleidung. Als Kompromiß zwischen kunstvoller Maßschneiderei und Konfektion, die stets bemüht war, die von der Haute Couture vorgegebenen modischen Linien in preisgünstiger Variante zu kopieren, schuf Yves Saint Laurent 1966 die auf ein jüngeres Publikum ausgerichtete Prêt-à-porter-Linie „Rive Gauche“ und läutete damit einen Wandel in der Modewelt ein. Saint Laurent wollte eine Marke schaffen, die zeitgemäß war und den neuen gesellschaftlichen Entwicklungen der Nachkriegszeit entsprach.

Das Modehaus und sein Designer wurden bewußt als wichtiger Imageträger für die junge Marke eingesetzt. Sein Ruf als avantgardistischer Modeschöpfer, der ihm schon seit seinen wenig willkommenen Entwürfen für Dior Anfang der 60er Jahre anhaftete, nutzte er dabei für das Lancieren von Kleidung, die tragbarer und günstiger war als die der Haute Couture. 1971 warb Yves Saint Laurent mit einem Aktfoto von sich für sein Parfum „YSL“ und stellte damit die Idee von der Werbung als konkreter Anpreisung eines Artikels auf den Kopf. Diese Kampagne, in der das Abgebildete nur noch indirekt zwischen dem auf anderem Wege etablierten Bild von einer Firma und ihren Produkten vermittelte, war wegweisend für die neue Art der Modewerbung, auf der beispielsweise Designer wie Jil Sander oder, in erweiterter Form, Calvin Klein ihren Erfolg begründeten. Damit entwickelte sich auch das Berufsbild eines Modekünstlers: Er war nun nicht mehr allein Schöpfer der Kleidung, sondern auch Bestandteil des Marketings – er wurde zum Symbol einer Marke, die er vertreiben wollte.

Imagebildung

Auch für die Konfektion bedeutete dies eine völlig neue Definition der eigenen Arbeit. Auf einmal war es nicht mehr nur wichtig, Garant einer bestimmten Qualität zu sein, sondern auch selbstbewußt ein eigenes Image zu vertreten. Nach den Vorbildern des Prêt-à-porter bauten zu Beginn der 70er Jahre immer mehr Konfektionäre eigene Marken auf wie etwa René Lezard oder Esprit.

Luciano Benetton schaffte Mitte der 70er Jahre mit seiner erfolgreichen Imagekampagne den Sprung vom Familienunternehmen zum Label. Mit seiner Strategie, den Käufer an der „Benetton-Welt“ teilhaben zu lassen, wurde er zum Vorreiter in Sachen Imagebildung. Schon die Präsentation der Kleidung in kleinen Boutiquen war eine Sensation: Benetton verlor das Image eines Herstellers von Massenprodukten, und die Ware erhielt einen intimen, exklusiven Charakter, der bis dahin den namhaften Designerläden vorbehalten war. Vor allem aber machte sich Benetton die Funktion von Sujets zunutze. Als Hersteller eher klassischer Bekleidung und „Basics“ hatte Benetton nie den Anspruch, Trendsetter zu sein. Dennoch galt es, das Konzept von einfacher und funktionaler Kleidung für Jedermann zu verbreiten. Der Slogan „United Colors“, das Motto der ersten Kampagnen, die den Weg zur Marke ebneten, vermittelte eine einfache, direkte Botschaft. Fotos von Kindern unterschiedlicher Hautfar-

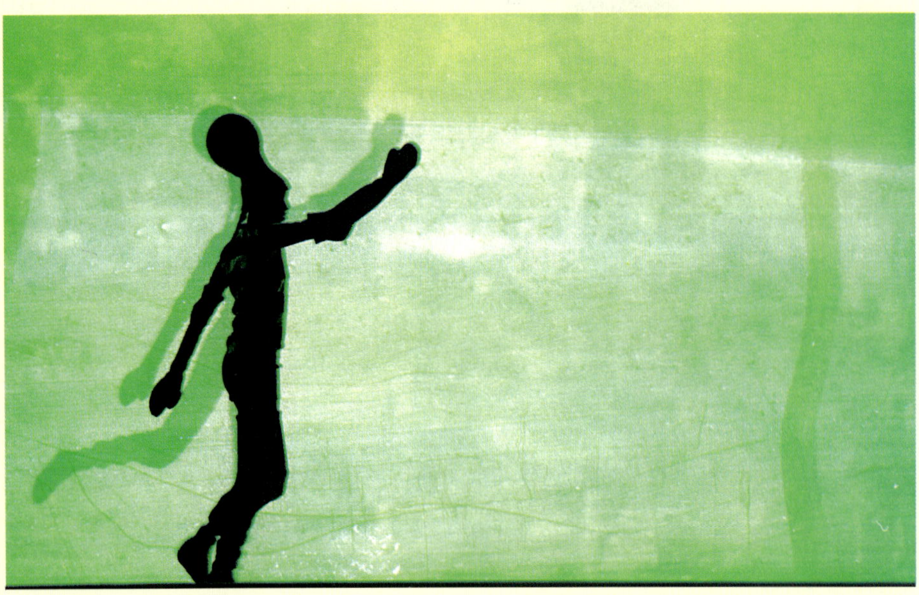

Issey Miyake, Frühjahr/Sommer 1998

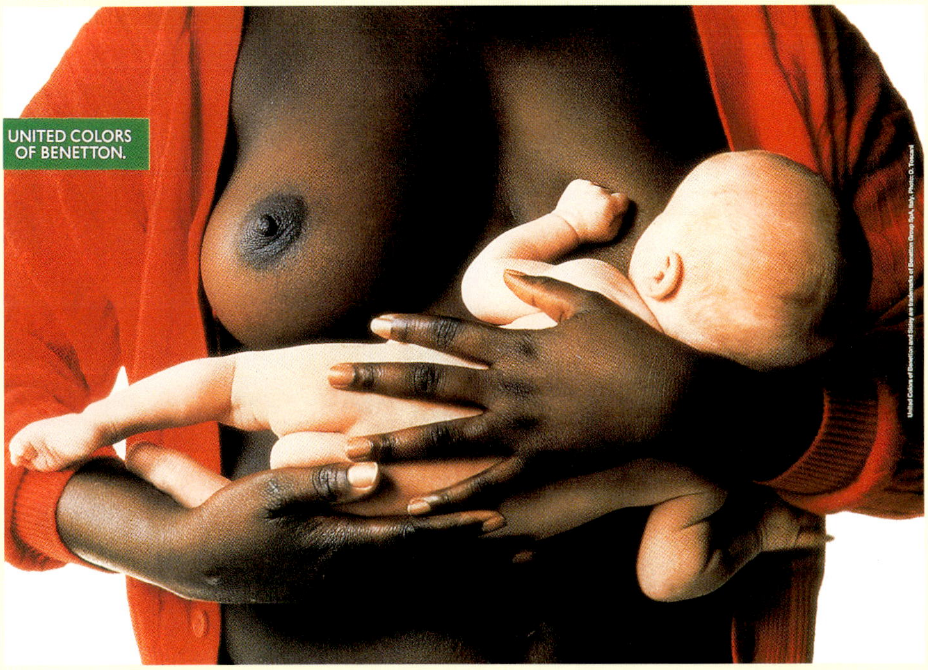

be sollten an eine offene, tolerante Gesellschaft appellieren und Benetton als Repräsentanten einer harmonischen, konfliktfreien Welt darstellen. Durch den Erwerb eines Benetton-Pullovers sollte der Käufer einen Teil dieser Welt für sich gewinnen. Der Versuch, dieses Image der weltoffenen Firma Anfang der 90er Jahre mit Fotos von ölverschmierten Vögeln oder einem sterbenden AIDS-Patienten zu differenzieren, führte zu großen Kontroversen – Benetton war in aller Munde. Zur gleichen Zeit wurden andere Modehäuser mit Bildern beworben, die auf andere Weise kritisch die Wirklichkeit einbezogen, indem sie durch fiktive Situationen auf Drogen und Gewalt hinwiesen.
In all diesen Ansätzen wird nicht mehr eine Dokumentation des Produktes geliefert, stattdessen steht der Bezug auf die erträumte oder reale Umgebung des Konsumenten im Vordergrund.

Marketingrezept Lifestyle

Durch die Werbung werden Gefühle geweckt, und das Bedürfnis nach umfassenden Leitbildern wird durch die verschiedensten Mittel befriedigt; was bleiben soll, ist die Assoziation der Emotion und die Identifikation mit dem Label, für das die Werbung steht. Nicht anders als in der Haute Couture – die in aufwendigen Shows Kreationen vorführt, die gemeinhin als untragbar gelten und so lediglich ein Image schaffen, das vorrangig der Vermarktung von Prêt-à-porter oder Lizenzartikeln dient – setzen Bekleidungsfirmen aller Niveaus auf den Wiedererkennungseffekt: Es genügt ein einziges Accessoire von einer namhaften Firma, um sich dem Stil des jeweiligen Hauses anzuschließen und dies zu zeigen.
Die Präsentation eines Labels als Lifestyle und die bewußte Ausrichtung einer Bekleidungsmarke auf ihre Zielgruppe wurde auch zum Bestandteil des Erfolgs von Hugo Boss. Anfang der 80er Jahre, der erfolgsorientierten Dekade der „Yuppies", traf die Firma Holy mit ihrer Marke Hugo Boss den Nerv der Zeit. Holy war bis dahin ein kleineres Unternehmen für die Produktion von Uniformen und Berufskleidung gewesen, das seine Produktpalette auf klassische Herrenkonfektion erweitert hatte. Mit Boss gelang dem Unternehmen einer der großen Erfolge in der Modegeschichte. In den Vordergrund trat das Label; Designer und Macher der Bekleidung blieben verborgen. Dafür wurde intensiv an der Entwicklung der Marke gearbeitet. Schon der Name Boss steht für Erfolg, Dynamik und ein kosmopolitisches Lebensgefühl – Attribute, die die Zielgruppe der Marke bestens verkörpern. Visualisiert wurde dies mit dem strahlenden Dressman der 80er Jahre, der Boss-Modelle präsentierte und zur Identifikationsfigur einer ganzen Generation von Männern wurde. Auf diese Art konnte auch „Hugo" als junges, trendiges Label als Ergänzung zur klassischen Boss-Linie auf dem Markt eingeführt werden, während „Baldessarini" das gehobene Segment der Firma repräsentiert.

Dienstleistung Internet

Es wird deutlich, daß der Stellenwert des Designs, einer rein formalen Entwicklung, geringer geworden ist. Strategie und Vermarktung des Produkts sind ins Zentrum gerückt und verdrängen das Produkt zugunsten der Welt, in der es inszeniert wird. Der Kunde entscheidet sich für die Marke X, weil er das Lebensgefühl, das damit verbunden wird, als das seine akzeptiert oder mit Hilfe des Produkts erwerben will.
In einer Zeit, in der der Gang ins Internet für viele Firmen ein wichtiger Schritt ist, gewinnt die Vermittlung einer Idee auf visueller Ebene an Bedeutung. Kleidung wird mittlerweile nicht nur per Internet beworben, sondern auch über dieses Medium verkauft. Der amerikanische Jeanshersteller Levi's bietet seinen Kunden per Internet an, eine Jeans nach persönlichen Maßen anfertigen zu lassen. Schnittführung und Passform können zwar nicht mehr ausschlaggebend sein, doch besteht die Möglichkeit, das Produkt zu individualisieren. In der Welt des Online-shoppings entscheidet das Image einer Firma, und es muß bereits außerhalb des Internets konsolidiert sein, damit es vom Kunden gesucht und wiedergefunden wird. Der Auftritt im digitalen Medium muß mit dem Bild, das das Label an anderen Orten vertritt, vollkommen harmonieren. Der Faktor Dienstleistung, den eine Marke bietet, ist ein Zugewinn, der konkurrenzfähig macht.

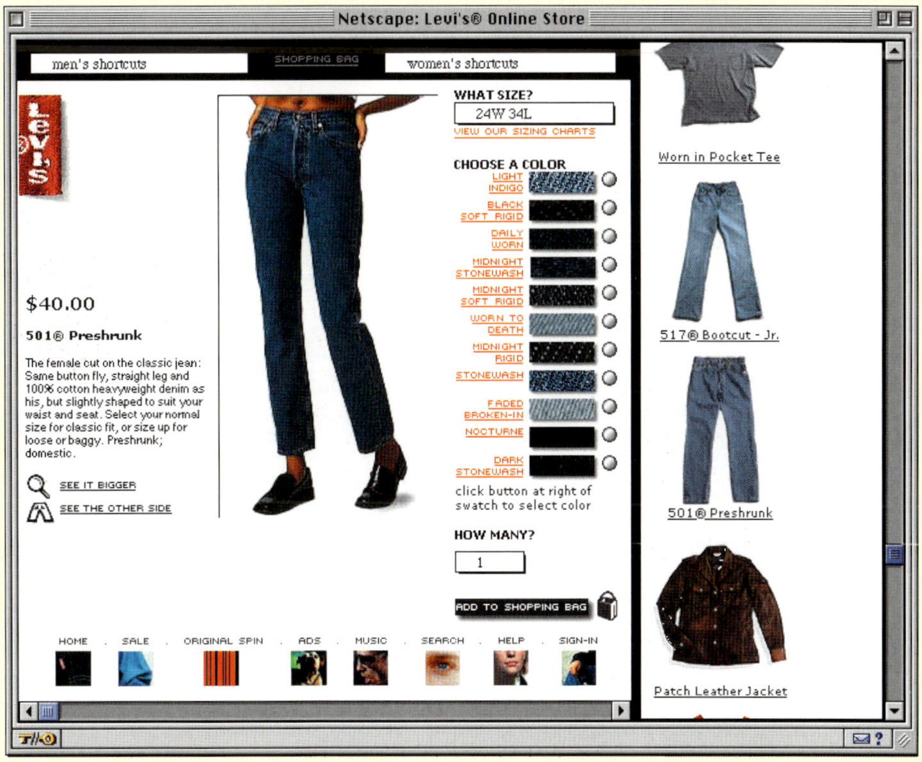

oben: Benetton, Werbekampagne „United Colours of Benetton"
rechts: Levi's-Homepage

Retro-Look und Technikkult

Fin de siècle

1990–1999

Perspektivwandel

Für die Mode der 90er Jahre ist eine neue Generation maßgebend: Die 15–30jährigen sind die Kinder der 68er, und auch sie formulieren in ihrem Lebensstil eine neue Haltung. Technomusik und Kleidung aus Kunststoff zeigen, daß die Ökowelle der 80er Jahre abgeebbt ist – für viele ist Umweltschutz zur Selbstverständlichkeit geworden, andere sind vom Recycling genervt. Inzwischen weiß man, daß die sogenannte Naturbekleidung oft so stark chemisch behandelt ist, daß sie tatsächlich nicht mehr als „natürlich" bezeichnet werden kann, wohingegen sich viele der neuen Kunstfasern als hautfreundlich und darüber hinaus umweltverträglich abbaubar erweisen. Rezession und Arbeitslosigkeit, Kriege und Nationalismus einerseits, eine kaum mehr nachvollziehbare Globalisierung in politischer, kultureller und technologischer Hinsicht andererseits prägen heute die Perspektiven und lassen eine gewisse Coolness als unabdingbare Eigenschaft zumindest im urbanen Raum erscheinen. Medien und Kommunikation sind zu unerhört wichtigen Berufsfeldern geworden, sie prägen aber auch in hohem Maße den Alltag der 90er: Die Wahrnehmung wird bestimmt von technisch erzeugten Bilderfluten, die nicht selten die virtuelle Realität mit der tatsächlichen verschwimmen lassen.

Modische Veränderungen

Auch in der Mode ist eine starke Fluktuation zu beobachten: Stärker noch als in den 80er Jahren ist das Zitat zum dominanten Faktor geworden. Die 90er Jahre führen modische Trends weiter, die in den 80ern begonnen haben. Sie haben bislang keine neue Silhouette gebracht, aber eine ganze Reihe spektakulärer Variationen der vorhandenen Silhouetten und Stile. In der Jugendmode leben beispielsweise die 60er und 70er Jahre wieder auf, während John Galliano in seiner Haute Couture für Dior die 20er Jahre neu interpretiert.

Die Revivals folgen immer schneller aufeinander, und die Abstände zwischen den Zyklen werden immer kürzer. Kleiderordnungen lockern sich, man kann auch in Leggings oder Jeans zur Arbeit gehen. Fürs Theater muß sich niemand mehr feinmachen, denn auch hier gilt: Erlaubt ist, was gefällt. Sportmode hat sich allenthalben durchgesetzt und stellt einen großen Markt für sich dar, innerhalb dessen es auch wieder Unterscheidungen von alltäglich bis elegant, von Outdoor bis Szene gibt. In einer „demokratischen" Mode ist es möglich, unterschiedlichste Niveaus des Designs miteinander zu kombinieren, die Reebok-Schuhe mit der Armani-Brille oder Leggings mit einem Blazer.

Mode für verschiedene Altersstufen

Während noch zu Beginn dieses Jahrhunderts sehr klar festgelegt war, in welchem Alter man welche Kleidungsstücke, welche Stile, welche Silhouette, welche Farben und Stoffe tragen konnte, begann sich diese strikte Alterseinteilung in den 20er Jahren aufzulösen. Jeanne Lanvin entwarf Kleider für Mutter und Tochter, die sich zwar noch

1990 Michail Gorbatschow erhält den Friedensnobelpreis. Deutsche Einheit. Beginn der Kurdenverfolgung in der Türkei. Öffnung der Grenzen Albaniens. Zersplitterung des jugoslawischen Staates, Milosevič wird Präsident von Serbien. Das „Ozonloch" wird entdeckt. Irak überfällt Kuwait. Nelson Mandela wird nach 28 Jahren aus der Haft entlassen.

1991 Bürgerkrieg in Jugoslawien. Golfkrieg USA-Irak: Operation „Wüstensturm". Präsident De Klerk kündigt das Ende der Apartheid in Südafrika an. Entdeckung eines 5300 Jahre alten Leichnams im österreichischen Ötztal.

1992 Unterzeichnung der EG-Wirtschaftskonvention in Maastricht. Luftbrücke ins umkämpfte Sarajewo und ins somalische Bürgerkriegsgebiet. Mord am algerischen Staatspräsidenten und am Vorsitzenden des Staatsrats durch islamische Fundamentalisten, Machtergreifung des Militärs. Bill Clinton wird US-Präsident. Umweltgipfel der UNO in Rio de Janeiro. Billy Wilder erhält den europäischen Filmpreis „Felix" für sein Gesamtwerk.

1993 Teilung der Tschechoslowakei. Anerkennungsabkommen zwischen Israel und der PLO, Bestimmung der Selbstverwaltung Palästinas. Bosnien wird in den Jugoslawienkrieg involviert.

1994 Abschluß der 14jährigen Restaurierungsarbeiten an Michelangelos Fresken in der Sixtinischen Kapelle. Eröffnung des Tunnels zwischen Frankreich und Großbritannien. *Pulp Fiction* wird mit der Goldenen Palme von Cannes ausgezeichnet. Die NATO greift in den Jugoslawienkrieg ein, Kriegsende. Friedensgespräche zwischen der IRA und der britischen Regierung.

1995 Christo und Jeanne Claude hüllen den Reichstag in Berlin ein. Ausbruch der Ebola-Seuche in Äquatorialafrika. Giftgasanschlag auf die U-Bahn von Tokio: 12 Tote, 5000 Verletzte.

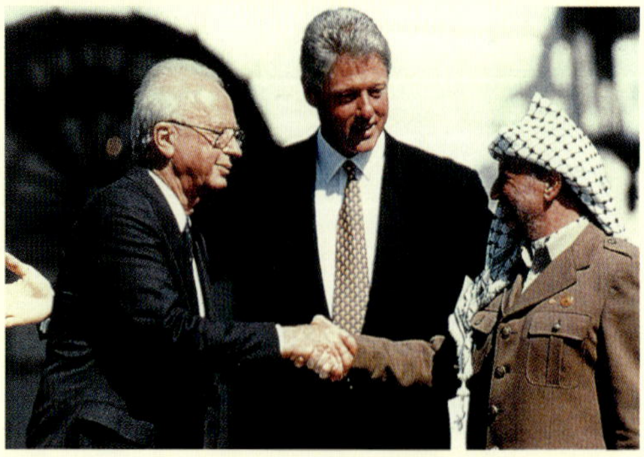

Itzhak Rabin, Bill Clinton und Jasir Arafat nach der Unterzeichnung des Gaza-Jericho-Abkommens, 9. September 1993

1996 Dutroux-Skandal in Belgien. Auftreten der Rinderseuche BSE. Erste Matadorin in Spanien. Ein Brand zerstört das Opernhaus „La Fenice" in Venedig.

1997 Die britische Kronkolonie Hongkong geht nach 99 Jahren an China zurück. Weltweite Trauer um Prinzessin Diana, die bei einem Autounfall in Paris stirbt. James Camerons Filmepos *Titanic* ist der teuerste Spielfilm aller Zeiten.

1998 Hurrikan „Mitch" verwüstet Mittelamerika. Unruhen in Indonesien, Präsident Suharto tritt nach 30 Jahren Militärdiktatur zurück. „Lewinsky-Affäre" belastet US-Regierung. Verhaftung von General Pinochet in England. 10. „Love-Parade" in Berlin.

1999 Kosovo-Krieg. Katastrophenwinter in Österreich. Entführung des Kurdenführers Abdul Öčalan in Kenia löst europaweite Kurdenproteste aus. Friedensnobelpreis für „Ärzte ohne Grenzen".

unterschieden, aber deutlich dazu tendierten, die Unterscheidung zu verwischen. Der Trend der 20er zu Jugendlichkeit und Androgynie favorisierte insgesamt die modische Aufhebung der Grenzen zwischen Jung und Alt. In den 60er Jahren setzte diese Entwicklung erneut ein, und in den 80er Jahren existierte kaum noch eine Differenz im Kleiderstil hinsichtlich des Alters. Kinder, Erwachsene und alte Leute trugen mehr oder weniger die gleichen Stile: Freizeitanzüge, Jogginghosen, Leggings, Turnschuhe, Jeans, T-Shirts und Röcke in bunten Farben.

Das gilt zwar grundsätzlich noch immer, doch hat sich in vielen Bereichen der Unterschied zwischen Jugendmode und der Mode für (berufstätige) Erwachsene wieder deutlicher herausgebildet. Die wiederaufgelegte Mode der 70er Jahre etwa, die Plateauschuhe, ausgestellten Hosen, nabelfreien, hautengen Tops in den typischen Orange-, Grün- oder Brauntönen, tragen nur die ganz jungen Frauen und Männer. Alle diejenigen, die in den 70ern jung waren und diese Mode schon einmal getragen haben, verweigern sich ihr heute. Die Frauen dieser Generation tragen heute eher klassisch geschnittene Kostüme. Mit knielangen oder kurzen, jedenfalls engen Röcken und schmalen Blazern haben sie Ähnlichkeit mit den Kostümen der 80er Jahre und sind doch dezenter und eleganter als diese. Eine Alternative dazu sind Hosenanzüge, die in der zweiten Hälfte der 90er Jahre einen regelrechten Boom erlebten und die Kostüme fast verdrängten: Schmale Hosen und Jacken sind äußerst bequem, da meistens mit einem Stretchanteil versehen, oft werden sie noch mit einer Weste zum Dreiteiler ergänzt. Hosenanzüge in den klassischen Farbtönen Grau, Schwarz oder Blau (je nach Jahr und Saison auch kariert oder dezent gestreift) sind inzwischen aus kaum einer Grundgarderobe mehr wegzudenken. Überhaupt verdrängten Hosen rapide die Röcke, so daß die Bekleidungsindustrie große Anstrengungen unternahm, um Röcke wieder besser zu plazieren und zu verkaufen. Diese sind in der Regel zwischen kniebedeckend und kurz, zunehmend auch wieder bodenlang, schmal geschnitten, aus Stretchmaterial, und leuchten in Orange, Kiwigrün, Zitronengelb oder Beige, tragen Leopardenmuster oder Karos, haben Schlitze oder Zierreißverschlüsse und werden seit etwa 1996 gern mit wattierten Westen kombiniert. Bunte, weite Röcke hingegen aus leichten Stoffen und oft mit Stickereien versehene T-Shirts oder Blusen – ein Stil, der in den 80ern aufkam – bleiben Frauen mittleren Alters (und mittlerer Einkommensschichten) vorbehalten. Transparentmode ist wiederum für die ganz jungen Männer und Frauen oder für die, die so wirken möchten; für sie gibt es längst eigene Warenhausketten, die spezialisiert sind auf preiswerte, trendige Mode für junge Menschen unter 20 oder 25 Jahren. Nur Einzelstücke aus diesen Kollektionen – mal ein Rock, mal eine Bluse – können auch von „älteren" Frauen getragen werden. Die Grauzone ist heute eher das mittlere Alter, dessen Grenzen nach oben und unten überhaupt nicht festgelegt sind.

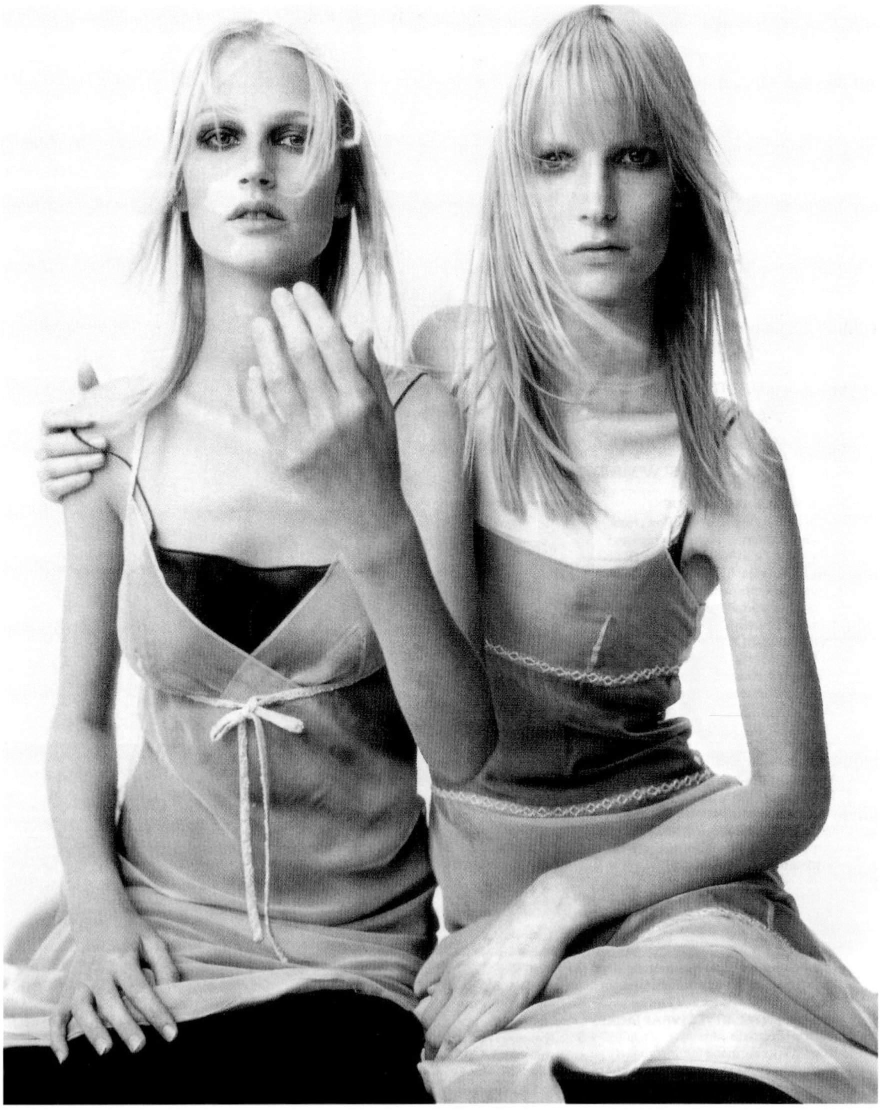

Alberta Ferretti, Frühjahr 1997

Ein mit den Konventionen brechender und eher von jungen Frauen getragener Look der 90er ist der Lingerie-Stil, der im Prinzip das Unterste zuoberst kehrt und hauchdünne Stoffe mit Spitzen und Schleifen über schlichtem Underwear zeigt. Angeregt wurde diese Mode zum Beispiel durch Designerinnen wie die für ihre kostbaren Chiffons berühmte Alberta Ferretti, die mit 17 Jahren ihr erstes eigenes Geschäft eröffnete und ihre Philosophie eines stimmungsabhängigen, „emotionalen" Kleidungsstils vertrat.

Mode heute

Was kann heute überhaupt noch als Mode gelten: das, was die Haute Couture jährlich zweimal in aufwendigen Schauen über die Laufstege schickt, oder das, was in jedem Kaufhaus in jeder Preisklasse zu haben ist? Was haben die beiden Bereiche überhaupt noch miteinander gemeinsam? Hat Mode mit Käuflichkeit und Tragbarkeit zu tun, oder ist sie eine Kunst, die eigenen Gesetzen folgt? Ist Mode das, was die Modezeitschriften propagieren? Wenn ja: wel-

Die Tradition der Konfektion

DEUTSCHE MODE

Einst machte Berlin Paris Konkurrenz: Die deutschen Modemacher erkannten in dem Leitspruch „Mode für Millionen" ein Rezept, das weltweit Schule machte. Die Variation von Modellen der französischen Haute Couture machte es möglich, daß auch die weniger Betuchten zum Glanz der deutschen Metropole beitrugen. Nicht durch Experimente und gewagte Kreationen machten die deutschen Schneider von sich reden, sondern durch den Blick für zeitgemäßen Stil und gutes Marketing. Heute sind die Modegrenzen fließend, und die Großen der Branche haben sich auf dem Weltmarkt etabliert.

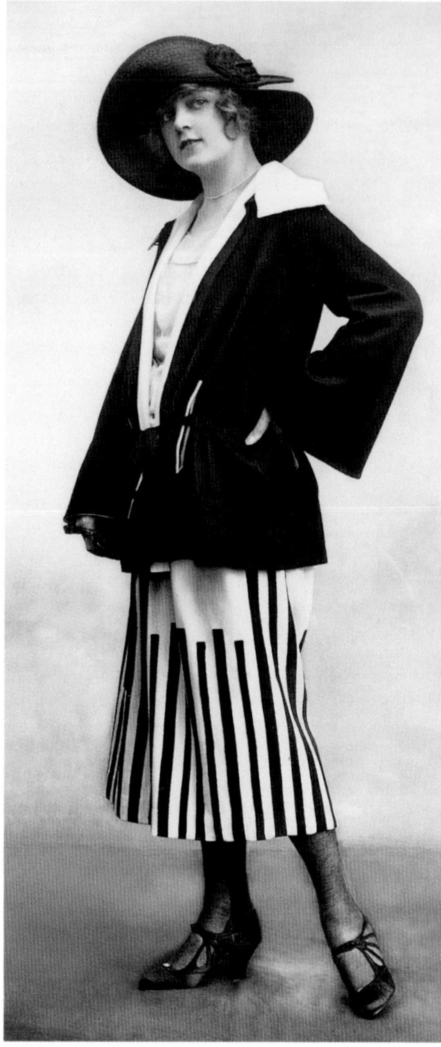

Berliner Mode 1922

Die Geburt der Konfektion

Spricht man heute von deutscher Mode, so fallen Namen wie Karl Lagerfeld, Jil Sander oder Wolfgang Joop. Doch schrieb die deutsche Mode bereits im 19. Jahrhundert Geschichte. Anstatt der großen Innovation aus Paris, der Haute Couture, den Rang ablaufen zu wollen, nutzte man mit der Möglichkeit, Kleidung industriell herzustellen, die große Chance, eine breite Masse zu erreichen. Um mit einem Industriezweig wie der Konfektion erfolgreich sein zu können, wurden alle modischen Strömungen im Ausland – nicht nur in Frankreich – sehr genau beobachtet, oft wurde kopiert, häufig variiert.

Der „kaiserliche Hoflieferant" Hermann Gerson war der erste, der in seinem 1836 gegründeten Unternehmen elegante Abendkleider serienmäßig herzustellen begann; Tagesgarderobe, Mäntel und Kostüme folgten. Ihm gelang eine Verbindung von rentabler Produktion mit interessantem modischen Wechsel. Das Haus Gerson gehörte bis in die 30er Jahre des 20. Jahrhunderts zu den gefragtesten in Europa und gab sich ein internationales Flair, indem hier beispielsweise auch die Modelle Paul Poirets vorgestellt wurden, in dessen Kreationen sich Gersons Vorstellungen von moderner Kleidung widerspiegelten.

In den 20er Jahren ist Berlin nicht nur die Hauptstadt Deutschlands, sondern gilt auch als Metropole der „Roaring Twenties". Intellektuelle, Maler, Musiker, Aristokraten aus aller Welt treffen hier zusammen, um das Leben der Moderne zu genießen und Berlin zu kultureller Blüte zu bringen. Auch in Sachen Mode erlangt Berlin in dieser Zeit Weltruhm. Die Kreationen der Berliner Modeschöpfer vom Hausvogteiplatz gelten als ungemein chic, und die elegant gekleidete Berlinerin wird nicht nur in Deutschland zum modischen Vorbild.

Mode im Notstand

Während des Zweiten Weltkrieges stagniert die Haute Couture in Europa; sie ist fast nicht mehr existent. Rationierung bestimmt das tägliche Leben auch in Deutschland, und es gibt Wichtigeres als Mode. Die Eleganz der 30er Jahre bleibt wieder einer kleineren Schicht der Gesellschaft vorbehalten. Die Orientierung am Ausland ist nicht mehr gern gesehen, Paris rückt für die deutsche Mode in weite Ferne. Stoff ist Mangelware, und ein Großteil der Kleidung wird aus Bettwäsche, ausgedienten Uniformen oder auch Fallschirmen gefertigt. Die Nationalsozialistische Partei diktiert „Bescheidenheit" als oberstes Gebot in der Mode, die deutsche Frau soll adrett und gepflegt aussehen. Auch wer noch üppige, veschwenderisch wirkende Garderobe besitzt, wird dazu angehalten, sie nicht zu tragen. Das Funktionale obsiegt, und um überhaupt noch eine Chance zu haben, muß die Mode langlebig sein. Als 1941 alle Berliner Modesalons zur „Berliner Modegesellschaft" zusammengefaßt werden und ausschließlich für den Export arbeiten dürfen, ist Berlin für die Modewelt längst bedeutungslos geworden.

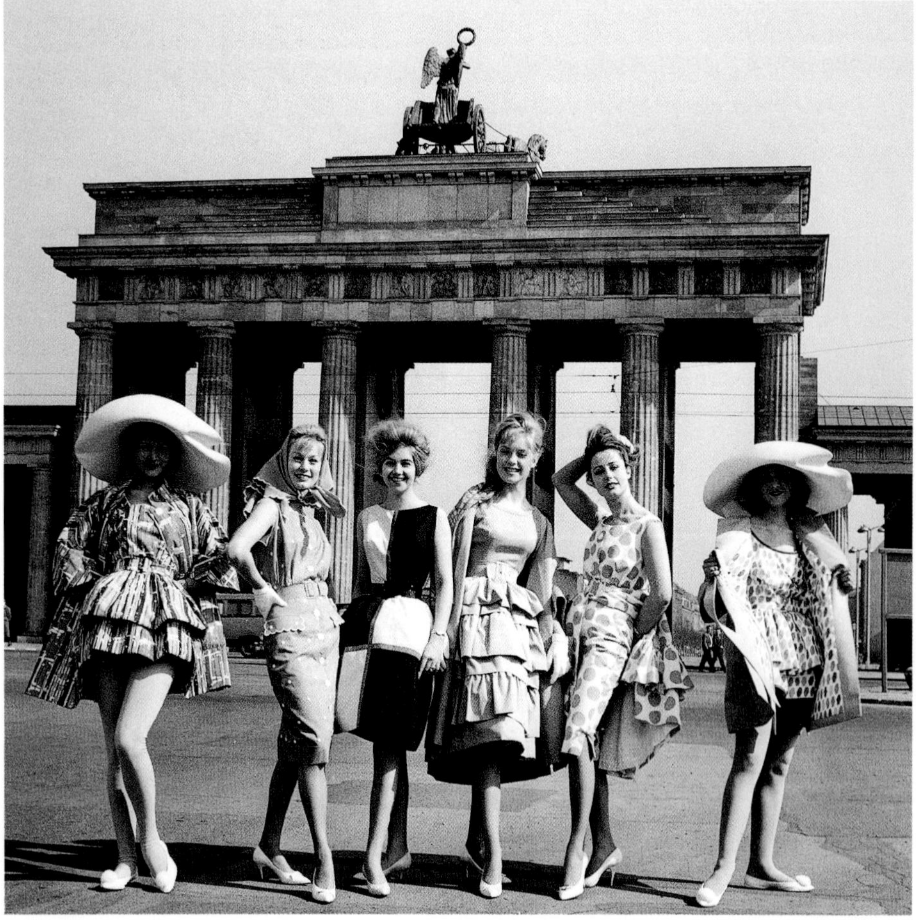

Heinz Oestergaard, Kollektion 1960

Nachholbedarf – die 50er Jahre

Zu Beginn der 50er Jahre ist der Nachholbedarf groß, und die Mode soll einen Hauch von Luxus vermitteln, um dem neuen Lebensgefühl Form zu verleihen. In Deutschland bilden sich neue Modezentren heraus: Düsseldorf wird zum internationalen Marktplatz, Berlins

Kleiderindustrie prosperiert wieder, und München tritt mit mondäner Eleganz hervor.
Einer der erfolgreichsten Modeschöpfer dieser Zeit wird Heinz Oestergaard. Sein eigenes Modehaus in Berlin-Tiergarten eröffnet er mit der Philosophie: „Meine ganze Sorgfalt wende ich, auch wenn ich natürlich große Abendkleider besonders gern mache, den ‚kleinen' Kleidern zu, Modellen also, in denen die Frauen den ganzen Tag über gut und richtig angezogen sind" – es wird der praktische Schick lanciert, der sich als qualitätsvolle Massenware verkaufen läßt. Konsequent verfolgt Oestergaard diese Linie mit der Schließung seines Hauses, um 1967 für den Versandhandel Quelle „Mode für alle" zu entwerfen ebenso wie die Uniform der Polizei.
Der Markenhersteller für Sportmode wird Willi Bogner, der bereits 1936 die deutsche Olympiamannschaft ausgestattet hatte und in den 50er Jahren Trendsetter für die gehobene, sportliche Konfektion wird, die sich dem Bedarf an häufiger wechselnden Linien gut anpassen läßt. Auch der Berliner Heinz Schulze-Varell, der bei Gerson gelernt hatte und sich in den 30er Jahren mit seinem ersten Couture-Salon sowie Filmkostümen einen Namen gemacht hatte, geht nach dem Krieg nach München, wo er zu den prominentesten Gestaltern der aufwendigen, sehr weiblichen Kreationen zählt.

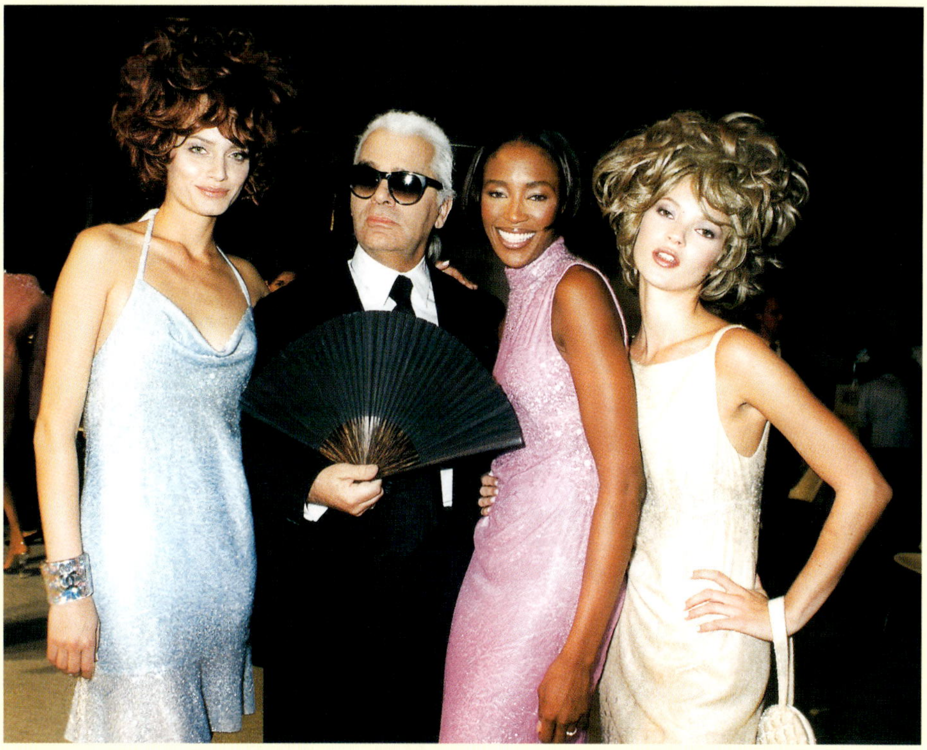

Karl Lagerfeld mit Amber Valetta, Naomi Campbell und Kate Moss, Chanel-Präsentation 1997

Die Superstars

Als schillerndste Persönlichkeit des Jahrzehnts der Designer, der 80er Jahre, machte Karl Lagerfeld von sich reden – auch wenn er schon als 16jähriger seine Karriere auf französischem Boden begann, ist er immer wieder als deutscher Modemacher wahrgenommen worden. Als Gestalter für Fendi, Krizia und Chloé wurde er zu einem europäischen Modephänomen, dessen Ruf als Erneuerer ihm auch zu Chanel vorauseilte: Seit 1983 hat er dem Haus durch die Verjüngung der klassischen Chanel-Strenge als künstlerischer Leiter wieder zu großer Aufmerksamkeit verholfen. Eine neue Produktlinie unter dem Label KL by Karl Lagerfeld wird wiederum vom Quelle-Konzern vermarktet, dem er auch als Berater zur Seite steht. Als „Chamäleon der Mode" ist Lagerfeld mit seinem glamourösen, oft spielerischen Stil nicht auf ein Segment des Modemarktes beschränkt, für ihn gilt: „Kreativität wie Märkte sind Schlachtfelder. Wenn man sich ausruhen will, ist es vorbei."
Als „Architektin" der Mode gilt die Hamburgerin Jil Sander. Edle Stoffe sind ihre wichtigsten Bausteine und haben absolute Priorität. Bereits 1967 eröffnete die ehemalige Moderedakteurin ihre erste Boutique in Hamburg und startete von dort aus unaufhaltsam eine weltweite Karriere. Kennzeichen der Kreationen Jil Sanders damals wie heute ist der Purismus – klare Schnitte, meist mit hanseatischem Understatement, und hochwertige Materialien. Nach und nach wurde die Produktpalette durch Kosmetik, Schuhe und Taschen etc. erweitert.
Die Tradition der edlen Konfektion setzt Hugo Boss fort; die Differenzierung in drei verschiedene Labels sorgt für Transparenz und macht deutlich, daß für jeden Typ Mann etwas dabeisein soll. Eine besonders exquisite Note verleiht der Herrenausstatter der Marke Baldessarini durch die Handfertigung der Stücke, während Hugo und Hugo Boss klassische, aber legere Eleganz vertreten – wie so häufig, ist die Herrenkleidung nicht durch gewagte Experimente gekennzeichnet.
Wolfgang Joop dagegen versucht, schnelle Trends zu erfassen und in Mode für Frauen und Männer umzusetzen, die eine kühle Eleganz ausstrahlt. Dennoch zeigt er in manchen Kollektionen Details, die mit Stilmix und prägnanter Farbigkeit aus dem bisweilen uniformen Großstadtstil ausbrechen.
Ein großer Anteil des Umsatzes wird heute mit Lizenzen gemacht – Kosmetik und Accessoires tragen die Namen der deutschen Modehäuser wieder in alle Welt. Den deutschen Hauptstädten kommt nur noch selten eine besondere Rolle zu – der Marktplatz sind die internationalen Laufstege und das Internet, die Konkurrenz besteht nicht mehr im nationalen Wettbewerb, sondern in der gemeinsamen Stilsprache auf dem „globalen Parkett".

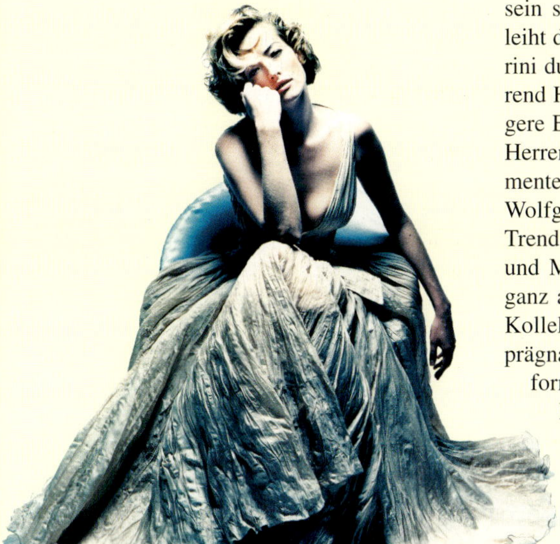

Jil Sander, 1994

Hugo Boss, Frühjahr/Sommer 2000

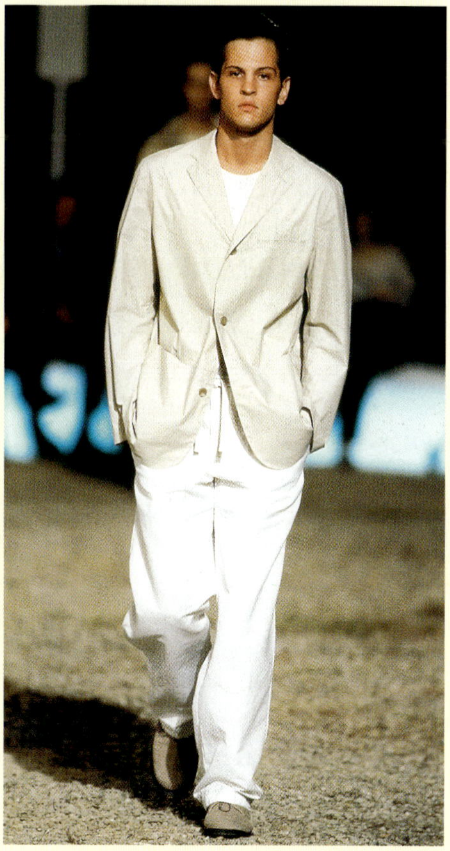

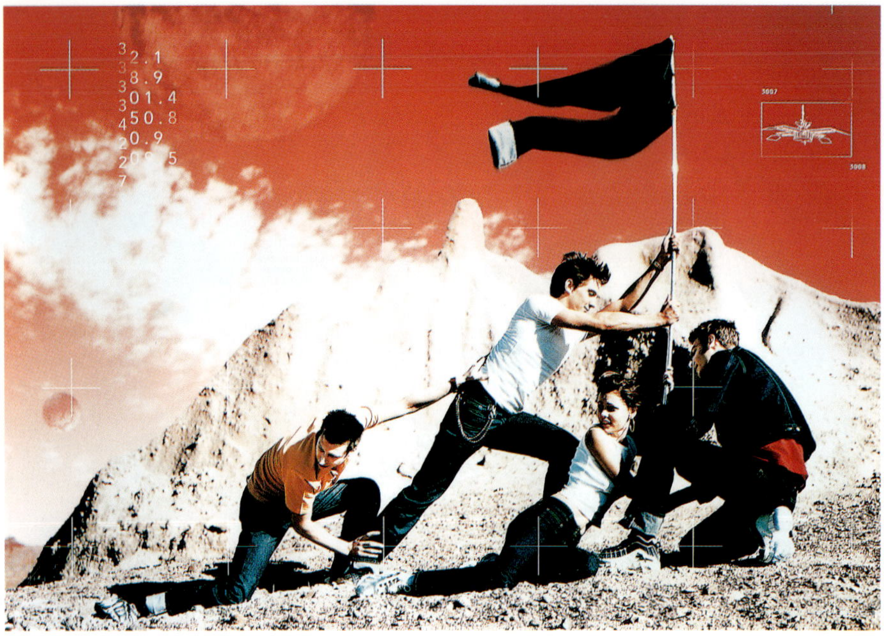

Werbung für Rocky-Jeans, 1997
In einer an die Mondlandung in den 60er Jahren erinnernden Szene wird die Jeanshose zum vereinenden Identifikationssymbol für beide Geschlechter.

che Modezeitschriften? Ist nur das Mode, was die ganz Jungen tragen, oder auch das, was Frauen über 40 anziehen? Kann man überhaupt noch zwischen Mode und Nicht-Mode unterscheiden?

Offensichtlich ist: Haute Couture, Prêt-à-porter, Kaufhausmode und Mode von der Straße klaffen immer weiter auseinander, ja scheinen sich völlig voneinander entkoppelt zu haben. Röcke für Männer werden auf den Laufstegen gezeigt, tatsächlich getragen werden sie nur sehr selten und höchstens bei Gelegenheiten wie der Love-Parade. Culs de Paris, Kleider mit Buckeln und Beulen oder einfach busenfreie Kleider sieht man nur bei den Modeevents, nicht aber im wirklichen Leben. In der Praxis achtet man auf Tragbarkeit, auf Körpernähe, aber auch auf einen gewissen Anstand, und man möchte hübsch aussehen. In den Salons der Couturiers ändert man Sehgewohnheiten, indem man wie in einer Bildhauerwerkstatt neue Skulpturen vom weiblichen Körper schafft, die mit dem realen Körper und mit herkömmlicher Schönheit nicht mehr viel zu tun haben – oder im Gegenteil so viel, daß der durch Diäten und Bodyshaping geformte, junge Körper zu seiner eigenen Kleidung wird, indem er von Stoff entblößt, entkleidet statt bekleidet wird.

In den 90er Jahren scheint „die" Mode aus dieser Vielfalt zu bestehen. Zu ihrem Wesen gehört nun, daß sie sich nicht mehr säuberlich in verschiedene Bereiche (hier Mode – dort Nicht-Mode) einteilen läßt. Und so ist ebensogut das Mode, was die großen Designer schaffen, wie das, was man in der Boutique oder im Warenhaus kauft und in der nächsten Saison fortwirft.

Eine gemeinsame Linie ist bei dieser Vielfalt schon lange nicht mehr zu erkennen. Mode dient weiterhin der individuellen Persönlichkeitsgestaltung einerseits wie andererseits der sozialen Unterscheidung und Abgrenzung. Allerdings wechseln die konkreten Formen, die die Mode annimmt, immer schneller. Sie scheinen beliebiger und austauschbarer geworden zu sein, und so muß sich niemand darauf festlegen, einen Typus durchgängig darzustellen – wodurch ein spielerisches Element in die Mode hineinkommt. Tatsächlich aber zählt in dem Moment, in dem man sich kleidet, ganz ungemein, wie das Kleid, der Blazer, die Schuhe, für die man sich entschieden hat, konkret aussehen. Der Wechsel selbst ist das Wesen der Mode, aber er kann ohne Inhalte nicht stattfinden. Diese sind jedoch nicht mehr so normiert wie noch in den 50er Jahren, sondern können relativ frei gewählt werden. Und so läßt sich nicht sagen, daß die Mode der 90er Jahre eine einzige Tendenz habe. Sie spielt mit Androgynie, und sie vertieft die Kluft zwischen den Geschlechtern. Sie ist sportlich und damenhaft, armselig und glamourös, vergammelt und aufgeputzt – sie ist das alles, nacheinander, nebeneinander, gleichzeitig. Die Mode, deren Entstehung mit der des Kapitalismus zusammenfällt, ist endgültig mit dem Herzstück des Kapitalismus zusammengefallen: mit dem Konsum, der längst zur Lebenshaltung mutiert ist. Denn

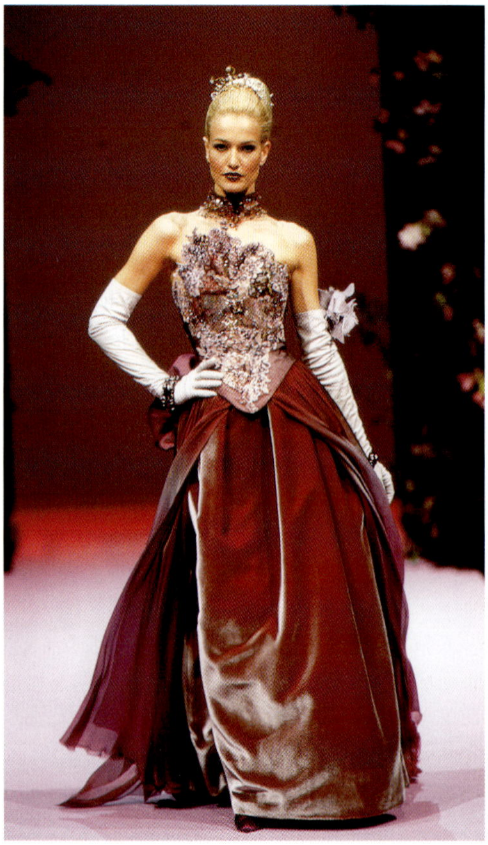

Christian Lacroix, Haute Couture, 1995/96
Eine Gegenbewegung zu gedeckten Farben und schlichten, unprätentiösen Schnitten initiierte Lacroix, der 1987 seine erste Kollektion unter eigenem Namen präsentierte und umgehend zum neuen Star erhoben wurde. Angeregt von verschiedenen Einfüssen wie z. B. mediterranen Trachten und der Opulenz von Kostümen aus der Zeit des Ancien régime, zeichnen sich die Kreationen des Südfranzosen durch Vielfalt und Pasticcio aus – so gut wie nie besteht ein Stück aus nur einem Stoff oder zitiert nur einen Stil. Kostbare Materialien, leuchtende Farben und Betonung der Körperlinie bestimmen seine Modelle und bringen Glamour und Luxus in die Modewelt zurück. Oft wirken sie ein wenig theatralisch und inszeniert; tatsächlich entwirft Lacroix, der vor seiner Karriere als Modedesigner unter anderem Kunstgeschichte studierte, neben seinen Kollektionen auch Kostüme für die Bühne. Seine Maxime von der Rolle der Mode ist dabei nicht die Befreiung, sondern die Freiheit, und eine seiner bekanntesten Aussagen lautet: „Meine Modelle sollen dazu beitragen, so zu werden, wie die Menschen schon immer sein wollten: fröhlich!"

auch die Kunst – ganz gleich ob Malerei, Literatur oder Modekunst – ist schon lange nicht mehr unabhängig vom Kommerz zu betrachten und leugnet dies auch nicht mehr.

Label

Sichtbar wird dies an der Markenbesessenheit unserer Tage. Labels, so scheint es zuweilen, haben die Inhalte mehr oder weniger verdrängt. Schlägt man heute eine Modezeitschrift auf, so präsentieren sich die Anzeigen zumindest der bekannteren Firmen als künstlerisch gestaltete Bilder, in deren Mittelpunkt scheinbar nicht mehr die Bekleidung steht. Auch früher, besonders in den 50er Jahren, zeigte die Modefotografie künstlerisches Niveau, aber sie zeigte doch immer recht genau die Kleider, die die Mannequins trugen. Heute erkennt man meist erst, wenn man die Bildunterschrift liest, was die Personen auf dem Bild tragen: Das Kleid stammt von Versace, die Schuhe von Prada, der Mantel von Missoni ... Das Bild selbst lebt einerseits als ästhetisch eigenständiges Gebilde, das andererseits die gezeigte Mode verkaufen soll. Es verbirgt diese Funktion jedoch. Sie wird übernommen vom begleitenden Wort, das in der Bezeichnung des Labels gipfelt. Das Label steht unter Umständen für einen bestimmten Stil und eine bestimmte Qualität, es steht aber vor allem für soziale Distinktion, für den Anspruch sich selbst und anderen gegenüber, den jemand mit der Wahl seiner Kleidung zum Ausdruck bringt. Ob ein T-Shirt von einem namhaften Designer oder von einer no-name-Firma ist, sieht man dem T-Shirt selbst unter Umständen gar nicht an; man merkt es aber daran, daß auf dem einen in großen Lettern der Name des Herstellers prangt. Das wiederum führt dazu, daß mit Labels inflationär umgegangen wird. Es ist schwer geworden, ein Kleidungsstück zu finden, auf dem nicht zumindest die Initialen des Designers oder der Firma stehen, denn längst haben sich die Massenhersteller diesem Trend angepaßt und produzieren nun ihrerseits Stücke mit eigenen, prunkvoll angebrachten Markennamen, die Qualität und Exklusivität suggerieren sollen, dies jedoch nur für die modisch Nicht-Eingeweihten tun. Denn für diese zählt ja nicht irgendein Name, es zählt nur ein ganz bestimmter Name.

In der Technomode ist dieser Labelfetischismus mit Ironie aufgegriffen worden – hier gibt es „Eintagsfliegen“, Labels in limitierten Auflagen, die durch ihre begrenzte Anzahl zum begehrten Objekt werden. Tatsächlich haben diese Markenzeichen kaum mehr als eine ästhetische Funktion, denn wenn sie nur für kurze Zeit existieren, können sie auch keinen Wiedererkennungseffekt erzeugen – was bleibt, ist das graphische Zeichen und das Statement des Trägers, sich unabhängig von der Tradition zu kleiden.

Modisches Understatement

Ein Mittel, den wohlhabenderen Modeliebhaberinnen und -liebhabern weiterhin Exklusivität zu garantieren, ist die „neue Bescheidenheit“, die in den frühen 90er Jahren aufkam und oft ausgesprochen teuer ist. Wohlstand wird nicht mehr, wie in den 80er Jahren, auffällig zur Schau getragen, sondern im Detail versteckt. Mit einem Mal war es nicht mehr der sichtbare Prunk und Glamour der Mode, sondern im Gegenteil die scheinbare Ärmlichkeit, die zum Merkmal verfeinerten Geschmacks wurde. Modehistorisch läßt sich eine gewisse Parallele

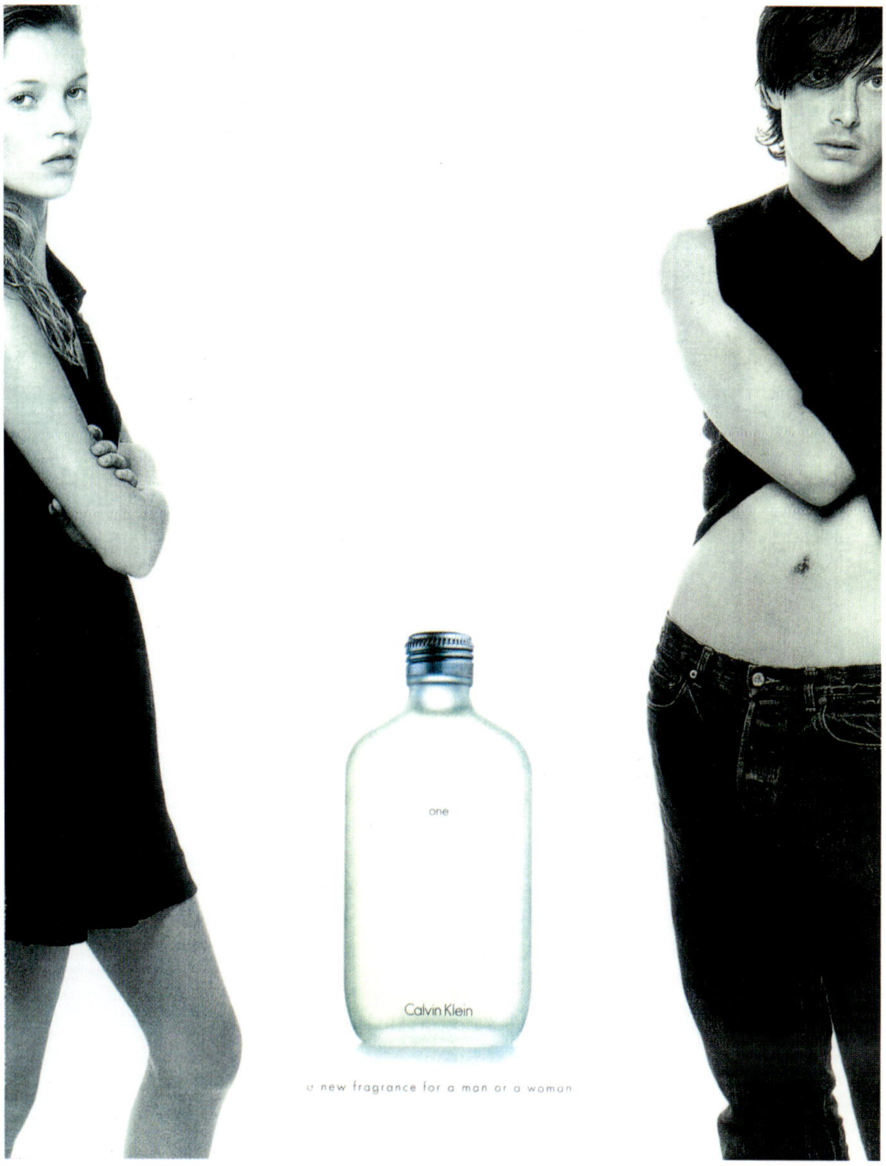

Calvin Klein Parfum „CK One“

Das erste Unisex-Parfum „For a man or a woman“, das Calvin Klein auf den Markt brachte, steht für eine neue Art von „sexyness“ – keine direkte und unverblümte Erotik wie in den 80er Jahren, sondern eher verhalten. Betont wird die Offenheit nach allen Seiten auf der Grundlage „alles ist möglich – nichts ist festgelegt“. Sexuelle Ambiguität und Androgynie gehen eine Verbindung ein, die so neutral und geradezu passiv zuvor nicht üblich war – zumal als Werbung.

Prada, Herbst/Winter 1998/99

Auf schlichte Natürlichkeit setzt Miuccia Prada mit diesem Entwurf – eine Tendenz, die sie in anderen Kleidern der Kollektion durch applizierte Blätter unterstreicht. Das weiße Seidenkleid, das durch die geometrischen Nähte nur geringfügig strukturiert ist, repräsentiert die zurückhaltende, minimalistische Ästhetik Pradas, für deren Mode auch der Begriff von „introvertiertem Luxus" gebraucht wurde. Mit ihren edlen Modellen, die erst auf den zweiten Blick eine oft ungewöhnliche und überraschende Materialkombination preisgeben, erreicht Prada die Liebhaber des Understatement. Es überrascht daher nicht, daß die Italienerin fast ein Fünftel ihres Umsatzes durch den Handel mit Japan macht, einem Land, das mit traditionell strenger und puristischer Gestaltung auch den Westen stark beeinflußt hat.

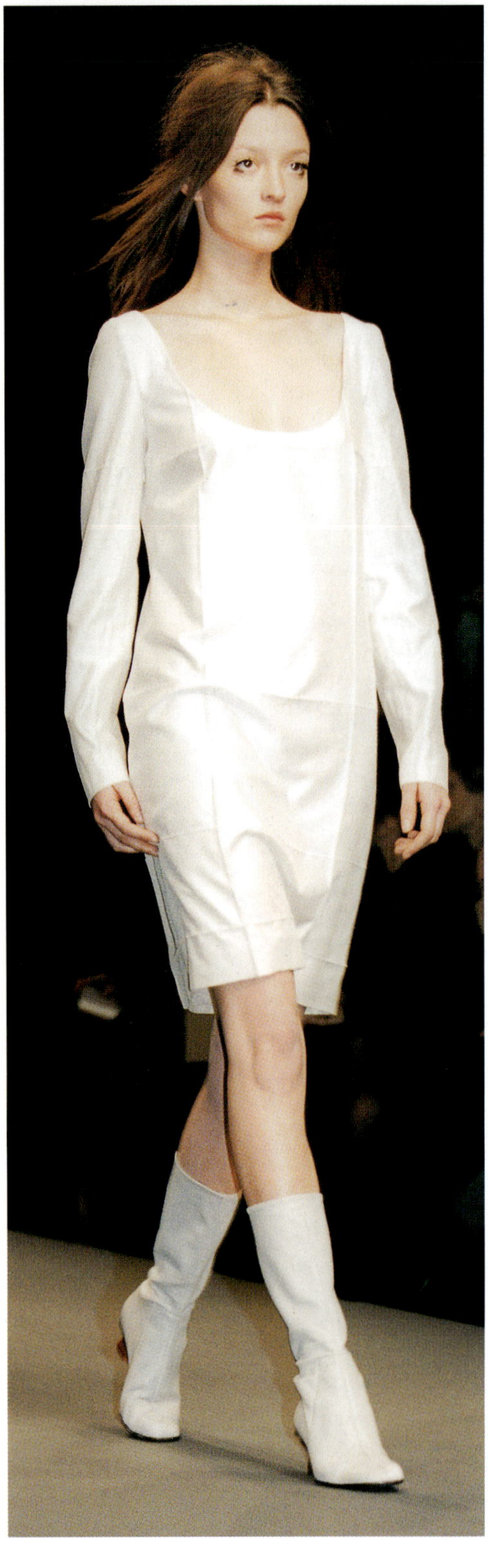

dieses Vorgangs zum Dandytum Anfang bis Mitte des 19. Jahrhunderts erkennen. Die Dandies wollten zwar nicht ärmlich aussehen, im Gegenteil. Aber sie machten aus der Herrenkleidung, die seit einiger Zeit weniger prunkvoll war als die Damenmode und im Vergleich dazu sicherlich recht bescheiden wirken mochte, eine hohe Kunst der subtilen Unterscheidung. Ein Dandy untertreibt: Er behält die schlichte Form des klassischen Anzugs bei, verfeinert sie jedoch hinsichtlich des Materials und der perfekten Verarbeitung ganz außerordentlich. Der materielle und zeitliche Aufwand, den der Dandy treibt, ist mindestens so groß wie der einer auffällig herausgeputzten Frau, er fällt jedoch nicht sogleich ins Auge; unsichtbar gemacht für den „gemeinen Betrachter", enthüllt er sich nur dem Kennerblick. Das gilt auch für die Mode einer Jil Sander, die die unterkühlte Kunst des Weglassens zu ihrem Prinzip gemacht hat und schnörkellose Mode macht, deren Qualitäten sich oftmals erst bei der Berührung des Stoffs und beim Tragen zeigen.

Die italienische Firma Prada setzte im Hinblick auf ärmliche Präsentation von unspektakulär aussehenden Moden Maßstäbe, denen viele begeistert folgten. Gedeckte, ja düstere Farben, simpel wirkende Schnitte, Stoffe, die schon von vornherein verfilzt sind, Kleidungsstücke, die wirken, als sei die Tägerin oder der Träger längst aus ihnen herausgewachsen, zeichnen diese neue Mode aus. Sie wird von Models präsentiert, die unfrisiert und ungeschminkt, bleich, trotz ihrer Jugend verlebt und unsportlich aussehen und den glanzvolleren Schönheitsidealen der 80er überhaupt nicht mehr entsprechen. Auch die Models, die die minimalistische Mode des Österreichers Helmut Lang vorführen, sehen so aus. Man kann diesen Trend als typisches Fin-de-siècle-Phänomen ansehen, das heute angesichts der globalen ökologischen und politischen Situation berechtigter denn je erscheint. Dennoch kann man sich fragen, ob dieser neue Trend tatsächlich mit einer historischen Situation in Verbindung gebracht werden muß oder ob er nicht eher das Produkt einer übersättigten Gesellschaft ist, die neue, unerwartete ästhetische Reize sucht und diese im ausdrücklichen Kontrast zum auffallenden Glamour früherer Moden findet.

Abgesehen davon, daß neben dieser Avantgarde auch der Prunk weiterhin gepflegt wird – man denke nur an Versace oder Dolce & Gabbana –, ist die neue Ärmlichkeit meist aus den edelsten Materialien sehr aufwendig gefertigt und derart teuer, daß sie längst eine neue Auffassung von Schönheit hervorgebracht hat und in jedem Falle als Auszeichnung derjenigen gilt, die einen solch verfeinerten Geschmack besitzen (und einen so dicken Geldbeutel), daß sie sich in die scheinbar unauffälligen Produkte der Edelmarken hüllen.

Der neuen Bescheidenheit in der Mode entspricht ein neuer Typus Frau, der in der Modefotografie immer einflußreicher wird und die strahlenden Schönheiten der 80er nach und nach verdrängt. Kate Moss läutete eine neue Ära ein. Abgemagert und bleich, schaute sie wie ein geprügeltes Kind mit leeren Augen in die Kamera und signalisierte den Betrachterinnen und Betrachtern, daß die Zeit der glanzvollen Topmodels und der glamourösen Moden vorüber sei. In solchen Bildern werden die allgegenwärtigen gesellschaftlichen Diskurse über Desillusioniertheit und „Null Bock" der Jugend, aber auch über Gewalt, Drogen und Mißbrauch aufgenommen und in eine neue ästhetische Norm verwandelt, die auch Aspekte der Punkära in den 80er Jahren wieder aufnimmt.

Kate Moss' hohe Wangenknochen, die groben Züge und der große Mund haben Schule gemacht; inzwischen sehen viele Models ähnlich aus, und auch der slawische Typus ist weit verbreitet. Die jungen Frauen werden kunstvoll so zurechtgemacht, daß sie aussehen, als wären sie gar nicht zurechtgemacht, sondern nach einer durchzechten Nacht geradewegs ungewaschen und ungekämmt ins Fotostudio gewankt. Wenn sie sichtbar geschminkt sind, dann entweder so, als seien sie verprügelt worden und trügen nun ihre blauen Flecken zur Schau, oder aber ihre Gesichter sind zu völlig artifiziellen lebenden Bildern mit den entsprechenden Kopfputzen verwandelt worden. Auch Piercing und Tätowierungen sind, nicht zuletzt als Absage an das Image lieblicher Weiblichkeit, wieder beliebt geworden.

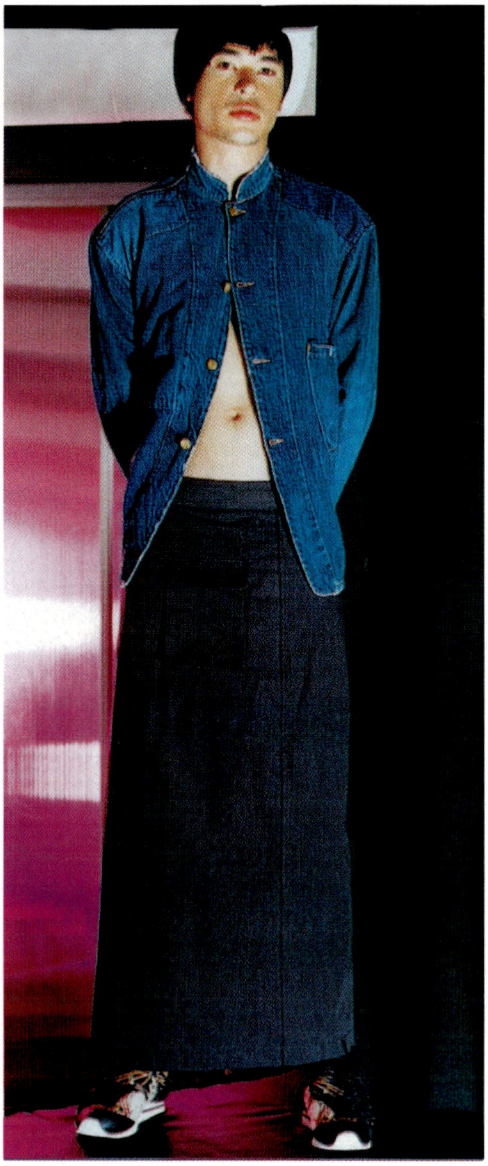

Der Rock für Herren, 1999

Seit Jean Paul Gaultier in den 80er Jahren seine Herrenrock-Kreationen lancierte und auch selbst häufig im Schottenrock auftrat, tauchte das in sich meist schlichte, aber am Mann aufsehenerregende Kleidungsstück auf den großen Schauen immer wieder auf. Am Ende der 90er Jahre ist die traditionelle Damenkleidung nicht nur bei avantgardistischen Herrenausstattern zu bekommen, sondern sogar bei den Läden für Jugendmode, die neue Trends massenhaft vertreiben. Für die Zusammenstellung mit Oberbekleidung gibt es ebensowenig wie bei Frauenröcken Richtlinien, doch werden solche Teile bevorzugt, die eine gewisse androgyne Wirkung unterstützen. Wie kein anderes Stück in den Kollektionen für Männer ist der Rock eine Herausforderung des Klischees der Geschlechtertrennung und verlangt heute noch einigen Mut von seinem Träger.

Retro-Mode

Die Jugendmode der mittleren 90er Jahre wird vom Revival der 70er-Jahre-Mode dominiert. In etwas abgemilderter Form hat dies längst auch in die allgemeine Mode Eingang gefunden. Das modische Bild in den Boutiquen und Kaufhäusern, in den Modezeitschriften und auf den Straßen wird längst von diesem Trend bestimmt. Die Schuhe sind insgesamt breiter und fast eckig geschnitten, sie haben breite, kastige Absätze und häufig Plateausohlen. T-Shirts, Blusen und Pullover sind enger und kürzer geworden, Blazer gibt es nur noch tailliert und nicht mehr, wie noch Anfang des Jahrzehnts, gerade geschnitten, dasselbe gilt für die enger und kürzer gewordenen Mäntel. Hosen sind entweder ganz eng und ohne Bundfalten oder weit und dann oft mit Schlag. Lange Westen über Minis sind wieder zu finden, auch Gehröcke für Damen – überhaupt machen sich wieder Einflüsse aus der Herrenmode bemerkbar. Gedeckte Farben herrschen vor. Was die neuen Kleider von den 70er-Originalen unterscheidet, sind die neuen Materialien. Die Synthetics der 70er sind zu hochverfeinerten High-Tech-Fasern geworden, die die unterschiedlichsten Wirkungen erzielen: gummiartig oder wie Leder, seidenfein oder metallisch glänzend, alles wunderbar weich und bestens tragbar – alles ist möglich und erweitert das Spektrum der Naturfasern ganz erheblich.

Grunge

Parallel zum 70er-Revival kam eine neue Mode auf: Grunge. Dünne, geblümte Kleidchen, die oft nicht recht zu passen schienen, getragen mit schweren Springerstiefeln, setzten gegen eine allzu glatte, erfolgsorientierte, modische Weiblichkeit eine eklektische, sehr jugendliche und sich individualistisch verstehende Weiblichkeit mit Ecken und Kanten, die sich (vermeintlich) den gesellschaftlichen Normen widersetzte und doch sofort vom Mainstream absorbiert wurde. Tatsächlich führte der in allen Modemagazinen

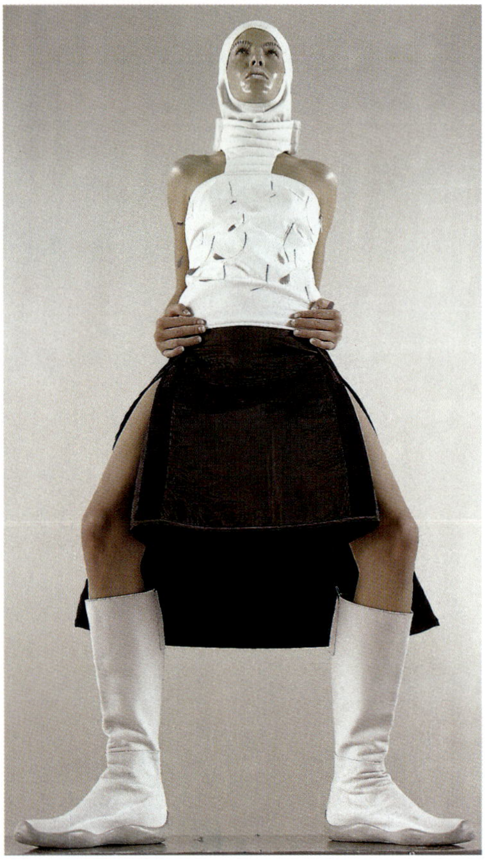

Space-age-Mode, 1999

Die virtuelle Welt scheint sich in der Wirklichkeit durch Kleidung aus Kunstfasern, künstlich wirkendes Make-up und die verfremdende Zusammenstellung von Sportswear mit Prêt-à-porter, High-Tech-Fasern mit edlen Materialien zu manifestieren.
Nicht ohne Anleihen bei den futuristischen Kreationen von Pierre Cardin oder André Courrèges aus den 60er Jahren werden wieder Astronautenkappen und eine Abwandlung der Weltraumstiefel mit stark geformter Sohle vorgestellt.
Der mehrfach gepolsterte Kragen des schulterfreien Polyestertops wird mit Velcro-Verschlüssen zusammengehalten, der variable Rock ist lediglich in der Taille der Körperform angepaßt und ist aus zwei abstehenden, wattierten Flächen von unterschiedlicher Länge konstruiert.
Die Kleidung ist zwar extrem körperbetont, indem sie ganze Körperpartien frei läßt und durch die federartigen Applikationen auf dem Oberteil auf die Eleganz exquisiter Abendkleider der 50er Jahre anspielt, doch zielt die Gesamtwirkung eher darauf ab, die Trägerin für den Alltag im Cyberspace des dritten Millenniums zu rüsten und hat sich längst von herkömmlichen Bildern weiblicher Schönheit entfernt.

präsentierte Grungestil dazu, daß sich auch die Politik in das Modegeschehen einmischte, als der amerikanische Präsident Clinton vor einer drogenverherrlichenden Tendenz dieser Richtung warnte und seine weitere Verbreitung verbieten wollte.

Girlies

Während in den 80er Jahren Madonna und Soap-Operas wie *Der Denver Clan* Stilvorbilder waren, sind nun Musiksender wie MTV und jugendorientierte Vorabendserien absolut trendbestimmend für die Jugendlichen, die stärker als zuvor und in kürzeren Abständen immer neue, eigene Stile ausbilden. Der vorherrschende Typus der mittleren 90er Jahre aber ist das Girlie. Ebenfalls in vielen Details orientiert am Stil der 70er Jahre, gehören zu ihrem Kleidungsstil kurze Röcke oder enge Hosen, oft mit Schlag, knappe Oberteile, die den (manchmal gepiercten) Bauchnabel freilassen, oder aber kurze Sommerkleidchen im Lingeriestil, dazu in jedem Fall Schuhe mit Plateausohlen. Die Haare sind oft hellblond oder rot-rosa gefärbt, halblang und meist stufig geschnitten, liegen eng an und sind ziemlich lässig eher nach außen als nach innen gefönt. Auch lange, glatte Haare passen zu diesem Stil, unordentlich hochgesteckt oder zu Zöpfchen gebunden. In keinem Fall dürfen die Haare frisiert aussehen.
Girlies sind cool; sie wissen, was sie wollen, und sie nehmen es sich. Zumindest erwecken sie diesen Eindruck. Feminismus ist für sie ein völlig überholtes Konzept, denn sie fühlen sich völlig gleichberechtigt in einer Welt, die Spaß machen soll und mit Tempo erobert wird.

Techno

Eine Spielart des 70er-Jahre-Revivals ist die Techno-Mode. Techno hat vieles aufgegriffen und kreativ variiert, was früher nur Minoritäten-Mode war: Röcke, wenn auch immer noch sehr selten, kurzgeschorene, platinblond gefärbte Haare und Ohrringe für Männer, außerdem oft ebenfalls eingefärbte Ziegenbärtchen. Man trägt Kleidung, die von den 60ern und 70ern inspiriert ist, aber man imitiert sie nicht sklavisch, sondern verbindet sie eklektisch mit anderen Stilen: ein wenig Punk, etwas Girlie-Stil, Elemente der Fetischmode, aber auch viel Neues, was seine Wurzeln in der Technologie, im Webdesign und in der Konsumwelt hat.
Accessoires haben wieder einen hohen Stellenwert, und sie sind gekennzeichnet von den Stichworten der 90er Jahre: Kommunikation und Mobilität. Mit Armbanduhren können Kurznachrichten empfangen werden, Handies gehören gegen Ende des Jahrzehnts zur Grundausstattung Jugendlicher, unter den Berufstätigen zählt oftmals noch das Notebook dazu – alles zu tragen in auffälligen Taschen, deren Form, Material und Hersteller saisonal wechseln.

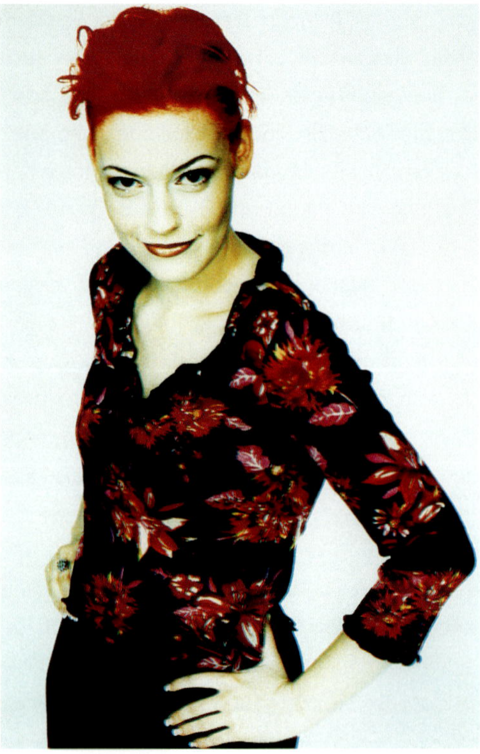

Eenie van de Meiklokjes, Moderatorin des Musiksenders VIVA, 1999

Stärker als je zuvor ist seit der Existenz von TV-Musiksendern die modevermittelnde Rolle des Fernsehens von Bedeutung. Die Moderatoren werden – ganz ähnlich wie die Stars, die sie präsentieren – zu Vorbildern kurzlebiger Modetrends. Die Verbindung von jugendlicher Avantgarde und Kommerz bringt Typen hervor, die von der Kleidung über die Frisur bis hin zu Gestik und Sprache nachgeahmt werden. Die Sender achten darauf, daß jeder Moderator einen individuellen Stil hat, den er authentisch vertreten kann, und der sich gut vermarkten läßt. Eine Spielart ist der schrille, bunte und eher nicht sportlich gekleidete Typ Eenie van de Meiklokjes, die eine Form von Eleganz bevorzugt, die nicht durch T-Shirts mit Independent-Labels zustande kommt, sondern durch eine Garderobe, die sich aus Basics wie Levi's-Jeans oder Kookai-Blusen in Kombination mit Prêt-à-porter von Vivienne Westwood, Gaultier oder W.&LT. zusammensetzt und in manchem wieder an die 20er und 30er Jahre erinnert.

Haute Couture und Prêt-à-porter

Der oft witzige Eklektizismus, der die Jugendmoden der 90er und die Moden, die man täglich auf den Straßen sieht, charakterisiert, macht auch vor den großen Modehäusern nicht halt, wenngleich er hier ganz andere Formen annimmt.

Vivienne Westwood und Jean Paul Gaultier treiben ihre Spiele mit der Modegeschichte weiter und erzielen immer wieder ungeahnte, völlig neue Effekte. Gaultier arbeitet mit extremen Ideen von Männlichkeit und Weiblichkeit, die er durcheinanderbringt, womit er immer wieder auf das Thema Androgynie kommt. Seine Kollektionen tragen bezeichnende Titel wie „Les Andro-Jeans". 1990 entwarf er die Kostüme – Mieder, Anzüge – für Madonnas „Blond Ambition Tour", die berühmt wurden. Immer wieder macht er sich ethnische und kulturhistorische Motive zu eigen und nennt Kollektionen „Les Rabbins chics" (Schicke Rabbiner, 1993/94), „Les Vikings" (Wikinger 1993/94), „Le grand voyage" (Die große Reise, 1994/95, mit Elementen von tibetischen und mongolischen Trachten). 1997 zeigte er nach langjährigen Erfolgen im Prêt-à-porter schließlich seine erste Couture-Schau.

Auch Vivienne Westwoods Kollektionen bewegen sich frei innerhalb der gesamten europäischen Kulturgeschichte. Sie ist zweifellos die kreativste, innovativste und einflußreichste Modeschöpferin unserer Zeit, die durch Witz und handwerkliche Meisterschaft überzeugt. Ihre Mode ist nicht androgyn, sondern spielt ganz offen die klassischen weiblichen (und seit ihrer ersten Herrenkollektion 1990 auch die männlichen) erotischen Klischees aus. So erregte sie großes Aufsehen mit Damenschuhen, die wie ein Penis geformt waren – eine ironische Anspielung auf Sigmund Freuds Deutung des Schuhs als Penissymbol.

Glamour

Der neuen Bescheidenheit frönen in der französischen und italienischen Haute Couture und dem Prêt-à-porter insgesamt nur wenige. Hier zählen weiter Witz und Buntheit, auffallende Theatralität und sexy Glamour. Sogar Rei Kawakubo zeigt inzwischen Kollektionen in bunten Farben; jedoch sind die Kleidungsstücke eigenständige Skulpturen, die nicht den traditionellen Körperbezug aufweisen, sondern durch grobe Schnitte oder Verformungen zeigen, daß sich die Gründerin des Unternehmens Comme des Garçons kritisch mit der Kleidungsästhetik und der sexuellen Komponente von Mode auseinandersetzt.

1997 wurden von vielen Häusern die schönsten, zartesten, buntesten Transparent-Abendkleider gezeigt, unter denen nichts als bloße Haut zu tragen war. Gianni Versaces immer schon farbenfrohe Kreationen wurden in seinen letzten Kollektionen etwas eleganter und gemäßigter, setzten aber immer noch auf klare erotische Signale. Chanel zeigte moderne Eleganz, Yves Saint Laurent ist seinem opulenten Stil treu geblieben, und auch viele der anderen traditionsreichen Häuser boten der Welt weiterhin Glanz und Reichtum an.

Die beiden Italiener Domenico Dolce und Stefano Gabbana präsentierten 1986 ihre erste eigene Schau in Mailand und haben ihr Label seither zu einer Trendmarke gemacht. Sie lieben die sinnliche Weiblichkeit von Sophia Loren oder Anna Magnani und spielen in ihrer Mode mit altmodischen Weiblichkeitsattributen wie Mieder und weiten (oder im Gegenteil hautengen) Röcken, romantischen Blumenmustern, Animalprints, Straßsteinen und Stickereien, übertreiben diese aber oft so sehr, daß der Effekt sich als ironischer Glamour an der Grenze zum Kitsch beschreiben läßt. Seit 1994 ist auch Gucci zu einem der großen internationalen Namen der italienischen Mode geworden. Früher stellte die Firma teure Accessoires

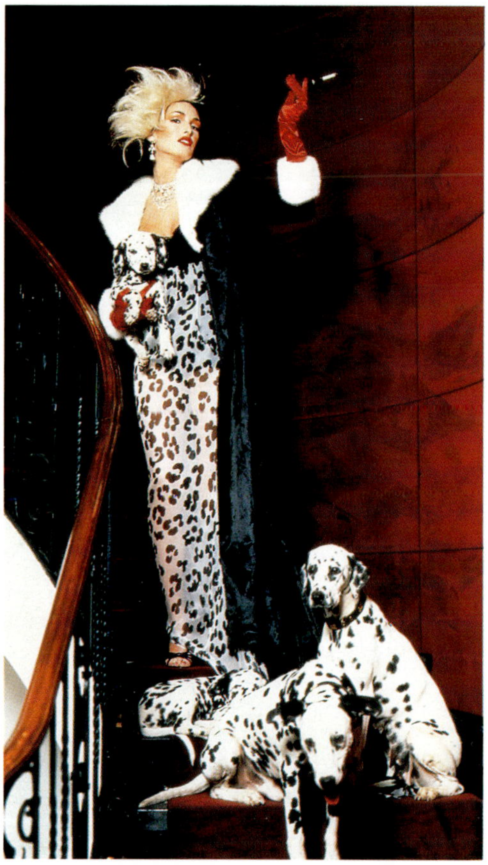

Dolce und Gabbana, 1997

In einer mondänen, leicht verruchten Abendgarderobe präsentiert sich die Darstellerin der Cruella de Vil in der Verfilmung von *101 Dalmatiner* am Abend der Premiere. Bei der Gestaltung der aufwendigen Kleider konnten die Italiener Domenico Dolce und Stefano Gabbana ihrer Phantasie freien Lauf lassen. Das in Dalmatiner-Optik bedruckte, leicht transparente Kleid läßt den Spitzenbody erkennen, der nur knapp die Brust bedeckt. Der schillernde Mantel ist mit Pelzkragen und -manschetten geschmückt, die das auffällige Collier einfassen. Die ganze Erscheinung ist charakteristisch für das Designerduo, denn D&G steht für die Erotisierung üppiger Weiblichkeit durch auffällige Accessoires in farblicher Abstimmung zueinander, Anleihen bei der Fetischmode und eine Aura der Eleganz, von der die Stars der frühen Hollywood-Filme umgeben waren.

Das schwarze Schaf der Haute Couture

VIVIENNE WESTWOOD

(geb. 1941)

Die Engländerin Vivienne Westwood genießt heute als verrückt-geniale Modeschöpferin international höchstes Ansehen. Anfang der 70er Jahre startete sie zusammen mit Malcolm McLaren, ihrem zweiten Lebensgefährten, ins Modegeschäft: zunächst mit kopierten Teddyboy-Anzügen, gefolgt von Rocker- und S/M-Outfits sowie Punk-Mode. Mit der ersten Catwalk-Show, der „Piraten"-Kollektion von 1981, begann Westwoods Karriere als Couturière – drei Jahre später zählte sie bereits zu den weltbesten Designerinnen. Seitdem gehören die Modeschauen der grandiosen Ideenlieferantin, Hochschulprofessorin und von Königin Elisabeth II. mit dem „Order of the British Empire" ausgezeichneten Selfmade-Frau zu den Höhepunkten jeder Modesaison.

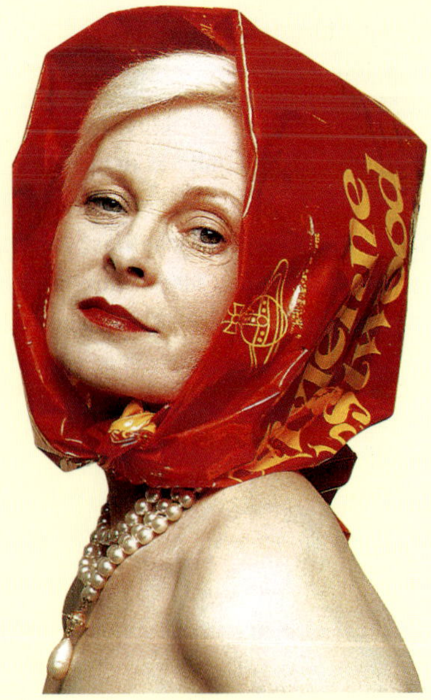

Vivienne Westwood mit Plastiktüte als Kopfbedeckung, 1994

First Lady des Punk

Vivienne Westwood, die Mitte der 70er Jahre in der Londoner „No-Future"-Szene mit Punkmode Furore machte, ist heute eine gefeierte Fashion-Queen. Nicht alle mögen ihre Modelle, manche finden sie dekadent, grotesk, untragbar – aber alle Modebegeisterten sind gespannt, mit welcher Silhouette sie als nächstes ihr Publikum verblüfft. Denn die englische Exzentrikerin und Autodidaktin hat Courage, und nicht selten landet sie Volltreffer in ihrem Kampf gegen die „Geschmacksdiktatur der Massen". Mit großer Sensibilität erspürt sie Trends, lange bevor sie allgemein werden, und fungiert daher bei Insidern als Inspiration par excellence. Ihr Hang zum Unorthodoxen, gepaart mit Wagemut und einem kräftigen Schuß Tollkühnheit, läßt sie Moden auf den Markt bringen, vor deren Schockeffekten Konkurrenten schon aus kommerziellen Erwägungen heraus zurückschrecken.

„I was very working-class"

Geboren 1941 in einem kleinen Ort in der Nähe von Manchester und aufgewachsen in kleinbürgerlichen Verhältnissen, verlief ihr Leben zunächst wenig spektakulär. 1958 zog sie mit ihren Eltern nach London, wurde Grundschullehrerin, heiratete Derek Westwood, Manager einer ländlichen Tanzhalle, und wurde Mutter. Kurz darauf verließ sie ihren Mann und begann ein neues Leben.

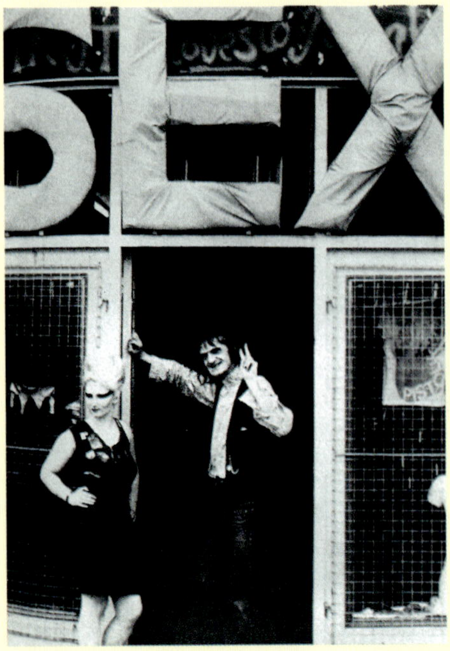

Let it Rock

Ihr neuer Begleiter Malcolm McLaren, Student der Croyden Art School, war ein Freund ihres Bruders und vehementer Kritiker der „Flower-Power"-Bewegung, die seiner Ansicht nach als inhaltsleerer Life-Style gnadenlos vermarktet wurde. Gemeinsam suchten sie nach neuen Ausdrucksformen, entdeckten den spießigen Charme der Fifties und begannen, zunächst als Untermieter, 1970 als Inhaber eines kleinen Ladens am billigen Ende der Londoner King's Road ihren Lebensunterhalt mit nostalgischer Trendmode zu verdienen. Vivienne, inzwischen Mutter von zwei Söhnen, zerlegte alte Teddyboy-Anzüge in ihre Einzelteile, kopierte den Schnitt und nähte sie nach – ein Faible für Originalvorlagen, das sie sich bis heute bewahrt hat. Egal, was sie tut, sie muß der Sache auf den Grund gehen.

„Too Fast to Live, too Young to Die"

Nach zwei Jahren hatte sich der Trend erschöpft, eine neue Modeklientel fand das Paar in der Rockerszene und schwarzen Unterschicht. Ihr Laden, 1972 umbenannt in „Too Fast to Live, too Young to Die", führte nun martialische Lederanzüge, knallbunte afrikanische Anzüge und T-Shirts mit pornographischen Aufdrucken, was zu Konflikten mit der Justiz führte. Sie reagierten prompt, tauften den Laden „SEX", verschärften die Inhalte der Aufdrucke und bereicherten ihr Sortiment durch Artikel der streng tabuisierten S/M-Szenekleidung. Vivienne Westwood als Protagonistin von „Gummiklamotten fürs Büro" zeigte sich öffentlich im Minilederrock, löchrigem T-Shirt, behängt mit Ketten und Vorhängeschlössern, kombiniert mit scharfen Stilettos: eine fleischgewordene Provokation des guten Geschmacks. Es begeisterte sie, das anstoßerregende Spiel bis an die Grenzen des Machbaren auszureizen, und ihre Kundschaft war entzückt: Westwoods „catalyst-shirts"" fanden in der Szene reißenden Absatz. Die Idee des Punk war geboren.

links: Die Verkäufer Jordan und Paul Getty vor Westwoods und McLarens Boutique „SEX" in London, 1974
rechts: „Martyr of Love"-Kollektion, 1996

Queen of Punk

In dieser Phase begann sich die Arbeit des dynamischen Duos Westwood-McLaren zu differenzieren: Er wurde 1974 Manager der New York Dolls, sie kreierte ihr sensationelles Outfit, eine komplett rote Kleidung aus rotem Gummi und Vinyl. Berühmt aber wurden beide erst, als sie 1975 die legendäre Punkband Sex Pistols medienwirksam aufbauten, McLaren als Macher und Westwood als Kostümbildnerin, die ihnen Sado-Maso-Monturen und aggressive Accessoires verpaßte. Der erste Auftritt der Sex Pistols anläßlich der Wiedereröffnung des Ladens unter dem Namen „Seditionaries" traf ins Schwarze, denn die beiden hatten nicht nur die Botschaft der „fuck-off"-Generation verstanden, sondern waren selbst Promoter der Bewegung. Auf Fotos sieht man die heutige Top-Designerin als Prototyp einer Punkerin: platinblonde Punkfrisur, bleiches Gesicht mit dunklen Lippen, Mini-Kilt kombi-

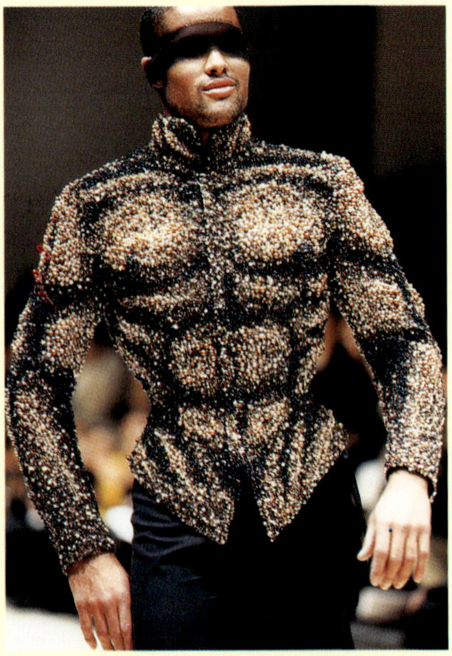

niert mit riesigen Schnürstiefeln. „Ich sah mich damals noch nicht als Modemacherin. Wir suchten nach Motiven der Rebellion, um es dem Establishment zu zeigen. Das Ergebnis war Punk.“

World's End: Ende und Neubeginn

Drei Jahre später war die Subkultur der Rebellen in Auflösung begriffen, die Kultband Sex Pistols am Ende, Sid Vicious an einer Überdosis gestorben. Vivienne Westwood wurde nachdenklich. 1980 trennte sie sich vom Punk und, zeitlich etwas verzögert, auch von Malcolm McLaren. Mit der ihr eigenen Energie begann sie die Geschichte der Kleidung nach neuen Ideen abzuklopfen, interessierte sich für die Kleidung von Outcasts, Rebellen, Indianern und Piraten. Ein letztes Mal änderte das Paar noch die Identität des Szeneladens in der King's Road 430; seither heißt er „World's End“. Am Ende der Welt war der Boden schräg, die monströse Fassadenuhr hatte dreizehn Stunden und die Zeiger rasten rückwärts, während sich die „Queen of Punk“ auf den Weg machte, mit der ersten der beiden noch mit McLaren realisierten Catwalk-Shows, „Romantics of the High Sea“, die große Welt der Mode zu erobern.

Die Kollektion war phantastisch, kostbar und farbenprächtig und wurde vom Publikum begeistert aufgenommen. Ein besonders schöner Anzug in leuchtendem Orangerot mit geschlitzten Ärmeln, schwarz-gelb-gepunkteter Weste und Zweispitz fand Aufnahme in die Sammlungen des Londoner Victoria & Albert Museums, zusammen mit etwa 30 weiteren Westwood-Exponaten. Mit ihrer zweiten Kollektion, „Nostalgia of Mud“ 1982, gingen sie direkt nach Paris – seit Mary Quant die ersten Engländer, die in der französischen Metropole präsentierten. Danach aber trennten sich ihre Wege endgültig. Die „Witches“-Kollektion von 1983, eine Synthese aus Ethno und Konfektion, trägt allein Westwoods Handschrift.

„Creativity comes from technique.“

Vivienne Westwoods Stärke liegt in der Kombination von Unkonventionalität und Professionalität, mit der sie eigene Ideen entwickelt und umsetzt. Ausgangspunkt und Ideenpool ihrer Arbeit ist das unerschöpfliche historische Material, von dem sie sich inspirieren läßt, sich unabhängig machend von aktuellen Trends, denn, so Westwood: „Nichts ist altmodischer als der Zeitgeist.“ 1984, als der Power-Look kulminierte, schockierte sie mit der extrem weiblichen Silhouette ihrer „Mini-Crini“-Modelle, bei denen die Blicke durch ungewöhnliche Auspolsterungen von Brust und Gesäß in Kombination mit Plateauschuhen magisch angezogen wurden. 1987 machte sie Mieder als Teil der Damenoberbekleidung salonfähig, die sie in ihrer „Portrait“-Kollektion 1990 mit Szenen aus *Ein Schäfer betrachtet eine schlafende Schäferin* von François Boucher (1703–1770), einem ihrer Lieblingsbilder, bedrucken ließ. Ihre Version des „Cul de Paris“ aus der Kollektion „Erotic Zones“ 1994, ein Abendkleid, bei dem der Steiß aus gebauschtem Stoff nach oben verlagert und der eigentliche Cul blank gezeigt wurde, ist exemplarisch für ihr Konzept des Aufnehmens und Verwandelns. In „Vive la Cocotte“ 1995/96 spielte sie mit dem Zeichenrepertoire der Demi-monde, 1997 ironisierte sie die traditionelle Tracht der Schotten, indem sie Männerkostüme in kokette, erotische Damenkostüme verwandelte, und zwar mit Witz und sicherem Gespür für Ästhetik. Ihre Mode ist stets ein subversives Spiel, bei dem sie historische oder traditionelle Vorgaben durch Ironie intelligent zu konterkarieren versteht. Fragt man sie nach der Tragbarkeit ihrer Modelle, lautet ihre Antwort, nicht Mut, sondern „nur die Bereitschaft, besser und individueller angezogen zu sein als andere“ gehöre dazu, nichts sei schrecklicher als „schlampige Mittelmäßigkeit“.

Seit Anfang der 90er Jahre fordert sie auch die Männerwelt auf, stark und erotisch anziehend zu sein. Ihre erste Herrenkollektion „Cut and Slash“ zeigte sie 1990 in Florenz, seit 1996 präsentiert sie mit Erfolg in Mailand. Vorbilder sind auch hier meist höfische Moden vergangener Jahrhunderte, als stattliche Mannsbilder pfauengleich für sich warben und Pagen mit Pumphöschen kokettierten. Bisheriger Höhepunkt war 1996 die Kollektion „Martyr of Love“, mit einer vom Korsettmacher Pearl lückenlos mit Perlen und Pailletten bestickten, stark taillierten Jacke. In der Vergangenheit hätten die Männer wesentlich mehr Möglichkeiten gehabt, sich durch Kleidung auszudrücken, so Westwood, sie versuche nur „etwas davon zurückzuholen“, selbstverständlich in der für sie typischen karikierenden Art und Weise.

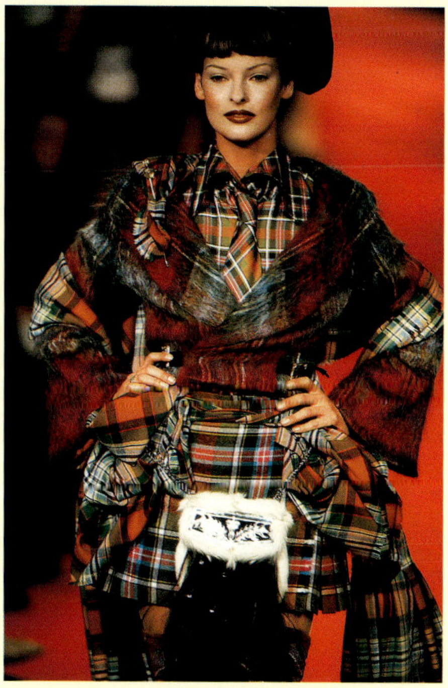

Kollektion „Anglomania“, Herbst/Winter 1993/94, Linda Evangelista im Highlander-Ensemble

In Rang und Würden

Vivienne Westwood gehört heute unbestritten zu denen, die in der Mode das Sagen haben. Die Honneurs, die ihr zuteil wurden – 1990 und 1991 wurde sie zur britischen Modeschöpferin des Jahres gewählt, 1992 von Königin Elisabeth II. mit dem Titel „Officer of the British Empire“ bedacht und zum Ehrenmitglied des Royal College of Art ernannt – sprechen für sich. Ende der 80er Jahre wurde sie als Gastprofessorin berufen, zunächst für drei Jahre an die Akademie für Angewandte Kunst in Wien, wo sie ihren zweiten Ehemann und Partner, Andreas Kronthaler, kennenlernte, dann, 1993, an die Hochschule der Künste Berlin, wo sie noch immer unermüdlich die Studierenden zu Höchstleistungen anspornt. Inzwischen besitzt sie Verkaufsstätten in London, Paris, Tokio, vertreibt ein eigenes, inzwischen offiziell anerkanntes Schottenmuster Marke „Mac Andreas“ und kommt in Kürze mit Bademoden und einer eigenen Parfümmarke auf den Markt. Dennoch blieb ihr bislang der ganz große kommerzielle Durchbruch versagt, haftet ihr doch noch immer das Image des „schwarzen Schafes“ der Mode an, stets neu genährt durch Skandale und Skandälchen, mit denen sie in die Schlagzeilen gerät. Eins aber steht schon heute fest: Der Name Westwood wird mit Sicherheit in keiner Modegeschichte des 21. Jahrhunderts fehlen.

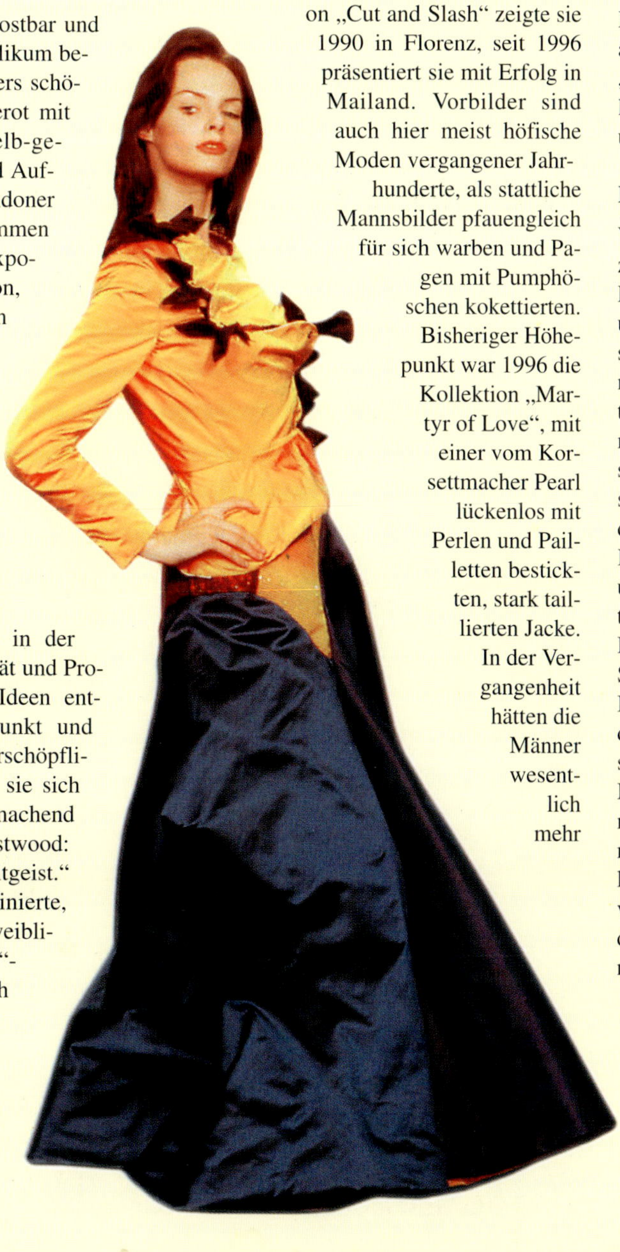

Frühjahr/Sommer 1999

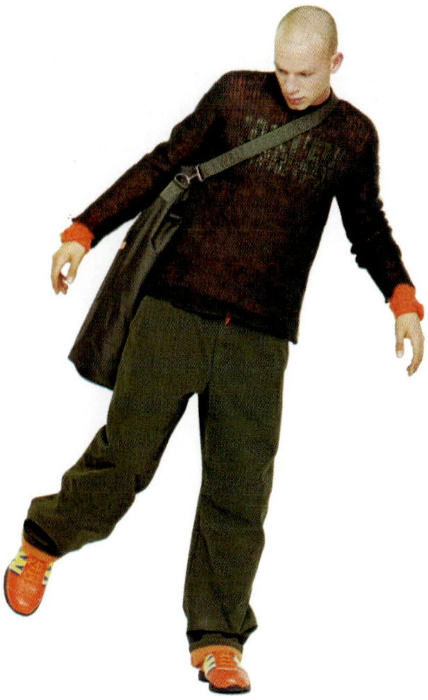

W.&L.T., Herbst/Winter 1999/2000

Mit dem Slogan „Kiss the future" vermarktet der Belgier Walter van Beirendonck sein betont urbanes Label W.&L.T. (Wild and Lethal Trash). Das Outfit mit Cargohose, Mohairpullover und überdimensionaler PVC-Tasche ist für den aktiven Städter, der ununterbrochen unterwegs ist, geeignet: bequem, belastbar und mit den sichtbaren Zeichen des teuren Understatements zu jeder Gelegenheit tragbar.
W.&L.T. bewegt sich zwischen dem Rückblick auf die Mode der Blumenkinder und futuristischem Design mit langen Jeanskleidern und groben Strickpullovern einerseits und Unmengen von scheinbar funktionalen Applikationen und Accessoires andererseits. Beirendonck ist einer von vielen Designern am Ende des 20. Jahrhunderts, die den beherrschenden Gedanken an den Jahrtausendwechsel aufgreifen und in ihren Entwürfen umsetzen.

her: Taschen, Reisegepäck, Schuhe, Seidentücher, Krawatten, Uhren. In vielen Querelen rieb sich das Haus auf, es mußte verkauft werden. Kurz vor seiner Ermordung 1994 stellte Firmeninhaber Maurizio Gucci, der Enkel des Firmengründers Guccio Gucci, den Amerikaner Tom Ford als Chefdesigner ein, und dieser hat Gucci in die vorderste Reihe gebracht. Er bestimmt die modischen Geschicke des Hauses mit seiner strengen, am Stil der 60er und 70er orientierten, aber durch High-Tech-Materialien modernisierten Kleidung: Hüfthosen und Blusen mit Military-Details, Stretchkleider und für Männer Stretchanzüge aus Satin.

Neues Modeland Belgien

Von belgischer Mode hörte man erstmals, als Ende der 80er Jahre sechs Absolventen der Antwerpener Kunsthochschule sich zusammentaten, um ihre Mode in Eigenregie in London zu zeigen. Inzwischen gehen sie alle eigene Wege. Ann Demeulemeester ist mit ihrer avantgardistischen Klassik die aufsehenerregendste und zugleich in ihrer zurückgezogenen Art die scheinbar unspektakulärste von ihnen. Sie arbeitet vorwiegend in Schwarzweiß, nur selten gibt es einen farbigen Akzent, etwa einzelne rote Teile in den Kollektionen von 1996/97 oder 1998/99. Für sie beginnt Mode beim nackten menschlichen Körper, den sie optimal bekleiden möchte. Ihre Stücke sollen nicht nur schön aussehen, sondern sich auch gut anfühlen. Riesige Herrenjacketts, überweite Hosen, die von den Hüften zu rutschen scheinen, überraschende Drapierungen an scheinbar einfachen Kleidchen oder Krawatten, die unter transparenten Tops auf der nackten Haut getragen werden, machen ihre Handschrift unverwechselbar. Dünne, große, ein wenig androgyn wirkende Frauen à la Patty Smith und Ann Demeulemeester selbst sind die Frauentypen, die am besten zu dieser Mode passen, wenngleich die Designerin sagt, sie arbeite nicht für einen bestimmten Typus. Dries van Notens Mode zeichnet sich durch die Kombination ethnischer Elemente mit klassischen europäischen Formen – Jacketts zum Beispiel – aus. Dirk Bikkembergs begann mit ausgefallenen Männerkollektionen, bevor er auch für Damen arbeitete – im strengen Herrenstil zunächst, dann mit Lurex, Korsagen und Ausschnitten an unerwarteten Stellen. Martin Margiela kehrt das Innerste nach außen und zeigt alles das, was für gewöhnlich verborgen bleibt: Futter und Nähte, Versteifungen und Einsätze. Gerade hinsichtlich dieser unkonventionellen Arbeit, die auf künstlerische Weise eine Reflexion von Kleidung und Mode herausfordert, verbindet ihn manches mit Rei Kawakubo, mit der zusammen er auch eine Show machte.
Walter van Beirendonck ist vom Schlagwort der virtuellen Realität fasziniert, was sich auch in seiner Mode niederschlägt. Er bietet seine Kollektionen inzwischen auch im Internet an; man kann sie dort virtuell kombinieren und verändern, was dem Modemacher wiederum Einblick in das Verhalten seiner Kundschaft verschafft. Seine Jugendmarke heißt W.&L.T., was für Wild and Lethal Trash steht – eine vielleicht etwas gewollt provokative Absage an das Konzept von Mode als schönem Schein. Er arbeitet nicht nur für die Schönen und Dünnen, sondern gerade auch für Männer, die so beleibt sind wie er selbst.

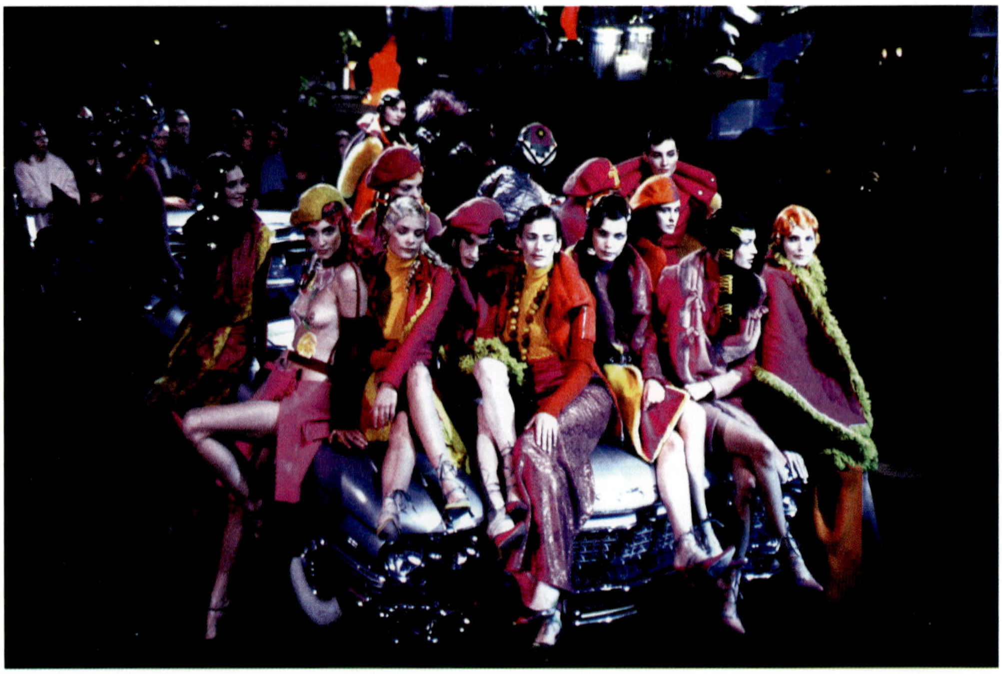

John Galliano, Prêt-à-porter Frühjahr/Sommer 1998

John Galliano, der Chefdesigner des Hauses Dior, setzt im Prêt-à-porter auf „Sportswear", eine zur Unkenntlichkeit verfremdete Abwandlung der gängigen Sportmode. In charakteristischer Weise nimmt er verschiedene Epochen und Stile zum Vorbild für Versatzstücke seiner Kreationen, die er in oft befremdlichen Inszenierungen präsentiert. In der Show für die Frühjahr/Sommer-Kollektion 1998 arrangierte er im Pariser Trocadero eine Baustelle, und die Models scharten sich zum Gruppenfoto um einen Straßenkreuzer aus den 50er Jahren. Materialien wie Seide, Samt und Fell werden mit modernen Synthetiks verbunden, die Models tragen 20er-Jahre-Perücken, die Abendrobe kann mit einem edlen Basecap getragen werden – ein Stilmix, der durch den Namen Dior geadelt wird und einer erlesenen, korrekte Eleganz gewöhnten Klientel die Freiheit des Stilbruchs erlaubt.

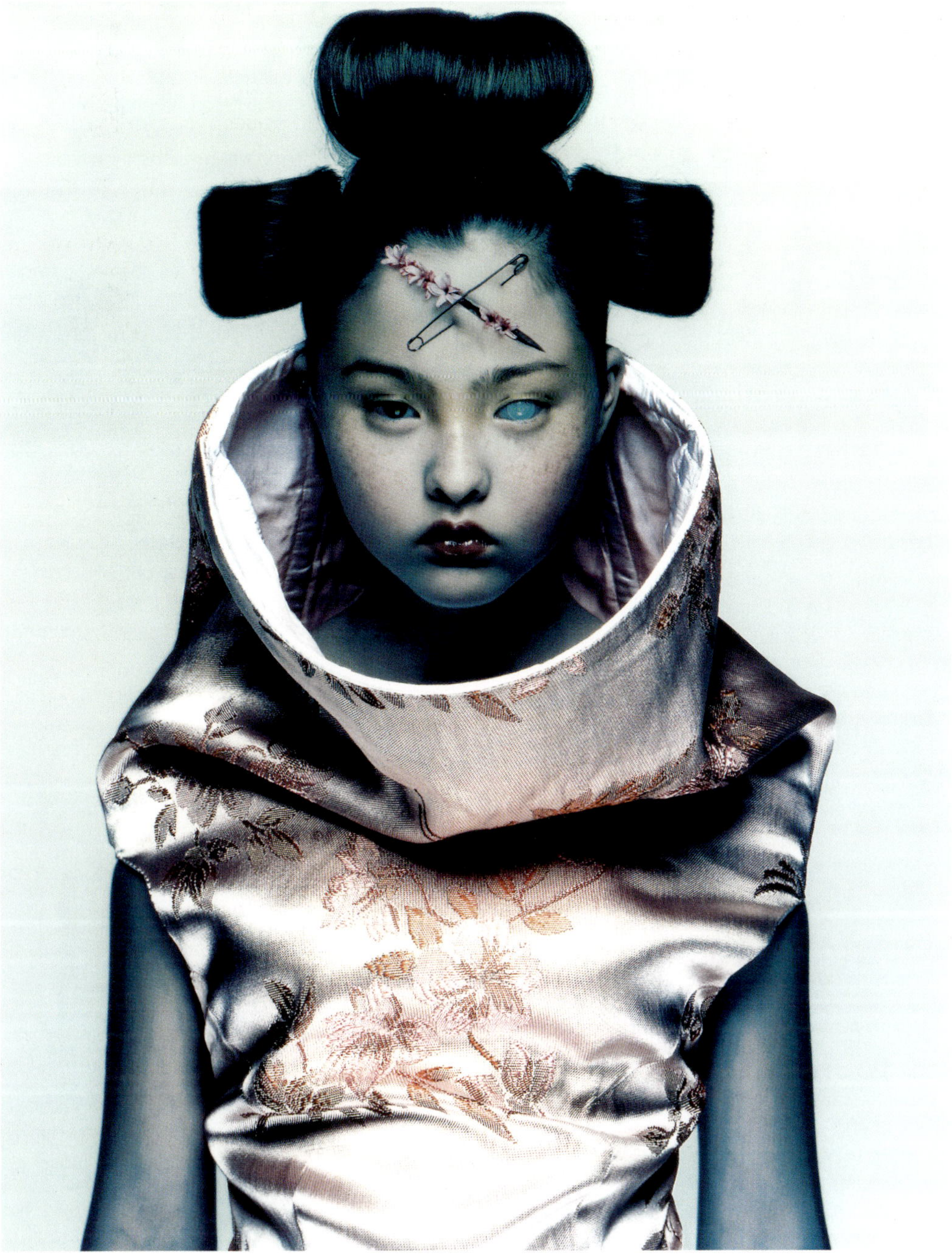

Alexander McQueen, Brokatkleid 1996

Die edle Anmutung des Brokatstoffes und der extravagante Schnitt des Kleides mit extremem Schornsteinkragen steht in irritierendem Kontrast zu dem auf martialische Weise verletzten Gesicht des Models Devon Aoki und ihrem harten, einäugigen Blick. Die Modefotografie des Engländers Nick Knight schafft hochästhetisierte Bilder der Wirklichkeit in den 90er Jahren, deren Ausdruck er durch Computerbearbeitung verstärkt. Der unauflösbare Widerspruch von Schönheit und Zerstörung, Unschuld und Gewalt gehört für ihn zu dieser Realität. Er konzentriert sich nicht auf einen einzigen Aspekt des Modefotos – ein hübsches Model in einem exquisiten Entwurf McQueens –, sondern versucht eine Emotion in das Bild einzubeziehen, die jenseits der fotografierten Situation ihren Ursprung hat. Das Foto, das für das Magazin *Visionaire* entstand, geht damit weit über eine Modefotografie hinaus, repräsentiert aber dennoch den Modeschöpfer, denn die kritische Sicht von Schönheit und Glamour, die sich hier widerspiegelt, teilt auch Alexander McQueen mit seinen unkonventionellen Entwürfen.

Generationenwechsel: Die Briten kommen

In vielen der großen, traditionellen Häuser hat ein Generationenwechsel stattgefunden – die spektakulärsten wohl bei Givenchy und Dior. Die neuen Chef-Designer, die über die Linie des Hauses bestimmen, sind sehr junge und avantgardistische Briten: John Galliano mit seinen phantastisch-vielfältigen Kreationen war ein Jahr bei Givenchy und wechselte 1997 zu Dior, dessen Kollektionen er erheblich (post-)modernisierte. Sein Nachfolger bei Givenchy wurde der erst 27jährige Alexander McQueen, der mit seiner – wie er selbst sagt – großen Klappe immer wieder die Modewelt schockiert. Durch die zunächst sehr provokanten Entwürfe für Givenchy hat er für große Aufmerksamkeit gesorgt und nebenher seine kompromißlose Linie mit seinem eigenen Label verfolgt.

Das Haus Chloé hat Stella McCartney zur Chefdesignerin gemacht. Die Tochter des Beatle Paul McCartney zeigt zarte, mädchenhafte Kleidchen im Lingerie-Stil.

Der Kreis schließt sich

Mit der Rückkehr der Engländer ins Modegeschehen schließt sich ein Kreis: Die Haute Couture begann vor über hundert Jahren mit einem Engländer in Paris, Charles Worth. Sie erhält heute bedeutende Impulse erneut von Engländerinnen und Engländern. Paris gilt zwar noch immer als Hauptstadt der Mode – jedoch ist „Mode" endgültig nicht mehr gleichbedeutend mit „französischer Mode". Mode ist im Verlauf des 20. Jahrhunderts immer mehr zu einen im besten Sinne internationalen Phänomen geworden.

BEGRIFFSREGISTER

Accessoire Zubehör zur Abrundung des modischen Erscheinungsbildes, dazu gehören z. B. Handtaschen, Schuhe, Schals, Schmuck.

Afghanenjacke In der Hippiemode der 70er beliebte Folklorelederjacke mit Stickereien und fransiger Fellverbrämung.

Aigrette Kopfschmuck aus einem Federbüschel oder -strahl, der mit Spangen oder Reifen in der Frisur oder auf der Kopfbedeckung befestigt wird und in den 20er Jahren durch Poiret lanciert wurde.

A-Linie Modelinie, 1955 von Christian Dior kreiert. Die Silhouette zeichnet sich durch eine schmale Schulterpartie, Hüftbetonung durch nach unten verschobene Taillenlinie und stark ausgestellten Rock aus. In gemäßigter Form ist die A-Linie im Winter 1998/99 in der Haute Couture wieder zu sehen, u. a. bei Chanel.

Alta Moda Pronta Das italienische Prêt-à-porter.

Avantgarde Experimentelle („vorauseilende") Modeschöpfer und deren Zielgruppe.

Baby Doll Zweiteilige Nachtwäsche, bestehend aus Slip und Hemdchen. Ursprünglich locker hängendes Oberteil mit Puffärmeln und kleiner Pumphose. 1956 durch den Film *Baby Doll* und die Hauptdarstellerin Caroll Baker zum Trend geworden. 1957 von Couturier Jacques Griffe neu umgesetzt.

Ballonrock Weiter Damenrock, bei dem die Stoffhülle des Saums leicht zusammengezogen wird (z. B. durch ein am Saum rundum angenähtes Futter mit wenig Saumweite). 1950 von Madame Grès und 1957 von Hubert de Givenchy verwandt, kurzzeitig um 1987 bei Cocktailkleidern en vogue und auch im Retro-Look Ende der 90er Jahre wiederzufinden.

Bermuda-Shorts Aus Amerika stammender Ausdruck für Hosen, die kurz über dem Knie enden.

Bleistiftlinie Die Bleistiftlinie wurde 1947 von Christian Dior unter der Bezeichnung „Ligne huit" gezeigt. Sie zeichnet sich durch schmalen, geraden Rock, zum Saum hin optisch eng zulaufend, aus und wurde als Kontrast zur Ligne Corolle des New Look von Christian Dior entwickelt, häufig mit Diorschlitz, der für die notwendige Bewegungsfreiheit sorgt.

Blouson Sportliche, hüftlange, weite Jacke, mit einem Bund oder Riegel zusammengefaßt. Beliebter Jackenschnitt seit den 50er Jahren.

Bodystocking Hautenger Anzug in Art einer Fein- oder Strickstrumpfhose, jedoch den gesamten Körper einhüllend. Zuerst von Courrèges Ende der 60er Jahre lanciert, wurde der Bodystocking als Bestandteil des Disco-Outfits Ende der 70er aus glänzendem, blickdichtem Material wieder hochaktuell.

Bolero 1. Knappes Jäckchen, oberhalb der Taille endend, mit langen Ärmeln.
2. Runder, kleiner Hut mit hochgeschlagener Krempe. Ursprünglich Teil der spanischen Volkstracht.

Boutique Diese Form des kleinen Modegeschäfts entstand in den 30er Jahren, als separat von der Haute Couture auch Accessoires vertrieben werden sollten. Heute wird mit der Boutique meist gehobenes Prêt-à-porter assoziiert.

Brokat Schwerer, mit Gold- oder Silberfäden webgemusterter Seidenjacquardstoff, für den v. a. das Granatapfelmuster der Renaissance berühmt wurde.

Bubble-Cut-Frisur Kurzhaarfrisur mit großen, runden – meist durch Dauerwelle gelegten – Locken, die in den 60er und 70er Jahren populär war.

Bubikopf In den 20er Jahren aus dem Pagenkopf entwickelter Damenhaarschnitt mit Stirnfransen und Seitenscheitel. Zur Abendgarderobe wurden auch weiße Bubikopf-Perücken getragen.

Cape Mantelartiger Umhang, auch mit Armschlitzen, Durchgrifftaschen und Kapuze.

Chanel-Kostüm Unkompliziertes, aber elegantes Kostüm: ohne oder mit kleinem Revers, einreihig, vielfach mit goldfarbenen Zierknöpfen, eingefaßte oder bordierte, kontrastfarbige Kanten, kleine Taschen, locker geschnittener Rock; typisch aus meliertem Tweed. Dazu eine Bluse mit Schleifenkragen (Chanelbluse); als Accessoires goldfarbene Ketten, auch als Gürtel. Seit 1954 Kernpunkt des Chanelstils, nach einem Modell der Modeschöpferin Coco (Gabrielle) Chanel benannt.

Chiffon Feines, durchsichtiges Gewebe aus abwechselnd rechts- und linksgedrehter Naturseide oder Chemiefaser. Chiffon hat ein feines, unregelmäßiges Oberflächenbild und einen sandigen Griff.

Chiton-Seide Von Poiret für seine griechischen Roben entworfenes und patentiertes, fein plissiertes Seidengewebe.

Clogs Schuhe mit dicker Holz- oder Korksohle, sehr aktuell in den 60er und 70er Jahren, feiern Ende der 90er in pantoffel- oder sandalenähnlicher Form ihr Comeback.

Cocktailkleid Höchstens wadenlanges Gesellschaftskleid, nach dem Zweiten Weltkrieg in Mode gekommen und seit den 50er Jahren ein Evergreen.

Coordinates Vom Charakter her zusammenpassende Stoffe oder Kleidungsstücke zum Kombinieren.

Crêpe de Chine Hauchfeiner, durchsichtiger Stoff aus Naturseide.

Cul de Paris Aufgebauschte Stoffdrapierung am Gesäß. Um 1785 in Mode gekommen. In abgewandelter Form z. B. von Vivienne Westwood wiederaufgenommen.

Cut (Kurzwort für Cutaway) Bei hochoffiziellen Anlässen getragenes, schwarzes Herrensakko, dessen Schöße vom Schließknopf an halbrund nach hinten geführt sind. Korrektes Beiwerk sind das Frackhemd sowie eine graue, umschlaglose Streifenhose.

Defilee Die Vorführung von Mode auf einem Laufsteg; Modenschau.

Empirestil Kleidung der Regierungszeit Napoleons I. als Kaiser, 1804–1814. Die Schnittform von Kleidern und Mänteln mit Gürtung bzw. Ansatznaht unter der Büste wird in der Mode immer wieder aufgegriffen.

Etuikleid Auch Futteralkleid genannt. Figurbetontes, anliegendes, gerade geschnittenes Kleid ohne Kragen in unterschiedlicher Länge (mit Dekolleté und Trägern auch als Abendkleid), ab 1918 en vogue, wurde in den 60er Jahren als Jackie-O.-Kleid bekannt und erlebte in den ausgehenden 90ern ein Revival.

Fischerhosen (Caprihosen) In den 50er Jahren beliebte, enge, 3/4-lange Hosenform mit Seitenschlitzen unter dem Knie, die in den 80er und 90er Jahren wieder aufgegriffen wurde.

Flamenco-Schuh Grundform für einen flachen oder hohen Schuh, der vorne ausgeschnitten ist und den (farbig lackierten) großen Zeh zeigt.

Fleece In Zusammenhang mit einer Rohstoffangabe, z. B. Trevira, definierte, leichte, voluminöse Faserpelz-Maschenware. Wegen ihres hervorragenden Wärmeisolationsvermögens wurde Microfleece in den USA um 1980 für extreme Klimabedingungen entwickelt und hat sich auch im Alltag als angenehm zu tragen, hygienisch und pflegeleicht erwiesen.

Flügelärmel Ärmelartiger, kurzer Schultervolant.

Frack Als Pendant zum Abendkleid der Dame trägt der Herr als Gesellschaftsanzug die Frackjacke mit seitlich an der Hüfte ansetzenden Schößen und schwarzseidenem Reversspiegel, dazu eine Hose mit seitlicher Garnierung und das gestärkte Frackhemd.

Gammler-Look Bewußt nachlässiger, unkonventioneller Kleidungsstil, besonders aktuell um 1967 bis 1973. Charakteristisch sind abgetragene Jeans, zerschlissene Pullover, alte Herrenwesten, fernöstlicher Schmuck vom Flohmarkt etc.

Gaze Schleierartig feiner Naturfaserstoff, der u. a. als Grundstoff für Stickereien Verwendung findet.

Gehrock Formelle Herrenjacke aus dunklem Tuch, deren Schöße im Gegensatz zum Cut gerade Kanten haben. Die Mode der 90er Jahre adaptierte diese Form auch für die Dame.

Georgette (Crêpe Georgette) Nach einer Schneiderin benanntes, schwer fallendes, transparentes Synthetikgewebe mit körnigem Griff, das seit etwa 1912 für Gesellschaftskleider benutzt wurde.

Gipsy-Look Nach 1976 Teil des Folklore-Looks, auch als Carmen-Look bezeichnet, in Mode. Typisch sind Volantröcke, Zipfelsaum, Carmendekolleté, unter der Brust gebundene Blusen und üppiger Silberschmuck.

Girlie-Look Trend in den 90er Jahren, sexy Kleider z. B. in transparenten Stoffen oder im Lingeriestil, aber mit Springerstiefeln u. ä. kombiniert.

Glencheck (engl. check, Karo) In Frankreich Prince de Galle, in Österreich Esterházy genannt. Großflächiges Karo, markant heraustretend oder Ton-in-Ton angelegt. Es müssen immer ein Grundkaro und ein Überkaro zusammentreffen. Bekannt für Jackets, in den 90ern auch für edle Kleider und lange Röcke en vogue, z. B. bei Jil Sander.

Glockenlinie Bei Mänteln ein bequem weiter Schnitt mit optisch hoch liegender Taille, nach unten weit ausschwingend. Bei Kleidern midilang mit glockiger Weite, oft mit Godetfalten betont.

Grunge-Look In den späten 80er Jahren Amerikas Antwort auf den Punkrock durch Musikgruppen wie Nirwana oder Pearl Jam, deren Kleidungsstil auch die Mode ihrer Fans beeinflußte. Z. B. zerschlissene Jeans und Schmuddelpulli à la Curt Cobain, Lumberjack-Shirts und Parkas.

H-Linie 1954/55 lancierte Christian Dior die berühmt gewordene H-Linie in mäßig taillierter Prinzeßform, mit angesetztem, durch Gürtel oder Schärpe betontem Rock, anliegendem Oberteil und schmalen Hüften.

Halterneck Oberteilträger werden von der Büste aus um den Hals geführt.

Hammelkeulenärmel (Keulen- oder Gigotärmel) Die Mode um 1900 favorisierte diese Ärmelform mit großer Weite an den Schultern, die sich am Ellbogen bis zum Unterarm und den Handgelenken stark verengt.

Hängerkleid An den Schultern schmales, taillenloses Kleid, das gerade (Reform-, Sack-, Charlestonkleider), glockig oder nach unten ausgestellt (Trapezlinie) fällt.

Haremshose Türkisch-arabischen Trachten entlehnte, stoffreiche Pluderhose mit Bündchen am Fuß, die zuerst von Paul Poiret salonfähig gemacht wurde und in der Folkloremode der 70er Jahre wieder Bedeutung erlangte.

Haute Couture (frz., Hohe Schneiderkunst) Exklusive Maßkleidung nach Modellen einer der Jahreszeit entsprechenden Kollektion, deren erste Vorführung als tonangebend für die allgemeine Mode gilt. Haute Couture wurde von Charles Frederick Worth in Paris begründet und etablierte sich in der zweiten Hälfte des 19. Jahrhunderts. Anfang des 20. Jahrhunderts wurde die Haute Couture von Paul Poiret dominiert, im Ersten Weltkrieg und danach vor allem von Gabrielle (Coco) Chanel. In den 30er Jahren etablierten sich viele Haute-Couture-Häuser, besonders Christian Dior mit seinen ausgeprägten Stilelementen. In den 60er Jahren folgte die Haute Couture mehr den Ansprüchen Jugendlicher und wurde zunehmend beeinflußt durch die Modellgestaltung im Rahmen des Prêt-à-porter.

Hemdblusenkleid (Chemisekleid) Aus Bluse, Rock und Herrenhemd entwickeltes, sportlich-elegantes, durchgeknöpftes Kleid, das auch mit hochgeschlagenem Kragen und Gürtel getragen wird.

Hippiemode Unkonventionelle, farbenfrohe Kleiderzusammenstellung, Mitte der 60er Jahre in den USA aufgekommen. Typisch sind Jeans mit Blumenapplikationen, bunte Stickereien, Rüschen, Trachtenteile aller Länder wie Eskimohaube, Poncho, Indien-Hemden oder afghanische Schaffelljacken. Der Hippie-Look wird ständig recycelt und genau wie die Musik modifiziert, auch Designer bemächtigen sich des Trends, u. a. Dolce & Gabbana 1994.

Hot pants Sehr kurze, gerade das Gesäß bedeckende Shorts, sehr aktuell 1971/72. In Italien hatte sie bereits Krizia 1970 und in Frankreich Dorothée Bis eingeführt. Sie wurden auch zum Slit-Look (unter vorne, nur oben zugeknöpften Röcken) getragen.

Hüfthosen Nicht in der Taille, sondern u. U. ohne Bund auf der Hüfte sitzende Hosenform, zu der ein knappes Oberteil (zu den St.Tropez-Hosen gehörte ein Bolero) getragen wurde und die besonders in den 50er, 70er und 90er Jahren populär war. Heute sind Hüfthosen Bestandteil der Girlie-Mode und zeigen oft zusammen mit einem bauchfreien Oberteil den gepiercten Bauchnabel.

Humpelrock 1910 von Paul Poiret entwickelte Kleidlinie mit einem um den Saum durch eine Pelzbordüre oder eine Passe eng zusammengefaßten knöchellangen Rock. Um den Rocksaum nicht zu zerreißen, wurden auch sogenannte Fußfesseln getragen, bei denen ein breites Band die Waden eng verband.

Jabot Aus dem Beffchen des 17. Jahrhunderts entwickelter plastronartiger Aufputz an Blusen, Kleidern etc.

Jackett Ein- oder zweireihige, oberschenkellange Herrenjacke ohne Taillennaht, deren festgenähter Ärmelaufschlag mit Blindknöpfen besetzt ist.

Jeans Klassisch aus blauem Denim (daher „blue" Jeans), heute in allen Farben und Formen zu haben, wurde die Jeans als strapazierfähige Allzweckhose für Goldgräber von dem Deutsch-Amerikaner Levi Strauss um 1850 in den USA eingeführt. Wegen der besonderen Nahtverstärkung durch Kupfernieten auch Nietenhose genannt. In den 40er Jahren schwappte die Jeanswelle nach Europa, und seit den 50er Jahren werden Jeans in allen Formen als Freizeitmode getragen.

Jersey Oberbegriff für verschiedene Maschenwaren mit weichem, wolligem Griff. Um 1880 setzte sich Jersey als Material für Arbeitskleidung durch. 1916/17 stellte Coco Chanel Kittelkleider, Matrosen- und Segeljacken aus beigem, baumwollenem Maschinentrikot her und machte Jersey zu einem auch in der Haute Couture verwendeten Material.

Kaftan-Kleid Gerade fallendes Kleid mit durchgehender Knopfleiste.

Kastenjacke Gerade geschnittene Jacke mit kantigem Schulterprofil, deren Form wie beim Kastenrock noch durch wulstige Steppnähte betont werden kann.

Kimono Kaftanartiges, vorne übereinandergeschlagenes und gegürtetes Kleidungsstück aus Japan mit weiten, angeschnittenen Ärmeln.

Knautschlackleder Lederimitat aus Trägergewebe mit knautschig geprägter und lackierter Kunststoffbeschichtung.

Knickerbocker Hose mit Bundabschluß unter dem Knie.

Kollektion Aus mehreren Teilen bestehende Auswahl von Musterentwürfen eines Modeschöpfers, die saisonal gezeigt wird (Frühjahr/Sommer und Herbst/Winterkollektion) oder ein bestimmtes Motto interpretiert.

Konfektion Fabrikation von Fertigkleidung in Serien. Um 1900 verstärkt für Damenkleidung eingeführt, endgültige Durchsetzung nach dem Ersten Weltkrieg.

Korsage Auf Figur gearbeitetes, oft versteiftes, dekolletiertes, ärmelloses Kleideroberteil, auch separates Leibchen.

Kostüm Zweiteiliges Ensemble für die Dame, das aus Rock und Jacke besteht und durch Bluse und Weste ergänzt wird.

Kreppsohle Schuhsohle aus festem, dickem Gummi, seit den 20er Jahren als Golfschuhsohle bekannt.

Krinoline Drahtgitterunterrock des Barock und Rokoko. Die Krinolinenkleider des 20. Jahrhunderts ahmen die Mode dieser Zeit mit rund dekolletiertem Ausschnitt, engem Oberteil, tiefer, schmaler Taille und einem steifen, die bauschige Krinolinenform nachbildenden Taftrock nach.

Label Bezeichnung für das Etikett, unter dem eine Kollektion verkauft wird.

Lamé Kostbarer, an der Oberfläche glänzender, mit metallischen Effektgarnen durchwirkter Seidenstoff.

Lingerie Sammelbegriff für feine Nacht- und Unterwäsche.

Lurex Gold-, silber- oder kupferfarben glänzendes Effektgarn.

Maxi Kleider und besonders Mäntel in Knöchellänge, um 1970 als Nachfolger der Mini-Mode angeboten. Maximäntel wurden in Kombination mit Miniröcken und Hot pants getragen.

Midi Kleider, Röcke und Mäntel in wadenumspielender Länge, noch während der Mini-Mode um 1966 erstmals vorgestellt. Wurde zunächst nur als Mantellänge akzeptiert. 1970/71 häufig in Form von vorn geknöpften Röcken, die nach Geschmack geöffnet werden konnten (Slit-Look/Schlitz-Look), auch gern in Kombination mit Hot pants getragen. Als Rocklänge hat sich Midi um 1973 im Zuge der Nostalgiewelle endgültig durchgesetzt.

Mieder Umfassende Bezeichnung für hautenge, oft elastische Damenunterbekleidung, zu der BH, Korsett, Korselett, Miederhose und -rock gehören. Gaultier und seine prominente Kundin Madonna machten das Mieder auch als modische Oberbekleidung salonfähig.

Mini Oberschenkelkurze Kleider und Röcke. Normallänge 50 bis 55 cm zwischen Taille und Saum, bzw. mindestens 10 cm über dem Knie. Erste Minikleider kamen 1959 auf, durchgesetzt haben sie sich Anfang der 60er Jahre. Mary Quant aus London gilt als Begründerin der Mini-Mode. Um 1964 wurde der Look von André Courrège in Haute-Couture-Modellen umgesetzt. Besonders aktuell wieder in den 90er Jahren (Girlie-Look).

Moiré Ripsbindiges, quergeripptes Gewebe, mit wasserlinien- oder wolkenartiger Lichtreflexmusterung. Ursprünglich aus Seide, heute auch aus Acetat , findet man Moiré hauptsächlich in der Abendgarderobe.

Musselin Nach der Stadt Mossul (heute Mosul) am Tigris benannt. Sehr feines, leichtes und weiches Gewebe aus Wolle oder Baumwolle in Leinwandbindung.

Nadelstreifen Klassisches Webmuster aus feinen Streifen, in regelmäßigem Abstand von wenigen Millimetern bis zu zwei Zentimetern zueinander, meist helle Streifen auf dunklem Grund, auch umgekehrt möglich. Der Evergreen der Businessmode ist gegen Ende des Jahrhunderts von Designern wie Yamamoto und Dolce & Gabbana wiederentdeckt worden.

New Look Der New Look gilt als Neubeginn der Pariser Couture, auf gestalterischen Grundlagen der 30er und 40er Jahren basierend. Mit Beginn der ersten Kollektion von Christian Dior und seinem Chefdesigner Marc Bohan 1947 bis Mitte der 50er Jahre tonangebend. Betont weiblicher Look in der Damenmode mit schmalen, runden Schultern, enger Taille (Gruêpière), Büsten und Hüftbetonung, die Röcke fallen weit und wadenlang. Trotz kritischer Stimmen wegen der Verarbeitung aufwendiger Stoffe in großen Mengen wurde dieser Look äußerst erfolgreich und ist als Reaktion auf die Entbehrungen im Zweiten Weltkrieg anzusehen.

Norfolk-Jacke Sportliche Herren- und Damenjackenform des englischen Country-Style, deren Kennzeichen aufgesetzte Taschen mit Knöpfen und Quetschfalten, Rückengurt, geschweifter Schulterbesatz und die Rückenfalte sind. Für die Damenversion wurden zusätzlich Taillennähte angebracht.

Nylon Allgemeine Bezeichnung für eine Chemiefaser aus Polyamid. 1937 von dem amerikanischen Chemiker W. H. Carothers entwickelt, kam Nylon nach dem Zweiten Weltkrieg auch in Europa hauptsächlich für Damenstrümpfe und Unterwäsche auf den Markt.

Organza Feines, dünnes, steifes und transparentes Gewebe aus Seide oder Chemiefasern.

Oversize Mehrere Konfektionsgrößen zu groß wirkender Schnitt, hängende Schultern, Ärmel und Beine eine Spur zu lang. Der Look der 80er Jahre wird z. B. bei Gaultier wieder aufgelegt.

Oxfordhose Um 1924 an der englischen Eliteuniversität als extravagante Herrenkleidung populär geworden, erlebt die weite Hose Ende des Jahrhunderts ein Comeback.

Pagenschnitt Typischer glatter Frauenkurzhaarschnitt der 20er Jahre, der von Chanel lanciert und durch die Filmschauspielerin Asta Nielsen berühmt wurde.

Paillette Glitzerndes, gestanztes und gelochtes Metall- oder Kunststoffplättchen zur Dekoration von Kleidungsstücken.

Paisley Orientalisches Muster mit typischem Palmettenmotiv, das wie ein an der Spitze eingerolltes Palmblatt wirkt. Bekannt durch Kaschmirschals, die ab 1802 in der schottischen Stadt Paisley meist in Baumwolle nachgeahmt wurden.

Paletot Ein- oder zweireihiger Mantel mit Revers und Pattentaschen in Taillenhöhe, der in Schnitt und Material den jeweiligen Moden angepaßt wird.

Parka Knielange Jacke mit großen Schubtaschen und Tunnelzug am unteren Rand und mit Kapuze. Meist aus robustem Baumwollstoff, als Wetterkleidung für Soldaten gedacht, daher im Original olivgrün. In den 60er Jahren von den MODS aufgegriffen.

Paspel Schmaler Zierstreifen an Kanten und zwischen Teilungsnähten.

Patchwork (engl., Flickwerk) Dekorative Zusammensetzung diverser Stoff- oder Lederteile verschiedenster Muster und Farben. In den 60er Jahren besonders aktuell durch den Gipsy-Look und die Rückbesinnung auf ländliche, einfache Bekleidung. Die Bezeichnung gilt auch für Stoffe mit einem solchen Druckdesign.

Perlon In den 30er Jahren in Deutschland erfundene Polyamidfaser, die pflegeleicht und stabiler als Nylon ist, jedoch nicht gleichermaßen anschmiegsam und daher für Kleiderstoffe weitgehend durch andere Kunstfasern ersetzt.

Petticoat Steifer Unterrock mit Volants, Rüschen o. ä., oft in mehreren Stufen.

Pfeffer und Salz (Fil-à-fil) Kleine, punktartige Musterung, hervorgerufen durch abwechselnd helle und dunkle Kett- und Schußfäden.

Pillbox Kleiner, runder Hut ohne Krempe, der – auch schräg – auf dem Hinterkopf getragen wird und v. a. in den 60er Jahren durch die amerikanische Präsidentengattin Jackie Kennedy populär wurde.

Plastron Breite Seidenkrawatte oder latzartiger Brusteinsatz an Blusen und Hemden.

Plissee Feine, mechanisch in das Gewebe fixierte Falten, die den Stoff partiell oder flächendeckend strukturieren können. Unterschieden wird zwischen scharfkantigem Stehplissee, dem beim Rock strahlenförmig vom Bund weggehenden Sonnenplissee und dem nach einer Richtung gelegten Liegeplissee.

Polohemd Hemd in Schlupfform mit kurzer Knopfleiste und meist kurzen Ärmeln. Elastischer Stoff. Typisch ist ein weicher, flacher Kragen. Wurde mit dem Aufkommen des Polospiels 1869 in England als Sportkleidung getragen.

Polyester Synthetischer Rohstoff, oft zur Herstellung von Textilien genutzt. Die Faser ist scheuer-, wasch- und reißfest, licht-, form- und chemikalienbeständig und pflegeleicht, allerdings nicht atmungsdurchlässig. Die Polyesterfaser wurde 1941 erstmals von den Engländern Whinfield und Dickson hergestellt.

Prêt-à-porter (franz., fertig zum Tragen). Unkonventionelle Fertigkleidung, von Modeschöpfern der Haute Couture und eigenständigen Designern entworfen. Prêt-à-porter ist zu einer selbständigen Moderichtung zwischen Haute Couture und Konfektionsindustrie geworden. Die gegenseitige stilistische Beeinflussung der verschiedenen Bereiche ist selbstverständlich und wird als anregend aufgenommen. Neue Trends gehen seit den 60er Jahren verstärkt vom Prêt-à-porter aus. Prêt-à-porter ist aus den Boutiquen der Pariser Couturiers entstanden, die in den 30er Jahren messeähnliche Präsentationen in Prêt-à-porter-Salons veranstalteten.

Prinzeßform Kleider und Mäntel, die aus Längsbahnen zusammengesetzt sind, oben schmal geschnitten und unten glockig werdend. Da die Form günstig für die Figur ist, ohne zu sexy zu wirken, ist sie Standardschnitt vieler königlicher Roben. Die Prinzeßform wurde 1863 von Charles Frederick Worth in die Mode eingeführt. Das Prinzeßkleid gilt als Vorläufer des Reformkleides und war in den 30er bis 50er Jahren, auch für Mäntel, wieder aktuell.

Pumps Ursprünglich ein Herrenschuh, ist der Pumps seit Beginn des Jahrhunderts ein beliebter Damenschlupfschuh, der weit ausgeschnitten ist und ohne Schnürung oder Riemen mit unterschiedlicher Absatzhöhe getragen wird.

Punk-Look Anti-Mode mit unkonventionellen Frisuren und Haarfarben (Irokesenschnitt), Lederjacken, zerschlissenen Jeans und T-Shirts, Nietengürteln, Sicherheitsnadeln im Gesicht etc. Punk ist eine immer wieder aktuelle, Anfang der 70er Jahre in London entstandene Jugendbewegung, die zunächst eine Protesthaltung gegenüber der Gesellschaft demonstrieren wollte. Seither bedient sich auch die Haute Couture immer wieder der Elemente des Punk.

Rayon Synthetisch nach dem Viskoseverfahren hergestelltes Seidengewebe.

Redingote Nach der Prinzeßlinie taillierte Mantelform mit hoher, schmaler Taille, glockig schwingendem Unterteil und Reverskragen, zu der evtl. ein Gürtel getragen wird.

Reformkleid Populär um 1910. Locker geschnittenes, oft nur auf den Schultern liegendes Kleid, im Gegensatz zur damals herrschenden Mode weitgehend ohne Taillenbetonung, daher ohne Korsett zu tragen. Das Reformkleid blieb ohne allgemeine Verbreitung, beeinflußte aber langfristig die Kleidungsschnitte.

Retro-Look Rückgriff auf die Moden der Vergangenheit.

Revers Jacken- oder Mantelaufschlag, der mit der Spiegelnaht am Kragen ansetzt.

Röhrenhose Eng anliegende Hose mit schmalen, gerade fallenden Beinen.

Russenhemd An der russischen Folkore orientierter Kittel mit niedrigem Stehkragen, angeschnittenen, weiten Bündchenärmeln und teilweise bestickter Bordüre, der in den 60er und 70er Jahren für Männer und Frauen in Mode kam.

Sakko Schneidermäßig ausgestattete Herrenjacke, die mit einer Anzughose aus demselben Stoff oder mit einer Kombinationshose getragen werden kann.

Samt (Cordsamt, Knittersamt, Pannesamt) Seit dem 14. Jahrhundert in Italien bekannte Stoffart aus einem Gewebe mit einer Oberflächenbildung aus hochstehenden Fasern oder Fadenenden von höchstens zwei bis drei Millimetern Höhe. Durch Webart und Druck leicht strukturierbar.

Satin Viel verwendet in zusammengesetzten Gewebebezeichnungen als Qualitätsbegriff, z. B. Satin Duchesse. Charakteristisch ist dichtes Gewebe mit glänzender Oberfläche, häufig aus Baumwolle oder Viskose.

Schlaghose Typische, am Bund und den Oberschenkeln enge und vom Knie ab kegelförmig ausschwingende Hosenform der 70er Jahre, die in den 90er Jahren ein Revival erlebt.

Seide (Seidencrêpe, Seidenjersey) Tierische Faser aus den zu Kokons gesponnenen Umhüllungen von Seidenraupen. Durch unterschiedliche Verarbeitung der Faser werden verschiedene Qualitäten erzeugt.

Spenzer Knapp taillenlange Jacke, ursprünglich nur von Herren getragen.

Spitzen Zartes, textiles Flächengebilde mit kunstvoller, dichter Musterung auf durchsichtigem Grund, das manuell oder maschinell gestickt, gewebt, geklöppelt oder gehäkelt wird.

Sportswear Sammelbegriff für bequeme, lässig-sportliche Alltags- und Weekendkleidung mit Anlehnungen an alle möglichen Sport- und Active-Wear-Stücke. Sportswear ist extrem dem Trend unterworfen und kann alles sein, von der Pilotenjacke bis zum Buschhemd.

Stiefeletten Fesselhohe Stiefel in vielfältigen Varianten, mit Reißverschluß, zum Binden, sportlich oder als Damenschuh mit Stiletto-Absätzen.

Stilkleid Stilistisch historisierendes Gesellschaftskleid der 20er Jahre mit Prinzeßlinienoberteil und gebauschtem Krinolinenrock, das v. a. von Jeanne Lanvin lanciert wurde.

Stresemann Moderat formeller Herrenanzug für den Tag mit schwarzem Sakko und umschlagloser, gestreifter Hose.

Stretch Elastische Textilien aus verschiedenen Materialien. Dehnbare Faserstoffe wurden nach dem Zweiten Weltkrieg durch die Weiterentwicklung der chemischen Faserstoffe möglich.

Sweatshirt Ursprünglich Oberteil des Jogging-Anzugs; schweißaufnehmendes, bequemes Baumwollshirt, lang-, aber auch kurzärmelig, innen gerauht, besonders aktuell seit Anfang der 80er Jahre.

Swinger Taillenkurze, weit schwingende Jacke mit glockig fallendem Rücken, als Mantel bis zum Knie reichend.

Teddy Boys (Teds) Modische Jugendbewegung im England der 50er Jahre, die gegen den New-Edwardian-Style mit dunklem, überzogen langem V-Form-Sakko, enger Hose, der schmalen Slim-Jim-Krawatte, spitzen Schuhen und pomadisiertem Bürstenhaarschnitt mit Tolle revoltierte.

Topfhut Krempenlose Hutform mit kuppelförmigem Kopf, die Mitte der 20er Jahre in Mode kam.

Trapez-Linie Kleider und Mäntel mit schmalen Schultern, hoher Taille oder aber ohne Taillenandeutung und weit ausschwingendem Rock. Erstmals während des Ersten Weltkriegs als Zeltlinie bekannt geworden und 1958 unter dem Namen Trapezlinie erster großer Couture-Erfolg von Yves Saint Laurent.

Trenchcoat Gegürteter, ein- oder zweireihiger Allzweckmantel mit breitem Revers und Koller aus glatten, strapazierfähigen Geweben wie Gabardine oder Popeline. Filmdetektive pflegten damit aufzutreten und trugen damit erheblich zu seiner Popularität bei.

Trevira In Deutschland seit den 40er Jahren verwendete Polyesterfaser, die wegen knitterresistenter Eigenschaften geschätzt wird.

Trompe-l'œil-Technik Textilmusterung, eingewebte Form oder Applikation mit dem Effekt einer optischen Täuschung. Im 20. Jahrhundert brachte Elsa Schiaparelli erste Beispiele, Yves Saint Laurent folgte mit Kleidern, die mit aufgenähten Formen ein Vexierspiel mit Hülle und Körper zeigten.

Trompetenärmel Falscher Ärmel, der zu dekorativen Zwecken am Rückteil des Kleidungsstückes angenäht wird und frei herabhängt.

Tüll Netz- oder spitzenartiger Stoff. Bezeichnung nach der französischen Stadt Tulle, wo im 17./18. Jahrhundert musterlose Klöppelspitzenstreifen zur Weiterverarbeitung angefertigt wurden.

Tunika Gerade geschnittenes, langes Hemd mit seitlichen Nahtaussparungen als Armlöcher oder mit angeschnittenen oder gerade angesetzten Ärmeln. Ursprünglich Untergewand der römischen Antike.

Turban Ursprünglich orientalische, aus Stoffbahnen gewickelte Kopfbedeckung, die Poiret mit einer Aigrette schmückte, die aber auch typisch für die entbehrungsreiche Kriegszeit wurde. Eine prominente Turbanträgerin war Simone de Beauvoir.

Turnüre (Cul de Paris) Um die Jahrhundertwende gängige, gepolsterte Gesäßauflage, die mit Bändern um die Taille gebunden wurde. Der darüber zusammengebauschte Rock verlieh der Trägerin die gewünschte Silhouette mit schmalem Oberkörper und betontem Gesäß.

Tweed Gewebe aus grobem Streichgarn mit kleinteiliger Musterung durch melierte oder farblich unterschiedliche Garne. Vielfach auch mit Noppen. Der Stoff kommt ursprünglich aus Schottland und hat seine Bezeichnung nach dem gleichnamigen Fluß. Berühmt ist der Harris-Tweed. Besonders populär ist der Tweed durch die daraus gefertigten Chanelkostüme.

Twinset Zusammenstellung aus Pullover und einer in Material und/oder Muster passenden Strickjacke.

Vinyl Strapazierfähiges, knitterndes Kunststoffgewebe, das in den 60er Jahren Einzug in die Modegestaltung hielt und auch für Regenkleidung Verwendung findet.

Wespentaille Umgangssprachliche Bezeichnung für eine besonders schmale Taille, wie sie bis Anfang des Jahrhunderts durch das Korsett geformt wurde, die aber auch im New Look und in den Kreationen von Hubert de Givenchy wieder vorgeführt wurde.

Wiener Werkstätte 1903 gegründete und 1932 aus wirtschaftlichen Gründen aufgelöste Künstler- und Kunsthandwerkergemeinschaft, die eine einflußreiche Textil- und Modeabteilung unterhielt. Ihr Ziel war eine ästhetisch anspruchsvolle, materialgerechte und handwerklich präzise gearbeitete Kleidung. Stilistisch bewegte sich die Wiener Werkstätte anfangs in Richtung Reformbewegung, während später internationale Einflüsse dominierten.

Y-Linie Modelinie der Haute Couture. 1955/56 vorgestellt von Christian Dior. Charakteristisch sind Halsausschnitte mit breiten Reverskragen oder andere, V-förmig wirkende Oberteile an sonst körpernahen Kleidern mit schmalem Rock, so daß eine Y-förmige Silhouette entsteht.

VERZEICHNIS DER MODEKÜNSTLER

Adrian, Gilbert (1903–1959) Große Erfolge feierte der Amerikaner in den 30er und 40er Jahren, als er in Hollywood die Filmkostüme z. B. für Rudolph Valentino, Joan Crawford und Greta Garbo entwarf und damit auch die europäische Mode beeinflußte. 33, 40

Amies, Hardy (1909) Britischer Modeschöpfer und Hofschneider, der auch als geschickter Unternehmer seinen internationalen Ruf bis in die 80er Jahre hinein mit gediegenem Country-Style und klassischer Gesellschaftsmode pflegte. 41, 65

Armani, Giorgio (1934) Der italienische Meister des Understatement begann seine Karriere bei Cerruti, bevor er 1970 sein Stammhaus in Mailand eröffnete und seitdem weltweit mit der Linie „Emporio Armani" und dem Adler-Logo für eleganten Purismus, sparsame Farbgebung, ein Minimum an Dekor und Perfektion des Schnitts steht. 80, 76f., 94, 98

Ashley, Laura (1926–1985) Unabhängig vom Stil der Zeit vertrieb die Engländerin seit 1954 äußerst erfolgreich Dekostoffe, Haushaltswäsche, Inneneinrichtung und v. a. ihre mädchenhaft-romantische „Nicht-Mode": gestreifte oder mit üppigen Blumenmustern und Rüschen verzierte, wadenlange Baumwollkleider, die auch konservative Designer wie Ralph Lauren inspirierten. 66f

Augustabernard (Bernard, Augusta) Die mondäne Eleganz ihres 1935 geschlossenen Pariser Salons wurde v. a. zwischen den Kriegen geschätzt und durch Mainbocher als Chefredakteur der *Vogue* lanciert; dennoch blieben ihre Kreationen immer im Schatten derer von Madeleine Vionnet. 20, 29

Balenciaga, Cristobal (1895–1972) Der Spanier schloß bei Ausbruch des Bürgerkrieges sein Haus, nahm aber als Farben das leuchtende Rot und das Schwarz und als Inspiration die dramatische Würde der spanischen Malerei mit nach Paris, wo er mit asymmetrisch gemusterten und geschnittenen Sacklinien-Kleidern, dem 3/4-Ärmel oder der Pillbox richtungweisend wurde und u. a. Givenchy, Ungaro und Courrèges ausbildete. Haute Couture war für ihn die Kunst, das Verständnis für die Architektur des Körpers mit handwerklicher Präzision in eleganter Harmonie zu vereinen. 36, 43, 50, 51, 64, 68f, 96

Balmain, Pierre (1914–1982) Nach dem Architekturstudium gab der französische Couturier 1945 sein Debut mit einem Haute-Couture-Salon in Paris und kleidete die Größen des europäischen Hochadels und des Showbiz ein, die den luxuriösen, damenhaften Glamour liebten, den z. B. ein weißes Tanzkleid aus Tüll und Spitzen oder ein mit Rocaille-Stickereien verziertes, seidenes Abendkleid ausstrahlt. Charakteristisch sind figurnahe Linien, betonte Taille und leicht verbreiterte Schultern. 43, 47

Banton, Travis (1894–1958) Der Amerikaner stieg nach seiner Assistenz bei Lucile zum Chefkostümdesigner der Paramount-Studios auf und kreierte u. a. Marlene Dietrichs Film-Look in *Shanghai Express*. Die für die Kamera wichtigen Glanzeffekte des Materials übernahm er in die Entwürfe für den privaten Kundenkreis. 33, 40

Barton, Alix (Mme. Grès) (1899–1993) Die letzte französische Grande Dame der Mode pflegte die Arbeitsweise einer Bildhauerin, indem sie weich fließende Stoffe nicht zuschnitt, sondern wie ein antikes griechisches Gewand direkt am Körper aufbaute – im Gegensatz zu Fortuny, dessen Anlehnung an die griechische Antike auf die äußere Form beschränkt blieb. 38, 39, 46, 47

Beirendonck, Walter van (1956) Mit sechs anderen Absolventen der Antwerpener Kunsthochschule etablierte er seit den 80er Jahren erfolgreich belgisches Modedesign. Sein pfiffiges, jugendliches Prêt-à-porter setzt nicht mehr den idealen Körper voraus und trägt den programmatischen Namen W.&L.T., Wild and Lethal Trash. 110

Bérard, Christian (1902–1949) Der französische Bühnenbildner und Kostümdesigner hatte als Illustrator von Modezeitschriften mit seinem verwegenen und kontrastreichen Farbenspiel großen Einfluß auf Modeschöpfer wie Schiaparelli und Dior. 22, 42f

Bikkembergs, Dirk (1962) Aus dem Haus des Absolventen der belgischen Schule kommt seit 1985 sportlich-coole Streetwear mit militärischen Reminiszenzen, überzogenen Details, einem mitunter kühnen Materialmix und verblüffenden Accessoires. 110

Callot Seurs (Marie, Marthe, Régine, Joséphine). Die Schwestern unterhielten 1895–1937 einen Salon in Paris, der seinen hervorragenden Ruf auf die Abendkleider gründete, deren schwere Stoffe mit chinesischen oder orientalischen Mustern geschmückt waren. 37

Cardin, Pierre (1922) Französischer Couturier, der nach Intermezzi bei Schiaparelli und Dior seit 1950 die Haute Couture mit abstrakten Kreisformen, skulpturalen Dimensionen, neuen Materialien wie Vinyl für seinen „Space-Look" und mit der Op- und Pop-Art entlehnten Farben und Muster revolutionierte. Mit weltweiten Lizenzen für sein Prêt-à-porter begründete er moderne Vertriebsstrategien der Branche. Zu seinem Imperium gehören Designstudios für Möbel und Kunstgewerbe, ein Theater und das „Maxim's". 64, 66f, 69, 93, 106

Chanel, Coco (Gabrielle) (1883–1971) Die französische Modeschöpferin kreierte erst Hüte, bevor sie ihr erstes Haus 1910 in Paris eröffnete. Mit pragmatischer Verve schuf sie dezente und sportliche Eleganz für die moderne, eigenständige Frau, die zu jeder Gelegenheit passend gekleidet sein sollte. Sie propagierte 1915 den praktischen Pagenschnitt und 1926 das „kleine Schwarze" für die Basisgarderobe, erfand mit langen, falschen Perlenketten den Modeschmuck und 1954 das legendäre Kostüm. Ihr Parfum „Chanel No. 5" erlangte Kultstatus. Sie war mit den Künstlern, Schriftstellern und Komponisten der Zeit befreundet und galt als schillernde, oft schwierige Persönlichkeit und Konkurrentin von Patou und Schiaparelli. 10, 22f, 25, 28f, 38ff, 46f, 62, 66, 83, 94, 96, 101

Clark, Ossie (1942) Der Brite galt als exzentrischer Star der Sixties und propagierte ein unorthodoxes Design gegen den guten Geschmack und „für eine Zukunft, die niemals kommt". Er favorisierte den Schrägschnitt für die von Ex-Frau Celia Birtwell entworfenen, wild gemusterten Stoffe und war damit bis in die 80er Jahre erfolgreich. 65

Courrèges, André (1923) Der „Corbusier" der Mode entwickelte ab 1962 den legendären Courrèges-Stil: architektonische Schnitte auf der Basis geometrischer Formen in ausgewogener Proportion für Haute Couture wie für Prêt-à-porter. Er führte den Minirock mit ein und erfand den futuristischen Space-Look mit Anzug, flacher Stiefelette und helmähnlichem Hut. Seine Grundfarbe war Weiß; als seine Mode in den 70er Jahren aber weicher wurde und romantisches Dekor aufwies, erweiterte er sein Spektrum um wenige Pastellfarben. 65, 66ff, 106

Delaunay, Sonia (1885–1979) Russisch-französische Künstlerin, die mit ihrem Mann Robert die simultane Malerei schuf, deren geometrische Elemente und leuchtende Farben sie auf kantige Kleiderformen der 20er Jahre übertrug. Durch gedruckte oder gestickte Schriftzüge auf Stoffen verband sie Mode und Dichtung miteinander. 30f

Demeulemeester, Ann (1959) Die preisgekrönte belgische Designerin favorisiert für ihre Linie Schwarzweiß, das selten farblich akzentuiert wird. Sie lancierte einen androgynen Oversize-Look aus weichen, griffigen Stoffen, die weibliche Formen eher verhüllen als betonen, und verblüffte mit Details wie etwa einer unter dem Top hervorblitzenden Krawatte. Sie vertreibt auch Brillen und Accessoires. 83, 110

Dior, Christian (1905–1957) Nach seiner Zeit bei Piguet und Lelong feierte der große französische Couturier ab 1947 weltweite Erfolge mit dem luxuriösen New Look. Dazu gehörten im Rückgriff auf das 19. Jahrhundert üppige, sehr weibliche Abendkleider mit glockigem Rock, Wespentaille und Corsagenoberteil, kostbare Stickereien und Organza-Stoffe sowie perfekt abgestimmte Accessoires. In den 50er Jahren lancierte er die Maiglöckchenlinie, die A-Linie, die Y-Linie und die Pfeillinie. Er erfand die Dior-Falte, die bequemes Gehen in schmalen Röcken ermöglichte. Sein modisches Credo vereinte Perfektion von Schnitt und Paßform mit ästhetischem Genuß. 10f, 20, 23, 35, 43f, 46ff, 50, 54, 56, 62, 77, 96, 98, 111

Dolce, Domenico (1958) Seit 1985 führt der Italiener gemeinsam mit Stefano Gabbana unter dem Firmennamen D&G ein gemeinsames Haus mit jugendlich-dynamischer Handschrift. Charakteristisch sind auffällige Details und Accessoires, die unterschiedlichen Ausprägungen weiblicher Selbstdarstellung zum Ausdruck verhelfen sollen. 77, 104f, 107, 110

Doucet, Jacques (1853–1929) Französischer Couturier, dessen luxuriöse Abendmode erst in der Tradition des 19. Jahrhunderts stand, bevor er unter dem Einfluß der Reformkleidung schlichtere Tages- und Abendkleider in der Art-déco-Manier von Poiret kreierte. 14, 20, 37

Exter, Alexandra (1882–1949) Russische Künstlerin, die farbenfrohe Mode und Theaterkostüme weniger zuschnitt, sondern vielmehr als Form konstruierte, die sich an Material und Funktion orientieren sollte. 31

Fath, Jacques (1912–1954) Der Franzose galt als einer der wichtigsten Modeschöpfer der 40er Jahre und war beinahe ebenso bekannt als Salonlöwe. Legendär wurde Rita Hayworths Brautkleid für die Hochzeit mit Ali Khan, das exemplarisch für seinen Stil war: Mode sollte elegant sein und ohne vulgäre Anklänge die erotische Ausstrahlung der Trägerin betonen. 43, 46, 47

Ferragamo, Salvatore (1898–1960) Der italienische Schuhdesigner legte den Grundstein für sein Imperium mit Maßschuhen für Hollywood-Stars, gestaltete aus der Kriegsnot heraus den Keilabsatz aus Holz und Kork, den er später mit farbigen Lederstreifen überzog, prägte für die 50er Jahre den Stiletto-Absatz und zeigte als letzte spektakuläre Kreation den Schuh aus transparentem Plastik. 54, 76

Flöge, Emilie (1874–1952) Mit den Schwestern Helene und Pauline führte sie 1904–1938 den Wiener Salon, dessen Entwürfe sich aus der Pariser Mode, den Wiener Werkstätten und der Kunst Gustav Klimts speisten und in Paris von Poiret sehr geschätzt wurden. 13

Ford, Tom (1962) Amerikanischer Designer, der Soprani 1994 als künstlerischen Leiter des Hauses Gucci ablöste und das bislang eher konservative Unternehmen zu neuer Blüte führte mit klarem, modernem Retro-Look aus High-Tech-Materialien und Stretchstoffen, die er sowohl für Männer- als auch für Frauenkleidung verarbeitet. 77, 110

Fortuny, Mariano (Fortuny y Madrazo, M.) (1871–1949) Die Anfänge des spanischen Modeschöpfers standen noch unter dem Einfluß englischer Jugendstilmalerei, bevor er sich in seiner neuen Wahlheimat Venedig auf den für ihn typischen antikisierenden Stil mit dem fein plissierten Delphos-Seidenkleid, dem für Draperien bestimmten Knossos-Schal oder theatralischen Brokatroben verlegte. 16, 89

Gabbana, Stefano (1962) Gemeinsam mit Domenico Dolce steht der Mailänder für innovatives italienisches Modedesign der 80er und 90er Jahre. 77, 104, 107, 110

Galliano, John (1960) Britischer Designer, der für Balenciaga, Dior und Givenchy arbeitete und seit der ersten Kollektion „Les Incroyables" 1984 mit exaltierten Shows auffiel. In oft schrillen, innovativen Entwürfen paart sich britische Schneiderkunst mit kreativen Rückgriffen auf die Modegeschichte. 20, 49f, 66, 84, 98, 110f

Gaultier, Jean Paul (1952) Obgleich der wilde, offensiv-erotische Stil mit Tüten-BHs, Röcken und Spitze für Männer, kitschigem Revival-Look und High-Tech-Kleidern aus Recycling-Material als untragbar gilt, gingen davon wichtige Impulse aus. Der Franzose schuf 1990 das Outfit für Madonnas Tournee und Filmkostüme für Peter Greenaway. 9, 40, 84ff, 93f, 105ff

Givenchy, Hubert de (1927) Der französische Modeschöpfer studierte sein Fach bei Jacques Fath und Elsa Schiaparelli, bevor er eine eigene, grazil-elegante Handschrift entwickelte, wofür 1952 die nach seinem Lieblingsmodel benannte Bettina-Bluse mit kleinem, aufgestelltem Kragen und Rüschenärmeln stand. Sein Stil wurde auch durch die Schauspielerin Audrey Hepburn populär, die er privat und für ihre Filme einkleidete. 11, 47, 50, 75, 89, 111

Gucci, Guccio (1904–1979) Begründer der italienischen Modedynastie, die mit einem Florentiner Ledergeschäft begann, von den Söhnen in den 40er Jahren weitergeführt und dann von Enkel Maurizio mit Sportswear und Prêt-à-porter nach wirtschaftlichen Problemen wieder zum Weltimperium mit dem Markenzeichen Grün-Rot-Grün ausgebaut wurde. 55, 76f, 110

Hartnell, Norman (Sir) (1901–1979) Der Brite entwarf Brautkleid und Krönungsrobe für Queen Elizabeth und war mit romantischen Abendroben sowie klassisch-funktionaler Tageskleidung auch in den USA populär. 36, 40, 65

Hawes, Elizabeth (1903–1971) Bevor sie 1928 in den USA ein eigenes Haus eröffnete, war sie als Stylistin für amerikanische Kaufhäuser in Paris tätig. Sie galt stilistisch als unauffällige Einzelgängerin und favorisierte schlichte, weiche Linien. 40

Hulanicki, Barbara (Biba) (1938) Ihr Erfolg der 60er und 70er Jahre gründete auf dem Londoner Modeversand, der nostalgisch gemusterte Kleidung in zarten Farben für junge Frauen vertrieb. Bewußte setzte sie sich vom damenhaften Stil der 50er und der kantigen Linie der 60er Jahre ab. Gegen den aktuellen Mini-Trend lancierte sie Midi und Maxi. 64ff

Iribe, Paul (Iribarnegaray, P.) (1883–1935) Der Franzose machte als Illustrator von Poiret, Zeichner von Filmkostümen und Bühnenbildner in Hollywood sowie als Schmuckdesigner für Chanel Furore. 15, 28

Joop, Wolfgang (1944) Oft schlichte, einfarbige Kreationen des Deutschen überraschten durch Details wie straßbesetzte Reißverschlüsse oder pelzverbrämte Akzente. In den 80er Jahren lancierte er komfortables Oversize und steht mit mehreren, übereinander getragenen Kleidungsstücken dem Zwiebel-Look Jil Sanders nahe. 100

Kamali, Norma (1945) Seit der Gründung von OMO (On my own) 1978 schätzen v. a. Stars die witzigen Kreationen der New Yorkerin, die Schlafsäcke, Sweatshirt-Stoff, Fallschirmseide und mexikanische Tischdecken mit sehr individuellen Schnitten laufstegfähig machte. 79, 87

Karan, Donna (1948) Nach der Lehre bei Anne Klein realisierte die Amerikanerin 1985 ihr eigenes modisches Credo der aus wenigen, untereinander kombinierbaren Bodies und feinstem Material bestehenden Grundgarderobe, die so flexibel wie ihre moderne und mobile Trägerin sein sollte. 7, 23, 92

Kawakubo, Rei (1943) Die Japanerin, die Begründerin von Comme des Garçons, gilt als eigenwillige Modepersönlichkeit, die von der haptischen und optischen Qualität der Textur besessen ist und unter Verwendung v. a. von Schwarz und oft asymmetrischen Schnitten westliche mit asiatischen Formen verbindet. 88f, 107, 110

Kenzo (Takada, K.) (1940) Einflußreicher japanischer Modemacher, der ab 1965 in Paris avantgardistisches Design präsentierte. Typisch sind die Synthese von Ethno-Elementen mit feinen Geweben, der innovative Umgang mit Farbe und Muster sowie die Idee, mit mehrschichtig drapiertem Stoff den Körper zur androgynen Skulptur zu gestalten. 72, 80, 88

Klein, Calvin (1942) Amerikanischer Designer, der sich in den 70er Jahren mit Jeans und Sportswear und dann mit klassisch-eleganter Business-Mode aus edlem Material einen Namen machte. Auch spielte er dezent mit Androgynie und machte so Starmodel Kate Moss berühmt. 7, 86, 92, 103

Lacroix, Christian (1951) Nach Stationen bei Hermès und Jean Patou eröffnete der Franzose 1987 sein eigenes Haute-Couture-Haus, das internationales Renommee erwarb mit extravaganter, detailreicher Tages- und Abendgarderobe in originellem Farb- und Mustermix, der Züge spanischer und provenzalischer Folklore und vergangener Stilepochen zeigt. 63, 93, 102

Lagerfeld, Karl (1938) Der deutsche Couturier mit Zopf und Fächer verlegte sich nach der Ausbildung bei Balmain und Patou konsequent auf Prêt-à-porter, das er als Leiter von Chanel seit 1984 auch für diese traditionsreiche Firma kreativ und avantgardistisch entwirft. Er liebt verblüffende Details, mit denen er den klassischen Chanel-Look modernisierte, und gilt als technischer Neuerer sowie als Entdecker zahlreicher Starmodels. 22f, 39, 80, 82f, 85, 94, 100f

Lanvin, Jeanne (1867–1946) Französische Modeschöpferin, die mit typen- im Gegensatz zu altersgerechten Entwürfen wegweisend wurde. Berühmt sind neben den Mutter-Tochter-Kollektionen, der Vorliebe für Positiv-Negativ-Muster und dem Parfumklassiker „Arpège" die reich verzierten Stilkleider mit romantischen Krinolinenröcken und engen Oberteilen, die sie selbstbewußt gegen den schlichten Trend der 20er Jahre entwarf. 17, 28, 29, 38, 49, 99

Lauren, Ralph (1939) Amerikanischer Designer, dessen weltweiter Ruhm durch die „Polo"-Linie begründet wurde, die konservativ-zeitlose Eleganz des Schnitts mit hochwertigen Stoffen kombiniert und von englischem Country-Style und amerikanischer Pionierzeit inspiriert ist. 72, 80, 92

Lelong, Lucien (1889–1958) Der Franzose lancierte seit 1923 mit seinem Haus die Kunst der eleganten Untertreibung und raffinierten Verarbeitung. Er ließ später u. a. von Dior, Givenchy und Balmain entwerfen. 33, 41, 43, 47f, 50

Lepape, Georges (1887–1971) Französischer Graphiker und Modezeichner, der 1911 die Kollektion von Poiret im Art-déco-Stil illustrierte. 14, 15

Louiseboulanger, (Boulanger, Louise) (1878–1950) Der 1927 eröffnete Salon der Französin gründete seinen Ruf auf originelle Schnitte für elegante Abendroben aus Taft und interessante Details wie den fransigen Saum. 29

Lucile (Duff Gordon, Lucy) (1864–1935) Bis 1920 war die Engländerin erfolgreich mit farbiger Unterwäsche, transparenten Tee- und romantischen Abendkleidern. Sie brachte das Defilee mit Mannequins nach England und kleidete u. a. die Schauspielerin Sarah Bernhardt ein. 65

Mainbocher (1891–1976) Der Amerikaner war als Modezeichner und -journalist etabliert, bevor er ausgefallene Schnitte für theatralische Abendmode entwarf. Berühmt wurde sein pelzgefüttertes Abendjäckchen sowie das blaue Brautkleid von Wallis Simpson für die Hochzeit mit dem Duke of Windsor. 36, 41

McCartney, Stella Die Tochter des Ex-Beatles Paul McCartney überzeugte als künstlerische Leiterin von Chloé 1998 mit ihrer ersten Prêt-à-porter-Linie „Tough and Tender", in der sie Grunge-Mode mit mädchenhaft-romantischen und elegant-klassischen Elementen verband. 111

McQueen, Alexander (1969) Der Brite wurde mit ausgefeilter Technik, grellen Kombinationen von Spitze und Plastik sowie den unerwarteten erotischen „Gucklöchern" in seinen Kreationen zum Shooting-Star der Szene und arbeitet seit 1996 als Chefdesigner für Givenchy. 50, 111

Missoni, Ottavio (1921) und **Rosita** (1926) Zusammen mit ihren drei Kindern betreiben die italienischen Designer ein internationales Unternehmen, das sich auf Strickmode spezialisiert hat, deren farbenfrohes Markenzeichen für Strick ungewöhnliche Wellen- oder Patchwork-Muster sind. 76, 91, 103

Miyake, Issey (1935) Der japanische Modekünstler nutzt allein die Stoffstruktur als Basis für seine textilen Kunstwerke, die Körper und Persönlichkeit der Trägerin kompromißlos zurückdrängen. Seit 1988 bestimmen fein plissierte und kompliziert gewickelte Materialien das geometrisch-skulpturenhafte Bild seiner Arbeiten. 16, 72, 88f

Molyneux, Edward (Captain) (1891–1974) Von 1919 bis in die 50er Jahre standen die Salons des Engländers in Paris und London für konservativen Chic, mit dem er auch die Prominenz der Zeit bekleidete und Filmkostüme entwarf. 41, 47, 65

Mortensen, Erik (1926) Der dänische Modeschöpfer war erst bei Jean-Louis Scherrer tätig, bevor er nach dem Tod von Pierre Balmain 1982 dessen Haus als Chefdesigner im traditionell extravaganten Stil fortführte und diesen mit modernen Details aktualisierte. 47

Morton, Digby (1906–1983) Nach seiner Tätigkeit bei Lachasse baute der Ire 1933–1957 einen Vertrieb für klassische Gesellschaftskleidung und recht bodenständige Kombinationen aus Strick und Tweed auf, die besonders in den USA populär waren. 41

Mugler, Thierry (1948) Das Enfant terrible der französischen Mode fasziniert seit 1971 mit expressiv-intelligentem Stil, zitiert dabei aus der Modegeschichte und entwickelt architektonisch durchdachte und handwerklich exzellente Stücke mit dramatischem Gesamtbild. Typisch ist das Karikieren erotischer Klischees, indem z. B. Schultern und Hüften aufgebläht werden, bis Kopf und Taille winzig erscheinen. 72, 83, 93

Muir, Jean (1933–1995) Die Engländerin war seit den 50er Jahren mit lässig-mondänen Hosenanzügen, Tuniken und Kleidern präsent, für die sie Stoffe wie Jersey und Suede nutzte, die die Körperbewegungen weich umflossen. Sie war bekannt dafür, sich auch sprödere Materialien durch intensive Bearbeitung für das interessante Linienspiel ihrer Entwürfe gefügig zu machen. 80

Patou, Jean (1880–1939) Trotz innovativer Tendenzen stand der französische Couturier immer im Schatten von Chanel. Er war der erste, der Initialen werbewirksam auf seiner Kleidung anbringen ließ, und erlangte früh geschäftlichen Erfolg in den USA. Die Filmschauspielerin Louise Brooks gehörte zu den prominentesten Fans seiner sportlich-funktionalen Entwürfe, die durch Betonung der Taille immer feminin und elegant wirkten. 28, 34, 37ff, 43, 93

Perugia, André (1893–1977) Die Laufbahn des erfolgreichen französischen Schuhdesigners begann in den 20er Jahren mit Entwürfen für Poiret und später für Fath und Givenchy, die alle die meisterhafte Verarbeitung seiner Produkte schätzten. Besonders war er für die Kreation kunstvoller Einzelstücke berühmt. 51, 54f

Piguet, Roger (1901–1953) Der gebürtige Schweizer ging 1918 nach Paris, wo er von 1937–1951 ein eigenes Haus führte und seine aufwendigen Abendroben sowie raffiniert geschnittenen Kostüme auch für Balmain, Dior und Givenchy entwarf. 40, 48

Pipart, Gerard (1933) Nach seiner Ausbildung bei Balmain, Fath und Patou gelang dem Franzosen mit dem eleganten, weltläufigen Stil 1963 der Aufstieg zum künstlerischen Leiter bei Nina Ricci. Unter seiner Ägide entwirft heute Myriam Schaefer das Prêt-à-Porter. 37

Poiret, Paul (1879–1944) Der französische Pionier der farbenprächtigen Art-Déco-Mode propagierte unter Ablehnung des Korsetts natürliche weibliche Schönheit. Inspiriert durch die Wiener Werkstätten, die Reformbewegung, antike und orientalische Elemente sowie die zeitgenössische Kunst schuf er 1908–1914 im seinem Pariser Salon gerade fallende, den Körper locker umspielende Kleider und führte Turban, Tunika und Kimono in die Mode ein. 10, 13ff, 21f, 25, 28, 37, 39, 40, 54

Prada, Miuccia (1949) Die Italienerin übernahm 1978 das 1913 gegründete Familienunternehmen und führte es mit Accessoires und unspektakulärem, im Detail mitunter interessantem Prêt-à-porter zu großem kommerziellen Erfolg. Mit der finanziellen Beteiligung an dem Modehaus Jil Sander vergrößerte sich die Firma 1999 erheblich. 63, 76f, 103f

Quant, Mary (1934) Gegen elitäre Haute Couture setzte die Engländerin in den 60er Jahren erfolgreich auf preisgünstige, von der Popkultur inspirierte Jugendmode. Sie gilt neben Courrèges als Schöpferin des Minirocks und machte mit knappen Hängerkleidern, Vinylmode, schrillen Hüten und psychedelisch gemusterten Strumpfhosen Furore. Auch die heutige Form der Modenschau als szenisches Event mit Musik geht in weiten Teilen auf sie zurück. 57, 65f, 68, 109

Rabanne, Paco (Francisco Rabaneda y Cuervo) (1934) Als sich der Spanier 1966 selbständig machte, konnte er schon Erfolge als Designer von Knöpfen und Modeschmuck für Balenciaga, Dior und Givenchy verbuchen. Die Ausbildung zum Architekten und die Auseinandersetzung mit Kunst mögen ihm den Zugang zu besonderen Materialien eröffnet haben. Die faszinierenden Entwürfe aus Metall- und Plastikplatten, Kreppapier, Federn, Ketten und Webpelzstreifen bestachen durch visionäre Züge, waren jedoch nur bedingt tragbar. 68f

Renta, Oscar de la (1932) Nach seiner Lehrzeit bei Balenciaga gründete der Modeschöpfer 1965 sein eigenes Haus und reüssierte mit opulent dekorierten Roben, extravaganten Entwürfen, die der abstrakten Kunst entlehnt waren und dem barocken Stil der Gipsy- und Flamencokollektionen. 47

Rhodes, Zandra (1940) Der Paradiesvogel des britischen Designs kreierte mit zerlöcherten, zipfelig ausgefransten, mit Federn und Troddeln besetzten Arbeiten den unverwechselbaren Lumpen-Look, zu dem das Haar jeweils passend eingefärbt wurde. Im Gegensatz zur Hardlinerin Westwood romantisierte und verwischte sie eher die Elemente der Punk-Mode. 80f

Ricci, Nina (Marie) (1883–1970) Die Arbeitsweise der seit 1905 in Paris tätigen gebürtigen Italienerin ähnelte der von Vionnet. Mit technischer Finesse und gediegener, sehr femininer Eleganz setzte das von Sohn Robert 1945 weitergeführte Haus internationale Standards für stilsichere Haute Couture und anspruchsvolle Düfte. 37

Rochas, Marcel (1902–1955) Der französische Couturier war dafür bekannt, sich mit seinen theatralischen Roben Trends zu widersetzen bzw. neue Trends in seinen Schöpfungen weitsichtig vorwegzunehmen. So lancierte er vor den eigentlichen „Erfindern“ die breiten Schultern, die langen Röcke des New Look, den Hosenanzug für Frauen und auf Röcken aufgenähte Taschen und beeinflußte jüngere Generationen maßgeblich. 36

Rouff, Maggy (Maggy Besançon de Wagner) (1897–1971) Die Französin eröffnete mit eigenen Modellen 1925 das Maison Rouff, das ab 1946 von der Tochter geführt wurde und mit repräsentativ-funktionaler Tagesgarderobe für raffinierte Großstadteleganz stand. 29

Rykiel, Sonia (1930) Nicht nur bunte, eckige Brillen, sondern v. a. die zweckmäßige und komfortable „Antimode“ mit sinnlichem Material und dezenten Farben wurde zum Markenzeichen der Französin, die durch Kreationen mit nach außen gekehrtem Saum oder asymmetrischer Kontur Akzente setzte und nach wie vor die zeitgemäße Umsetzung von Strickdesign anstrebt. 72, 78

Saint Laurent, Yves (1936) Der einflußreiche Franzose begann 1954 bei Dior, dessen Stil er meisterhaft fortführte, mit dem er aber andererseits radikal brach. 1958 erfand er die Ligne Trapèze für androgyne Hängerkleider und -mäntel. Nach Gründung seines Hauses schockte er in den 60er Jahren mit dem Smokinganzug für die Frau und v. a. dem Nude-Look in Form eines langen, nur an der Hüfte mit Straußenfedern besetzten Nichts aus schwarzem Musselin. Kühne Muster auf kantigen Schnitten verwiesen auf moderne Kunst und innovative Farb- und Goldkombinationen der 70er Jahre auf folkloristischen Einfluß. 1999 gab er die Gestaltung des Prêt-à-porter in die Hände von Alber Elbaz und konzentriert sich nur noch auf die Haute Couture, die für ihn die Bewahrung der Mode-Werte gewährleistet. 47, 49, 56, 62f, 68f, 73, 78, 80, 96, 107

Sander, Jil (Heidemarie Jiline) (1943) 1968 eröffnete die gelernte Textildesignerin ihre erste Boutique in Hamburg und blieb seither ihrem puristischen Stil von unterkühlter Eleganz treu. Unter Ablehnung jeglichen Dekors favorisiert sie die Farben Weiß, Braun, Grau und Schwarz für eine klassische Basisgarderobe aus edlen Stoffen. 23, 63, 77, 100f

Schiaparelli, Elsa (1890–1973) Die Karriere der Römerin begann 1922 in Paris mit einem Pullover in Trompe-l'œil-Technik. Ihr exzentrischer Stil mit witzigen Überraschungseffekten und handwerklicher Präzision beeinflußt die Modewelt bis heute. Sie erfand den Pagodenärmel, ließ aufgestickte Hände die Taille einer Kostümjacke umfassen, kreierte ein Insektencollier und einen Hut in Form eines Schuhs, setzte erstmals farbige Reißverschlüsse als Dekor und Synthetikstoffe als Material ein und lancierte das berühmte „Shocking Pink“, benannt nach ihrer Lieblingsfarbe, in der sie auch Pelze einfärbte. Im Streben nach der Synthese von Mode und Kunst setzte sie sich mit Kubismus und Surrealismus auseinander. 30, 33, 35, 38ff, 46, 62, 91, 94

Schuberth, Emilio (Emil Friedrich) (1904–1972) Seine Blütezeit erlebte der deutsche Modeschöpfer in den 50er Jahren, als kostbare und aufwendige Kreationen à la Dior aus seinem römischen Salon kamen, den auch Sophia Loren frequentierte. 76

Schulze-Varell, Heinz (1907–1985) Der Berliner begründete seine Karriere 1934 mit einem Haute-Couture-Haus und wurde als Kostümchef der Ufa-Filmgesellschaft bekannt. Ungeachtet modischer Trends verfolgte er einen damenhaften und eleganten Stil auf der Basis elaborierter Schnitte, auch als er sich nach dem Krieg in München niederließ. 101

Stephen, John Mit zahlreichen Boutiquen auf der Carnaby Street avancierte der Brite zum Trendsetter der Londoner Sixties. Er revolutionierte das Konzept des Herrenanzugs mit innovativen Farbakzenten und Glanzstoffen und verpflichtete dafür als Models Stars der Musik- und Sportszene. 65

Versace, Gianni (1946–1997) Der große italienische Modeschöpfer liebte prunkvolle Abendgarderoben, wie sie etwa sein exklusives, straßbesetztes Modell in schwarzweißem Op-Art-Design verkörpert, aber auch den Gebrauch von farbigem Leder und Seide. Er galt als Meister des Schnitts, der das Geschehen der 80er und 90er Jahre mitbestimmte und zudem Theater- und Ballettkostüme z. B. für Béjart entwarf. Seit Versaces Ermordung wird das Haus von seiner Schwester Donatella geführt. 59, 76f, 83, 95, 103

Vionnet, Madeleine (1876–1975) Nach der Lehrzeit bei Callot Soeurs und Doucet führte sie 1912–1940 ihr berühmtes Haute-Couture-Haus. Ohne Vorzeichnung arbeitete sie mit dem Stoff an einer Holzpuppe und ließ danach den Schnitt fertigen. Sie erfand den Schrägschnitt, der quer zum Fadenlauf verlief und sich ideal der Figur anpaßte, die sie zudem vom Korsett befreite. So entstanden fließende und geheimnisvolle Kleider mit tiefer Taille, aber auch Stilkleider aus Crêpe de Chine. 17, 25, 29, 34, 36ff, 46, 49f

Westwood, Vivienne (1941) Hochdekorierte britische „Fashion-Queen“, deren Prêt-à-porter durch handwerkliche Perfektion und provokanten Esprit besticht. In den 70er Jahren lebte und lancierte sie mit Freund Malcolm MacLaren von den Sex Pistols den Punk-Look. Mit genialem Eklektizismus machte die Autodidaktin Rocker- und Fetischmode aus Leder und Latex gesellschaftsfähig, kopierte Teddyboy-Anzüge und Rokoko-Roben, kreierte Indianer- und Piratenkollektionen und entwarf ebenso Röcke für Männer wie exzentrische Schuhe. 7, 9, 54f, 59, 66, 72, 81, 105ff

Wimmer-Wisgrill, Eduard Josef (1882–1961) Als bildender Künstler, Modezeichner und -schöpfer hatte er sich der sachlichen Linie der Wiener Werkstätten verschrieben, deren Leiter er ab 1911 war. In den Jahren 1910–1914 konzipierte er in mehreren Variationen die Hose für die Frau. 13, 32

Worth, Charles Frederick (1826–1995) Das britische Unternehmertalent gilt als eigentlicher Urheber der Haute Couture. Er war der erste, der seiner Kundschaft aus dem europäischen Hochadel die Roben durch Mannequins und nicht an Schneiderpuppen vorführte. Auch seine Erfindungen der künstlichen Krinoline, des neuen Cul de Paris und des Standardschnitts für mehrere Kreationen waren Meilensteine der Modegeschichte. 8f, 12, 14, 28, 65, 111

Yamamoto, Yohji (1943) Der japanische Kleiderkünstler stellt Stoff und seine Gestaltung am Körper in den Vordergrund seines Schaffens. Nach seinem ersten Auftritt in Paris 1981 dauerte es noch lange, bevor seine Art, Kleidung wie Architektur zu gestalten, bei der westlichen Modepresse Anklang fand. Spätestens seit dem Wim-Wenders-Film *Aufzeichnungen zu Kleidern und Städten* von 1989 über Yamamoto gelten seine Kreationen als „must“ für zahlreiche Künstler und Intellektuelle.

ABBILDUNGSNACHWEIS

Der Verlag dankt den Modehäusern, Archiven und Fotografen für die erteilte Reproduktionsgenehmigung und die freundliche Unterstützung bei der Realisierung dieses Buches.

© The Advertising Archives, London 70 u.r., 86, 99, 103

© Angeli/Pandis/Telepress, Paris 49 u., 63 r., 83 u., 94, 95, 101 o., 102 u. (Fotos: Frédéric Garcia, Bertrand Rindoff), 104 (Foto: Brema)

© Archiv André Courrèges, Paris 69

© Archiv Inge Astor-Kaiser, Munzenberg 52 o.

© Archiv Benetton, München 97 o.

© Archiv Brioni, Rom 79 o.

© Archiv Christian Dior, Paris 48 o.

© Archiv für Kunst und Geschichte, Berlin 4 (2. u .3. v.o.), 10 u.l., 13 o./u., 14 u., 25 o., 35 u., 40 o., 50 u., 51, 58 o. (AP), 62 l.o. (Foto: Paul Almasy), 72, 76 u. (Foto: Gert Schütz), 84 (AP/Foto: Herbert Pöpper), 70 o., 100 u. (Foto: Gert Schütz)

© Archiv Givenchy, Paris 11 o., 75 (Foto: Robert-Jean Chapuis)

© Archiv Hennes & Mauritz, Hamburg 102 o.

© Archiv Hugo Boss, Metzingen 101 u.r.

© Archiv Marie Claire, Paris 23 r. (Foto: Morange)

© Archiv Norma Kamali, New York 5 (2. v.u.), 87

© Archiv Paco Rabanne, Paris 68

© Archiv Piaggio, Frankfurt a. M. 53 u.

© Archiv Pierre Cardin, Paris 5 o., 67 (Foto: Yoshi Takata)

© Archiv Sonia Rykiel, Paris 78

© Archiv Vivienne Westwood, London 108 u.l.

© Archiv W.&L.T., Künzelsau 110 o.

© Archiv Yves Saint Laurent, Paris 5 (2. v.o.), 62 l.u., 63 r., 74 u.,

© Archiv Zandra Rhodes, London 80 (Foto: Clive Arrowsmith)

© Archivi Alinari/Archivio Team, Florenz 76 o.

© Art and Commerce, New York 108 o. (Foto: Inez van Lambsweerde)

© Baby Jane, Mailand 105

© The Bata Shoe Museum, Toronto 54 l. (Foto: Roth), 55 o.

© Bildarchiv Preussischer Kulturbesitz, Berlin 32, 48 u. r., 82 u., 100 o.; Kunstbibliothek (Fotos: Dietmar Katz) 20, 21u., 24, 25 u., 27 u., 28 u., 30 o., 43 u., 45 o./u., 59, 96 o.

© Erwin Blumenfeld/Courtesy Vogue, Paris 33

© Bridgeman Art Library, London 4 o., 9 u.

© Siegfried Büker, Berlin 55 Mitte

© Charles Jourdan, Romans 54 o.

© CNMHS, Paris 9 (Foto: Nadar)

© Collezione Missoni, Sumirago 17 o., 91

© Courtesy of the Trustees of the Victoria and Albert Museum, London 55 u.

© Ted Croner, New York 22 u.r.

© Daniel Simon-William Stevens/Gamma, Vauves 88 o.r.

© Descharnes & Descharnes, Paris 39 u.

© dpa, Frankfurt a. M. 82 o.

© The Fashion Institute of Technology, New York 4 u., 44 u. (Foto: Louise Dahl-Wolfe), 66 (Foto: Irving Solero)

© Helmut Fricke, Frankfurt a. M. 23 l., 48 u.l., 77 u.r., 83 o., 88 u.l., 96 u., 110 u., 109 u.

© Galerie Bartsch & Chariau, München 61

© Galerie Gmurzynska, Köln 30 u.

© Gamma/Studio X, Vauves 107

© F. C. Gundlach, Hamburg 64 u., 71 u.

© Hachette Filipacchi Associes/Scoop/Elle, Levallois-Perret Cedex 62 r., 73, 74 o. (Fotos: Peter Knapp), 93 (Foto:Oliviero Toscani)

© Hulton Getty Picture Collection, London 6, 7, 10 o., 12, 15, 17u., 18, 22 u.l., 27 o., 34, 41 u., 42 (Alan Band Photos), 46, 50 o., 52 u., 53 o., 54, 55 o./u., 64 o., 65, 81, 98

© Inter Topics, Hamburg/LIFE-Magazine 49 (Foto: Loomis Dean)

© Nick Knight, London 89 (Art Director: Marc Ascoli), 101 l. (Art Director: Marc Ascoli), 111 (Art Director: Alexander McQueen)

© The Kobal Collection, London 79 u., 58 u.

© Könemann Verlagsgesellschaft, Köln (Fotos: Günter Beer) 11 u.r., 70 u.l., 71 o.r./o.l.

© Edland Man, Mailand 106 o.

© Niall McInerney, London 5 u., 77 o./u.l, 92, 108 u.r., 109 o.

© Ministère de la Culture, Paris, France/A.A.J.H.L 21 o. (Foto L. J. H. Lartigue)

© Musée de la Mode et du textile Palais du Louvre, UFAC, Paris 8 o., 16, 29, 38 u., 39 o., 41 o.

© Museo Salvatore Ferragamo, Florenz 54 u.

© Pandis/Telepress, Paris 85

© Patrimonie Lanvin, Paris 28 o.

© Rex/Action Press, Hamburg 60, 90 u.

© Roger-Viollet, Paris 8 u., 14 o., 19 o., 40 u.,

© Roman Schlemmer, Oggebbio 31

© Stiftung Deutsche Kinemathek, Berlin 35 o., 47,

© Studio Beate Hansen, Düsseldorf 90 o.

© Studio Holle-Suppa, Frankfurt a. M. 88 u.r. (Foto: Martine Sitbon)

© SVT TV/Das Fotoarchiv, Essen 37 u.

© Ullstein Foto, Berlin 19 u.

© Ullstein Foto/Inter Topics, Berlin 11 l.

© VIVA Fernsehen, Köln 106 u. (Foto: Frank Peinemann)

© Courtesy Vogue by Condé Nast Publications Inc., New York 22 o.r., 36 (Foto: Hoyningen-Huené), 38 o. (Foto: Edward Steichen)

Der Herausgeber hat sich bemüht, das Copyright für alle den Abbildungen zugrunde liegenden Werke einzuholen und abzugelten. Sollten dennoch weitere berechtigte Ansprüche bestehen, so werden die betroffenen Personen gebeten, sich an den Verlag zu wenden.

Cover-Abbildungen

links: Mode 1900. © Collection Viollet, Paris
rechts: Prêt-à-porter Herbst/ Winter 1995, Collection Rifat Osbek. © Sygma, Paris (Foto: Pierre Vauthey)
Hintergrund: Faltenwurf eines weißen Seidenstoffes. © Tony Stone Bilderwelten, München (Foto: Mark Harwood)